1ʳᵉ ANNÉE. N° 1. 1ᵉʳ MAI 1885.

LA MÈRE

ET

L'ENFANT

Journal illustré de la première enfance

RÉDIGÉ SOUS LA DIRECTION
du

Dʳ CARADEC

LAURÉAT DE L'ACADÉMIE
ET DE LA FACULTÉ DE MÉDECINE
DE PARIS
MÉDECIN DE L'HÔPITAL CIVIL
DE BREST

PUBLICATION MENSUELLE

DESSINS DE

nos meilleurs artistes

PRIX DU NUMÉRO
60 CENTIMES

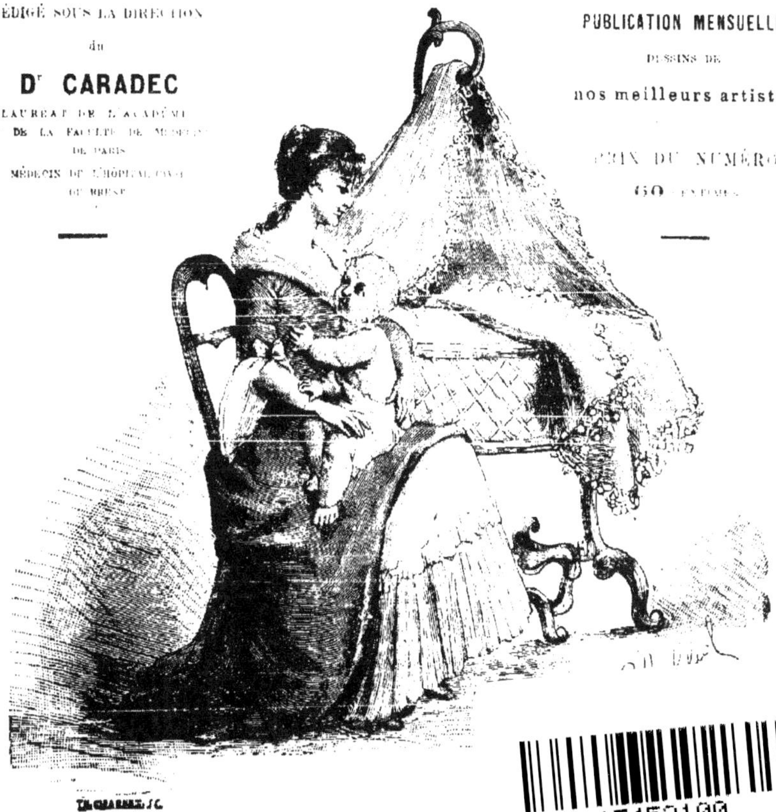

ABONNEMENTS

Paris, Départements et Union postale, Un an : 6 francs.

Librairie Ch. DELAGRAVE, 15, rue Soufflot, Paris.

Découvrez l'histoire par les archives de presse

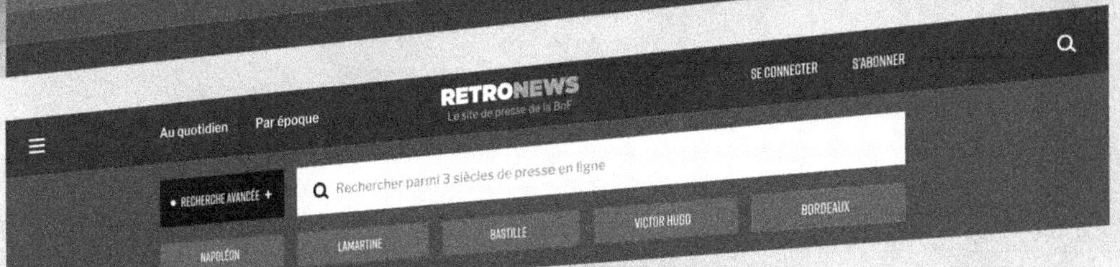

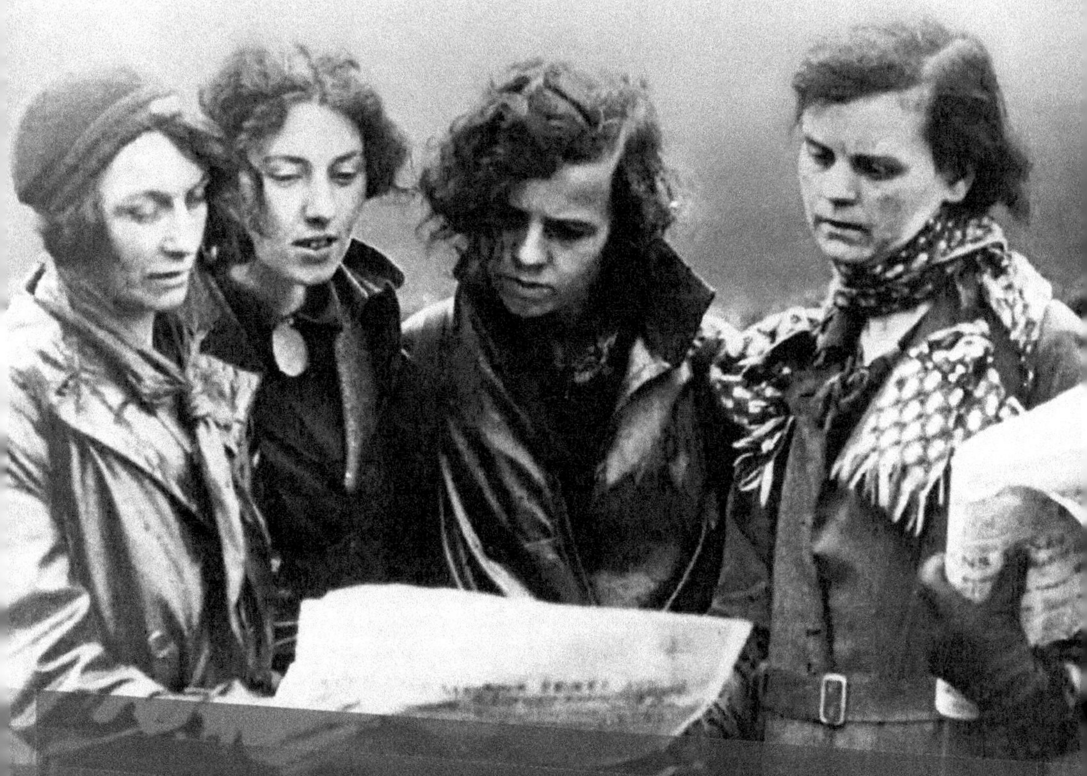

RETRONEWS

Le site de presse de la BnF

www.retronews.fr

LA MÈRE ET L'ENFANT

Journal illustré de la première enfance

A MES LECTRICES

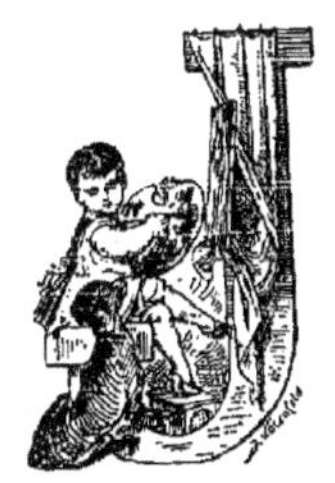 E ne me dissimule pas combien la tâche que j'entreprends, en fondant ce journal, est ardue..... Toute fondation, toute chose qu'on crée est pour l'ordinaire en butte à de grosses difficultés, car enfin il s'agit de donner un corps à un idéal qu'on a dans l'âme et de faire sortir quelque chose de rien.

Est-ce bien là pourtant le cas de ce journal? Est-il vrai qu'il sorte du néant? Pas tout à fait, ce me semble. Je regarde autour de nous, et bien vite je me sens rassuré en voyant un groupe serré de médecins et de littérateurs distingués qui se sont réunis pour lui faire cortège. Ces amis, je les ai trouvés à mes côtés, à la première heure, quand mon éminent confrère et ami, le Dʳ Brochard, étant mort, j'ai été amené à prendre sa place à la rédaction en chef de la *Jeune Mère*.

Je suis heureux de le dire en passant, ce sera une des meilleures époques de ma vie de publiciste que les trois ans passés dans ce journal. J'y ai vu de près le bien qu'on peut faire en se consacrant de cœur et d'âme à la défense d'une idée. J'y ai appris à démêler ce qu'il faut dire aux jeunes mères en matière d'hygiène infantile, à distinguer où s'arrêtent leur compréhension et leur faculté d'assimilation. Tout en ignorant que je dusse un jour concourir à créer un autre journal, j'ai ainsi préparé la naissance de cette publication qui, d'un commun accord, a été appelée *la Mère et l'Enfant*.

Ici comme là je compte rester fidèle à la doctrine de celui qui fut pour moi un maître et un ami. Si j'ai quitté la *Jeune Mère*, c'est que j'ai cru trouver dans ce nouvel organe une liberté plus complète et une indépendance plus large, dans la librairie Ch. Delagrave un meilleur outillage, une hospitalité plus commode.

Et maintenant quel sera notre programme?

Ce journal sera à la fois littéraire et scientifique ; mais la littérature, toujours en rapport avec notre cadre, n'y occupera qu'une toute petite place, tout juste assez pour dérider les visages que nous aurons assombris, pour effacer l'impression un peu grave, un peu triste causée par les réflexions sérieuses et les pensées profondes que nous aurons fait naître.

Quant à la partie scientifique, elle sera l'objet de tous mes soins et de toute mon attention. Dès que l'idée de ce journal eut germé dans mon esprit et celui de quelques amis, nous avons soumis notre manière de voir, nos intentions, à un groupe de médecins qui attachaient autant d'importance que nous à l'hygiène infantile.

Avec une spontanéité dont je les remercie, ils ont accepté d'être les collaborateurs d'une œuvre qui aura du moins le mérite d'être bien définie dans son but et dans ses lignes. Ils sont tous jeunes, distingués, enthousiastes, pleins d'ardeur, sachant manier une plume avec une délicatesse et un tact dignes de leurs lectrices. Le succès qu'ils ont eu auprès des lectrices de la *Jeune Mère*, ils le retrouveront ici, nous le leur promettons.

Les lectrices de ce journal peuvent bien être assurées que les différentes parties de notre programme se développeront successivement avec une méthode soutenue et un ordre rigoureux.

J'insisterai sans doute beaucoup sur les soins à donner à la première et à la seconde enfance, sur l'hygiène et la médecine maternelles ; mais il est en outre un côté qu'il me semble utile de développer un peu plus qu'il ne l'a été jusqu'ici : c'est le côté administratif et, pour parler comme les positivistes, sociologique de l'hygiène infantile. Il est superflu d'apprendre aux personnes qui me lisent les efforts qui, depuis quelques années, ont été tentés par l'administration pour lutter contre la dépopulation de la France et surtout contre l'effroyable mortalité des nourrissons. Cette loi a produit des effets excellents quand elle a été appliquée avec intelligence, tact et mesure, par des hommes de progrès et de foi, comme M. Monod, actuellement préfet du Calvados. Malheureusement il est encore un grand nombre de départements où elle dort dans les cartons de la préfecture, où elle n'a pas trouvé des hommes capables de lui faire produire des résultats. Je me propose de grouper et de centraliser ici tous les efforts individuels qui, livrés à eux-mêmes, errent à l'aventure : mettre à l'étude quelles doivent être l'action et la limite d'intervention de l'administration et de l'initiative privée en matière d'assistance infantile, publier les recherches statistiques mises au jour par l'administration et les particuliers, déterminer le meilleur mode d'élevage en me fondant sur les résultats comparatifs entre les départements, constater, faits en main, les progrès réalisés depuis la loi de 1874, l'interpréter enfin et la commenter pour en rendre l'application facile aux populations. Voilà par quels moyens j'espère mener à bien cette œuvre.

Je n'insiste pas, sachant parfaitement que les meilleurs programmes sont les plus courts, et je confie à la bienveillance, à la favorable attention de mon public, les chances de succès que peut avoir cette publication entreprise dans le but et l'espérance de faire quelque chose de vraiment utile.

Dr CARADEC.

CAUSERIE DU DOCTEUR

L'ÉDUCATION MATERNELLE

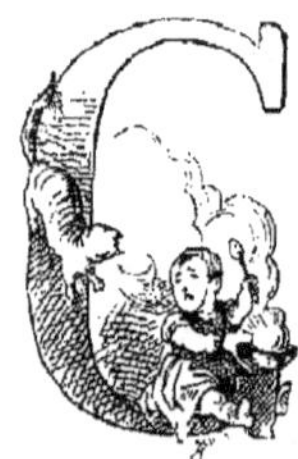

Ce n'est pas une petite chose, mes chères lectrices, que de conduire jusqu'à l'adolescence l'éducation d'un enfant, que de lui faire dans un corps sain et robuste une âme forte, énergique et virile. Il faut pour cela bien des attentions, bien des soins, surtout bien des petits soins éloignés à la fois de toute rigueur inutile et de tout efféminement ridicule. Malheureusement, souventes fois, on pèche par erreur et par ignorance. On a beau être la meilleure mère du monde par le cœur, par l'affection ; on a beau être en extase devant son premier-né, il n'y a pas à dire, il y a des choses que l'instinct maternel, même le plus affiné, ne perçoit pas ; il y a des leçons et des expériences auxquelles on est exposé à chaque instant ; il y a des fautes dans lesquelles on retombe tous les jours... si on n'est averti.

Dans cet article qui ne peut porter que sur des généralités, je n'ai pas la prétention, mes chères lectrices, de passer en revue tous les méfaits que vous commettez à toute heure de votre vie maternelle, sans vous en douter. Je ne puis cependant m'empêcher de vous citer quelques exemples pris sur le vif. Reportons-nous à l'aurore de la maternité, à cette heure charmante où vous êtes délivrées du cauchemar qui, pendant neuf mois, a inquiété votre jeune existence, où, l'enfant étant né, les manifestations incessantes de sa vie vous comblent de bonheur. Il semblerait tout naturel que ce premier fruit de votre amour, vous le nourrissiez de votre lait après l'avoir nourri de votre sang. Eh bien, non. Cédant quelquefois aux conseils de votre entourage, vous laissant aller quelquefois aussi à des faiblesses de femme mondaine, vous remettez ce pauvre petit à une nourrice mercenaire, qui ne peut lui donner son lait qu'en en privant un autre. Et ce lait, quel est-il? Souvent une eau claire qui n'est en rapport ni avec l'âge ni avec les besoins de votre bébé. Après ce faux départ, ne vous étonnez pas si les difficultés vont s'amonceler, si rien ne va aller dans la maison, si les inquiétudes et les chagrins vont venir s'ajouter les uns aux autres et troubler votre existence tout entière. Et dire que vous vous êtes privées de cette joie de l'allaitement pour assurer votre repos et votre tranquillité, pour satisfaire aux exigences de votre vie mondaine, pour obéir au joug impérieux d'une mode absurde qui, à la rigueur (et encore !) admet qu'une femme ait un enfant, mais ne lui permet pas de le nourrir! Quelle ironie amère, quel dur lendemain vous vous ménagez, mes chères lectrices, et comme il me suffit, pour tirer la morale de cette leçon, de vous dire que le sentiment même de votre égoïsme vous commande de nourrir votre enfant!

Toutes les mères, fort heureusement, ne désertent pas ainsi leur noble et sainte mission. Beaucoup, la plupart même des jeunes femmes, dans nos petites villes et surtout dans nos campagnes, tiennent à accomplir dans toute son intégrité leur devoir maternel. Malheureusement, c'est ici le terrain choisi des préjugés, des idées fausses et systématiques. C'est ici que s'épanouit au grand jour tout ce monde de commères, de guérisseuses et de rebouteurs qui, par plaisir, par routine et par intérêt, déforment le sens exact des choses. C'est ici, par

exemple, qu'on dira à une jeune femme qu'elle ne doit pas donner le sein avant le troisième jour ; ce qui aboutit à empêcher tout allaitement, attendu que le bébé ne peut plus saisir le bout du sein rétracté. C'est ici aussi qu'on racontera toutes ces histoires de bonnes femmes sur les humeurs qui parcourent l'enfant, sur les croûtes laiteuses qui sont un indice de santé, sur les vers qui causent la fièvre, sur la dentition, véritable protée qui montre dans toute occasion sa face grimaçante, sur la croissance, mère de toutes les maladies, sur la vaccine, germe de tous les maux. J'en passe et des meilleurs. La pauvre mère, jeune et inexpérimentée, livrée à ses hésitations et à ses doutes, débordée par toutes ces affirmations qui se contredisent, ne sait vraiment où donner de la tête. Elle cherche la bonne voie, à peu près comme l'aveugle qui essaye de trouver sa route, tâtant du bout des doigts l'obscurité qui l'entoure et ne réussissant trop souvent qu'à se jeter dans des sentiers de traverse où il s'égare.

Ce ne serait que demi-mal de se tromper s'il ne s'agissait que de soi : mais ce qui est vraiment triste, c'est qu'il s'agit de l'enfant, c'est qu'il est, lui, l'enjeu et la victime des erreurs de son entourage et qu'il n'aura souvent pas trop de toute une vie de misère et de souffrance pour les expier. Ce qui est encore plus douloureux à considérer c'est que tout ce capital humain ainsi gaspillé, c'est la patrie même, la patrie vivante et animée qui, de jour en jour, se dépeuple devant l'étranger.

N'y a-t-il pas là, je vous le demande, mes chères lectrices, un enseignement vraiment instructif pour celles qui aiment leur pays? Il faut bien admettre que si tant d'enfants sèment ainsi leurs cadavres et leur santé sur la route de la vie, c'est que la direction initiale a été mauvaise, c'est que bien souvent la grossière routine est venue remplacer les exigences formelles de l'hygiène, c'est que les préjugés, les idées systématiques et les pratiques superstitieuses sont accourus au chevet de l'enfant malade pour barrer le passage à la médecine rationnelle.

C'est à combattre cette plaie de l'ignorance maternelle que je me suis voué dans la *Jeune Mère* depuis déjà nombreuses années. C'est pour instruire les mères, les armer de toutes pièces contre les difficultés de leur mission, leur indiquer les soins à donner à la première et à la seconde enfance, que je fonde aujourd'hui cet organe.

Je suis plein de confiance dans son avenir, non pas que je ne sente la difficulté de la tâche qui s'ouvre devant moi; mais devant les encouragements qui me parviennent des hommes les plus considérables et les plus considérés du pays, devant tant de généreuses mains qui se tendent vers moi, les concours inappréciables qui s'offrent spontanément à moi, je sens mes convictions s'affermir, mon courage grandir, mon enthousiasme s'échauffer, et avec eux tous, ces bons et nobles esprits, je m'écrie : « En avant ! *Sursum corda!* »

Dr CARADEC.

BÉBÉ, SES DEUX PREMIÈRES ANNÉES

EN FAMILLE [1]

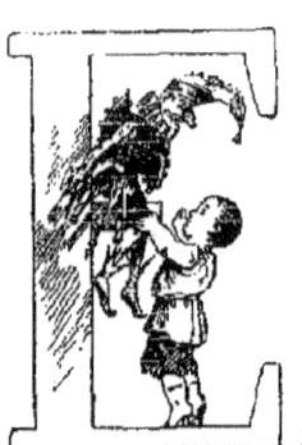

EST-IL possible de ne pas se laisser attendrir, ne pas laisser son cœur fondre comme la neige au printemps quand ce charmant petit être, si naturel et si spontané dans ses mouvements, vous entoure le cou de ses bras, en vous appelant de sa voix d'or, douce et câline comme celle d'une fée : « *Petit papa, bon petit papa à bébé* »?

Allons, hommes majestueux, guindés et sérieux conseillers de la haute politique, financiers affairés, médecins préoccupés, descendez donc un peu de votre Olympe, laissez donc là un moment vos calculs ou vos préoccupations, dilatez vos poumons tout bourgeoisement pour aspirer cet air sain de la famille, détendez votre visage contracté par les noirs soucis et souriez à ce joli minois qui remet en vous des fraîcheurs et des virginités de sensations inconnues ou oubliées. Vous aussi, mettez le large collier de vos bras autour du petit cou, embrassez bien fort les deux joues veloutées et rebondies comme des pêches de bon espalier, mordez du bout de vos dents les deux oreilles ourlées de chair et à votre tour, de votre voix adoucie et émue dites: « *Petit bébé, bon petit bébé à papa.* »

Dans ces instants délicieux, véritables coups de soleil dans la vie, on n'est jamais deux : on est toujours trois. La chère petite femme, centre vivant du foyer, vient joindre ses baisers et ses caresses à ceux du bébé. Elle aussi entoure ses deux chéris de ses bras de satin, elle aussi les réunit dans une chaude et voluptueuse étreinte, faisant passer en eux toutes les effluves passionnées de son âme profondément aimante, profondément aimée.

Tenez, ces éléments de bonheur-là sont inappréciables dans l'existence : ils entretiennent la force et l'énergie dans les âmes robustes et vaillantes, ils redonnent du cœur aux timides et au fond des âmes les plus tristes, les plus désespérées, ils viennent poser un rayon de soleil qui guide leurs pas et éclaire leur route.

Ils font mieux que cela : ils nous rendent meilleurs et nous font faire des retours inconscients sur nous-mêmes. A dire vrai, depuis le moment où on le lève jusqu'à celui où on le couche, l'enfant ne cesse d'agir sur nos réflexions, nos jugements, nos sentiments et nos volontés. Le plus léger de nous, le plus habitué à se laisser emporter par le flot tumul-

---

1. Nous détachons ce chapitre d'un ouvrage du Dr Caradec dont la première partie a paru dans la *Jeune Mère*. Cet ouvrage, qui saisit sur le vif l'évolution progressive des facultés chez l'enfant, doit paraître sous peu. *(La Rédaction.)*

tueux des événements et les hasards inconstants de l'existence, se replie sur lui-même et cherche à déterminer le meilleur motif de conduite quand il s'agit du produit de sa chair et de son sang.

Quand il était question de soi-même, pour arriver au but entrevu on était peu scrupuleux sur le choix des moyens; mais l'enfant est-il en cause, on choisit le plus juste et le plus droit. On ne se faisait aucun remords d'émettre tel ou tel jugement plus ou moins hasardé, de suivre tel ou tel raisonnement plus ou moins tortueux quand on ne parlait que pour soi. Bébé est-il en scène, on se préoccupe de parler peu et de parler bien. On était insouciant et on se moquait comme d'un zeste du qu'en-dira-t-on quand sa personnalité seule était en jeu. L'enfant est-il présent, on approfondit ses réflexions, on creuse ses déterminations et on se demande quel pourra être leur effet sur les personnes qui vous entourent.

Du reste, comment mentir, comment dérober même la moitié de sa pensée quand on a là devant soi, bien en face, ces deux petits yeux qui vous poignardent de leur franchise aussi calme et tranquille que l'onde des grands lacs ?

Comment rester triste et morose quand ces mêmes petits yeux pétillent de gaieté comme le soleil d'août, vous sourient au fond de leur azur plus tendre que celui de la pervenche, quand deux fossettes rouges, comme si elles allaient prendre feu, se présentent à votre bouche et vous disent avec une éloquence qui se passe de paroles : « Petit père, embrasse-nous» ? Comment rester sérieux et grave, fût-on même un penseur aussi profond que Pascal, quand ce petit papillon entre en voletant dans votre cabinet, vient rôder autour de vous, bouleversant vos livres et remuant à la diable vos papiers de travail ?

Comment enfin rester ignorant quand de cette petite bouche, rieuse et moqueuse comme celle d'un singe, s'échappe une nuée d'interrogations et de questions qui sur l'heure, dans la minute même, demandent à être contentées et à être satisfaites ! Gare alors à ceux dont les connaissances sont incomplètes et inachevées ! Pour assouvir cette curiosité insatiable et cette soif de savoir ils vont être obligés de se remettre au travail, de réapprendre le chemin de la grammaire, de se faire un langage simple et concret pour répondre aux desiderata de l'enfant. En réalité le précepteur, le maître, ce n'est pas nous : c'est lui puisqu'il nous pousse à réfléchir, à apprendre ce que nous ne savions pas, à creuser ce que nous savions mal. De tous les services qu'il nous rend; celui-ci est le plus grand. Et cependant c'est celui dont la valeur nous échappe le plus, parce que ses effets se font sentir doucement et progressivement, sans bruit et sans fracas, changeant peu à peu nos habitudes et modifiant inconsciemment notre manière d'être !   T. C.

LA ROUGEOLE

Le conseil de salubrité de la Seine vient de publier sur les précautions à prendre contre la rougeole l'instruction suivante, que nous recommandons à nos lectrices :

INSTRUCTION SUR LES PRÉCAUTIONS A PRENDRE
CONTRE LA ROUGEOLE

Considérations générales.

La rougeole est une maladie essentiellement contagieuse.

Elle l'est surtout dans les quelques jours qui précèdent l'éruption, alors que l'enfant a les yeux rouges et larmoyants, qu'il tousse et est enchifrené. Ce fait explique la facilité avec laquelle cette maladie se propage dans toutes les agglomérations d'enfants : asiles, écoles, pensions, églises, jardins publics, etc.

On ne connaît jusqu'à ce jour aucun moyen de prévenir sûrement la rougeole.

C'est une erreur de croire qu'elle est salutaire et toujours bénigne.

Mesures de préservation.

1° Le seul mode de préservation efficace est l'isolement complet des enfants malades ou, ce qui est encore préférable, l'éloignement des enfants bien portants.

Cet éloignement est indispensable pour les enfants de moins de cinq ans, parce que chez eux la maladie est ordinairement plus grave.

Il devra durer au moins trois semaines à partir du moment où l'éruption a été constatée.

2° Avant de laisser rentrer les enfants bien portants, on devra procéder à la désinfection de la chambre du malade.

A cet effet, après avoir fermé toutes les ouvertures, on placera sur un lit de sable une quantité de fleur de soufre proportionnelle à la capacité de la pièce (20 grammes par mètre cube). On versera sur ce soufre une petite quantité d'alcool que l'on enflammera avant de sortir de la chambre.

Les matelas seront ouverts et laissés dans la chambre pendant la fumigation.

Les vêtements, linges, draps et couvertures ayant servi aux malades seront désinfectés à l'aide d'une solution contenant, par litre d'eau, 50 grammes de chlorure de zinc ou de sulfate de cuivre.

3° Avant d'envoyer de nouveau à l'école les enfants qui ont eu la rougeole, il faudrait laisser écouler un intervalle d'au moins trois semaines à partir du début de l'éruption, et il sera nécessaire de leur faire prendre auparavant un bain savonneux, ce qui ne peut avoir lieu que si le catarrhe bronchique a tout à fait disparu.

A Paris, les familles qui désirent faire soigner leurs enfants à l'hôpital doivent — dans l'intérêt du malade et pour éviter toute propagation de la maladie par les voitures publiques — s'adresser au poste central de police de leur arrondissement ou au commissariat de police de leur quartier ; sera mise gratuitement à leur disposition, sur le vu d'un certificat de médecin, une voiture pour le transport.

MÉDECINE MATERNELLE

COMMENT ON ADMINISTRE UN PURGATIF AUX ENFANTS

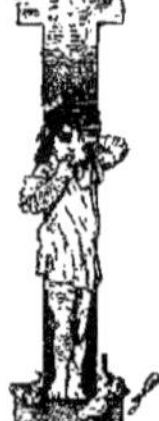

Il n'est pas question ici du traitement de la constipation qui chez les enfants, du reste, se juge plutôt par l'hygiène et les laxatifs que par les purgatifs proprement dits.

Ce que j'ai eu vue actuellement, c'est la manière d'administrer un purgatif à un enfant, alors que l'indication en paraît très nette aux jeunes mères ou, ce qui vaut mieux, alors qu'il a été prescrit par un médecin pour combattre une indisposition ou une maladie. Dans ce dernier cas toutes mes lectrices savent par expérience comment la chose se passe. Le médecin même le plus distingué, surtout, pourrions-nous dire, le plus distingué, se borne, pendant sa visite, à indiquer le nom du purgatif : « Vous donnerez à votre enfant la quantité d'huile de ricin, de manne, etc., inscrite sur l'ordonnance » ; puis un beau coup de chapeau, et il remonte dans sa voiture. Voilà qui est très bien ; mais, une fois qu'il s'agit de donner le remède en question, grand est l'embarras. Comment va-t-on employer cette manne ou cette huile de ricin qu'on a entre les mains ?

C'est pour parer à ces incertitudes et à ces indécisions que j'ai résumé en quelques lignes les considérations qui s'appliquent aux purgatifs le plus fréquemment employés.

La *manne* est certainement l'un des meilleurs

purgatifs des enfants, attendu qu'elle a une saveur sucrée très acceptable et qu'elle n'a aucune action irritante sur le tube digestif. Le meilleur moyen de la faire prendre à un enfant, c'est de faire dissoudre la quantité prescrite (10 à 30 grammes) dans un verre de lait sucré qu'on donne le matin à jeun. De cette manière elle passe comme une lettre à la poste, si bien que, quand le verre est terminé, il n'est pas rare de voir les enfants en demander encore.

La *mannite*, qui est le principe actif de la manne, est encore un bon moyen d'obtenir un effet purgatif chez les enfants très difficiles. On en fait aujourd'hui des pastilles dont on donne 6 à 10 à jeun, suivant l'âge de l'enfant.

L'*huile de ricin* est, à mon point de vue, un purgatif de la deuxième enfance : car, chez les bébés, on obtient plutôt avec elle une action vomitive qu'une action purgative. Il existe encore aujourd'hui deux espèces d'huile de ricin chez les pharmaciens : il y en a une noire, nauséeuse, nauséabonde et détestable au goût, que les jeunes mères devront imperturbablement refuser ; il en est une autre épurée, blanche, inodore, presque insipide et d'un effet tout aussi certain : c'est cette dernière qu'il faudra exiger.

La meilleure manière de faire prendre l'huile de ricin est de mettre la quantité recommandée (8 à 15 grammes) dans une demi-tasse de café noir ou dans du bouillon de bœuf dégraissé, chaud et très salé. Les jeunes mères qui, à la campagne, n'ont pas la ressource d'une pharmacie, peuvent encore délayer la quantité prescrite dans un jaune d'œuf, ajouter un peu de sirop de gomme, puis quelques gouttes d'essence de citron. Cette préparation constitue un vrai régal pour les jeunes enfants.

Le CALOMEL est souvent prescrit aujourd'hui chez les enfants comme purgatif, à l'instar de ce qui se fait en Angleterre. En ce qui me concerne, je le prescris très rarement, sauf le cas de vers. La raison en est qu'on ne peut le manier qu'à très petites doses. Il arrive que, sous l'influence du sel marin et des acides, il se transforme en un poison redoutable : *le sublimé corrosif*. Si donc il est recommandé par un médecin, mes chères lectrices, vous aurez bien soin de ne jamais le donner qu'à une certaine distance du bouillon ou de la soupe, que nos cuisinières salent souvent outre mesure.

Quant à la manière de l'administrer, on peut l'incorporer soit à du sirop, soit à du miel, soit à des confitures, soit à du lait. Un petit détail encore que les mères doivent retenir. Le calomel donne lieu d'abord à des selles de couleur ordinaire, puis de couleur verte. J'ai été appelé dernièrement auprès d'un enfant à qui, sur le conseil d'un pharmacien, on avait donné du calomel. La mère vint, affolée, me chercher en toute hâte pour constater la nature des selles que rendait son petit malade. Je la rassurai tout de suite ; mais il est bon que les jeunes mères, connaissant le point de départ et la cause de cette coloration, sachent se rassurer elles-mêmes.

La poudre de *rhubarbe* constitue pour les enfants un bon purgatif, qu'on peut faire prendre dans de la confiture, à la dose déterminée par le médecin.

La pulpe de *tamarin* est aujourd'hui assez souvent prescrite par les médecins. J'ai remarqué que, chez les enfants, elle purgeait souvent à la dose de 10 à 20 grammes. Voici comment les mères doivent procéder pour la donner aux enfants. Elles feront fondre la quantité prescrite dans 200 grammes d'eau qu'elles donneront par petites tasses, tous les quarts d'heure.

La *magnésie calcinée*, qui est d'un maniement très commode chez les enfants, s'introduit soit dans de l'eau sucrée, soit dans du lait sucré. Mon distingué confrère, le Dʳ Jules Simon, recommande d'avoir toujours recours à la magnésie anglaise, qui est beaucoup plus dense et plus active que la magnésie française. Certains spécialistes ont donné à la magnésie une forme de crème qui en rend l'administration très facile chez les bébés.

Le *citrate de magnésie* est souvent prescrit chez les enfants à partir de 4 ans. La meilleure méthode d'administration, c'est la limonade Rogé. Il faut avoir soin de recommander aux pharmaciens de la faire très gazeuse, très chargée d'acide carbonique, de l'aromatiser au goût de l'enfant et de n'en préparer qu'une petite quantité, deux verres au plus.

Je préfère de beaucoup la limonade Rogé au sulfate de soude, ou au sulfate de magnésie, ou aux eaux minérales sulfatées, aujourd'hui très en vogue (Epsom, Birmenstorf, Sedlitz, Balaruc, Hunyadi-Janos, etc.). Le plus souvent l'enfant

les vomit. Pour tâcher de prévenir cet inconvénient il est bon de fractionner la quantité pres-

me permettent le mot, au moyen desquels on
réussit à faire prendre et à faire tolérer aux en-

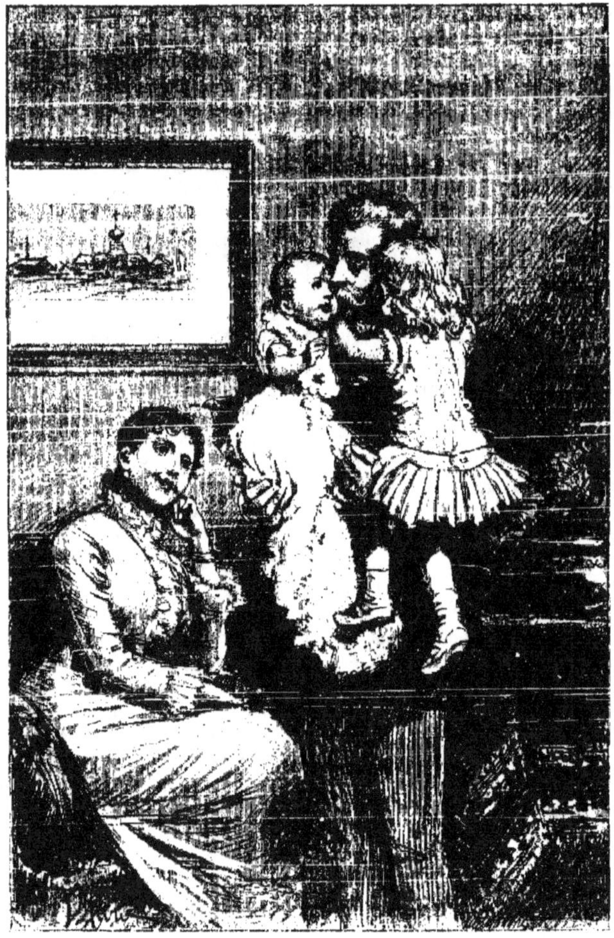

En famille, dessin de Adrien Marie.

crite, par exemple, de donner le verre en trois
fois dans une demi-heure. On se trouve bien
aussi après son administration de faire mordre
un citron aux enfants ou de leur faire croquer
un morceau de sucre ou pastille de menthe.

Voilà donc les petits trucs, que mes lectrices

fants un purgatif. Mais est-ce là tout ce qu'il y
a à faire? Non: il faut encore assurer son action à l'aide de moyens adjuvants qui l'étendent
et le délayent. A cet effet, on peut avoir recours
soit à quelques tasses de tilleul léger ou de
chiendent, qu'on fait prendre à la file, soit à

quelques verres d'orangeade, soit à de l'eau de poulet ou du bouillon de veau léger ou, chez les enfants de 10 à 15 ans, au bouillon aux

Ou il ne produit aucun effet, et alors il fau l'aider et venir à son secours, non seulement par les boissons délayantes indiquées plus

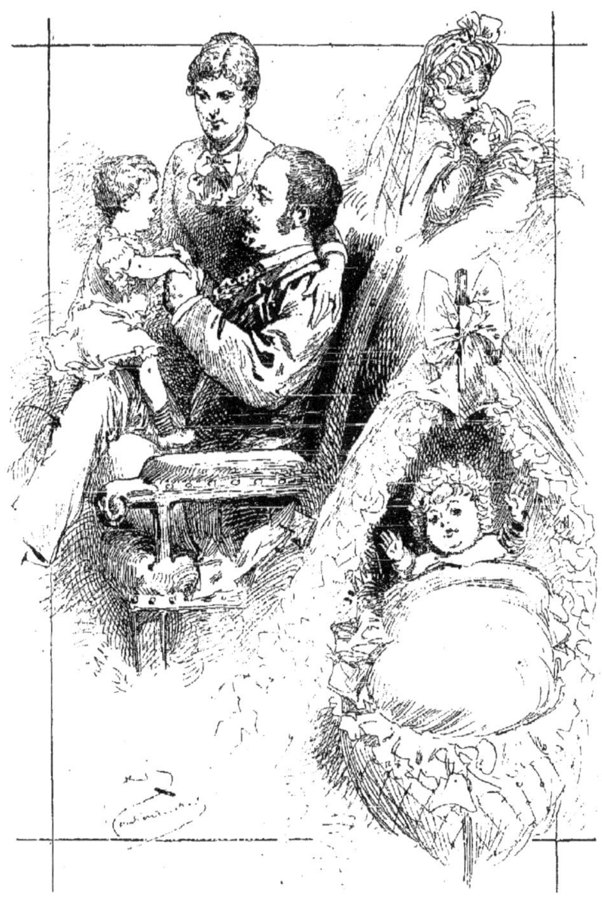

Les réclamations de Jane, dessin de A. Ferdinandus.

herbes. Il ne faut pas craindre de donner ces boissons en certaine quantité, par exemple, un litre, et à des intervalles rapprochés, par exemple, tous les quarts d'heure. Quand on a pris ces précautions, il peut arriver trois cas :

Ou le purgatif, la nature aidant, produit son effet normal et accoutumé, et alors il n'y a qu'à le laisser agir de lui-même ;

haut, mais aussi par un lavement d'eau de guimauve ou de graines de lin ;

Ou il produit des évacuations beaucoup trop abondantes, accompagnées de douleurs très vives du côté du ventre, du besoin incessant d'aller sur le vase, besoin non suivi d'effet. Dans ce cas il faut : 1° supprimer absolument toute ingestion de liquide ; 2° frictionner d'huile de camomille camphrée le ventre, qu'on recouvre ensuite d'un cataplasme de farine de graine de lin. On peut aussi donner un lavement amidonné, contenant même la petite quantité de laudanum en rapport avec l'âge de l'enfant.

Un dernier petit détail qui n'est indiqué nulle part.

Combien de temps après l'administration d'un purgatif peut-on donner à manger aux enfants ? Je connais des mères de famille qui, dans leur zèle, condamnent les pauvres enfants à la diète toute la journée du purgatif. C'est là une méthode défectueuse qui mène l'enfant à un très grand affaiblissement et détermine un développement excessif de gaz dans l'intestin. Je conseille donc à mes lectrices de donner quelques aliments légers (œufs, potages, fécules)

deux heures après le purgatif. A partir de ce moment on voit souvent ledit purgatif commencer son effet. Il est bon que les mères de famille conservent toujours les garde-robes de l'enfant pour les montrer au médecin, qui pourra ainsi en apprécier la quantité et la qualité.

Tout cela, ce sont de bien petits détails ; mais, comme le répétait souvent mon excellent confrère et ami le Dr Caradec, dans la *Jeune Mère*, la médecine maternelle vit d'infiniment petits. Un journal comme celui-ci tire justement son utilité de ce qu'il se préoccupe d'éviter aux jeunes mères toutes les hésitations et tous les embarras qu'elles rencontrent sur leur route.

Dr G. LEFEBVRE,

Médecin-inspecteur des écoles du Xe arrond..

LES RÉCLAMATIONS DE JANE

« Marguerite a de plus beaux yeux ? »
Voilà ce que z'entends redire...
Savez-vous que c'est ennuyeux
De voir que nul ne vous admire ?

On n'a de mots pleins de douceur
Et de regards pleins de tendresse
Que pour cette petite sœur,
Pour cette grande enchanteresse !

« Oh ! le beau front ! la douce voix ! »
Dit-on... mais, elle est mon aînée ;
Elle a bientôt quatorze mois,
Et moi, zo suis à peine née !...

Ze suis venu en second lieu :
C'est ce qui me dépoétise !
Mais, dans vos cœurs, voyons un peu,
Toute la place est-elle prise ?...

Et qu'auriez-vous fait, d'autre part,
— Rien qu'en supposant ça, ze tremble —
Si le grand Bon Dieu, par hasard,
Nous eût fait arriver ensemble ?...

On ne peut pas le même zour
Tous venir du ciel en ce monde ;
Ma sœur a pris le premier tour,
Et moi z'arrive la seconde.

Mais comme ze vois que vous tous
Semblez préférer mon aînée,
Ze boude un peu — tant pis pour vous ! —
Et ze dors toute la journée.

Allons ! grand'mamans, grand-papas,
Avouez que ze suis bien saze !
C'est l'essentiel, n'est-ce pas ?..
Nous verrons plus tard le visaze.

D'ailleurs tétant bien, dormant bien,
Ze deviendrai très, très jolie :
C'est encor le meilleur moyen,
Dit petite mère Zulie !

Aussi, ze fais tout ce qu'il faut :
Ze dors, ze tette ma nourrice ;
Vite, aimez-moi comme Margot,
Et que le bon Dieu vous bénisse !

CH. SEGARD.

HYGIÈNE INFANTILE

LE BERCEAU DES NOURRISSONS

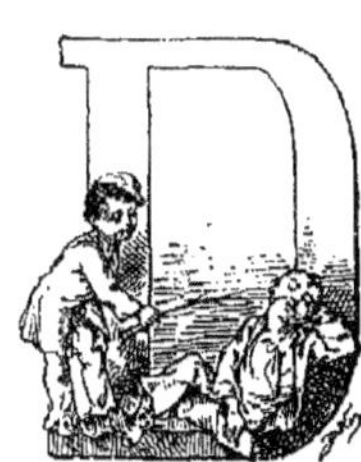

DANS son berceau le nourrisson passe une grande partie de son existence. C'est donc à surveiller l'hygiène même de ce berceau que les médecins-inspecteurs et les membres des commissions de visite doivent s'attacher avant tout.

Je parle de l'hygiène du berceau : mais pour que le berceau soit bien ou mal entretenu, il faut tout d'abord qu'il existe. Or, dans beaucoup de départements, les Deux-Sèvres, le Finistère, le Morbihan, etc., la nourrice couche son élève avec elle. Je n'ai pas besoin d'insister sur les inconvénients qui en résultent pour l'enfant : respiration d'un air vicié, danger d'étouffement, etc.

Ailleurs le berceau existe bien, mais il existe pour deux, pour l'enfant de la nourrice et pour le nourrisson. Ce mode de faire qui existe dans beaucoup de départements ne doit pas être toléré. Il faut exiger à cet égard l'application de la loi sur la protection de l'enfance.

La réforme que je demande là paraît bien simple, et cependant elle ne s'obtiendra pas en un jour, tant la routine est difficile à déraciner dans notre doux pays de France. Il est des départements où, grâce à la surveillance exercée et à l'intelligente intervention de l'administration, on est arrivé à des résultats rapides et décisifs. Je lis en effet dans le remarquable rapport de M. le préfet de police sur la protection des enfants du premier âge, « que dans le département de la Seine tous les nourrissons ont maintenant leur berceau. Il arrive bien quelquefois que la nourrice n'en est pas munie à la première visite ; elle attend généralement que les parents le lui fournissent ou lui donnent l'argent nécessaire pour en acheter un ; mais une simple observation suffit ordinairement et, à la visite suivante, la situation est régularisée ».

Ce n'est pas tout que d'avoir un berceau, il faut encore, avons-nous dit plus haut, que ce berceau soit entretenu dans un état convenable. Il n'est pas besoin d'être inspecteur des enfants du premier âge pour savoir à quel degré de malpropreté atteignent les nourrices dans l'espèce. Que de fois, mes chères lectrices, en allant visiter votre enfant, avez-vous manqué de suffoquer en entrant dans ces chambres étroites où, devant un pauvre petit feu, séchaient des paillassons imprégnés d'urine. Si vous avez éprouvé des défaillances, songez un peu quelle doit être la situation du petit être qui, nuit et jour, vit dans ce milieu empesté et délétère. Il est d'usage courant de dire qu'on s'habitue à tout. Hélas ! le nourrisson ne proteste que trop souvent contre ce dicton !

Il me paraît utile de revenir en quelques lignes sur les soins qui doivent être donnés à la literie.

Tout d'abord à quel meuble doit-on donner le choix : *au lit* ou *au berceau ?*

Comme en toute chose humaine, il y a ici le *pour* et le *contre*.

Le lit a d'abord cet avantage tout économique, nous le reconnaissons, qu'on peut y laisser l'enfant jusqu'à sept ou huit ans. Il a une supériorité plus sérieuse sur le berceau, c'est qu'il est élevé notablement au-dessus du sol, qu'il est fixe et stable et par conséquent ne se prête pas au bercement. Malheureusement longtemps encore, je le crains, on se servira du berceau. Voyons donc quelles sont les règles qui doivent présider à sa composition et à son entretien.

Le berceau doit avoir une certaine hauteur au-dessus du sol et par conséquent être monté toujours sur pieds, de manière que le nourrisson puisse être préservé du contact et même des blessures des animaux domestiques, qui dans les fermes poussent la familiarité jusqu'aux dernières limites. Il doit avoir une certaine stabilité, de manière qu'il ne soit pas exposé à être renversé par les secousses qu'on lui imprime ou par les allées et venues des personnes de l'entourage.

La composition de la literie doit être la suivante : tout au fond du berceau, deux paillassons superposés remplis avec de la balle d'avoine, ou du varech, ou des feuilles de fougère très sèche, jamais avec de la plume ou de la laine, qui sont beaucoup trop chaudes pour l'enfant et prennent trop facilement l'odeur de l'urine. Au-dessus du second paillasson on met un matelas de varech ou un de ces feutres absorbants qui sont aujourd'hui d'un usage courant en hygiène infantile. Il faut se garder ici de se servir de la toile cirée, du taffetas gommé ciré, ou même de la peau de mouton, qui entretiennent autour du bébé une chaleur excessive et ont surtout ce grand inconvénient de ne pas se laisser traverser par l'urine, de sorte que ce liquide, baignant sans cesse le corps de l'enfant, le rougit, l'excorie, l'irrite et finit par déterminer ces *érythèmes* et ces *intertrigos* qui par leur ténacité font le désespoir des mères... et surtout des médecins.

Pour couvrir le bébé dans le berceau on se contente, en été, d'une couverture de laine légère et de coton à laquelle, en hiver, on en ajoute une autre soigneusement tricotée. Puisque je parle des précautions à prendre en hiver, je ne saurais trop blâmer l'habitude qu'ont les nourrices de se servir de briques ou de carreaux à repasser pour réchauffer les bébés. Il est arrivé souvent que, par ce moyen, on mettait le feu au berceau et, par contre-coup, au nourrisson. Si celui-ci est refroidi, et ses cris n'ont souvent pas d'autre cause, il faut mettre à ses pieds ou à ses côtés une bouteille de grès contenant de l'eau chaude et recouverte d'un vieux linge.

L'un des points importants de la literie c'est l'oreiller ; car il supporte la tête, cette partie si délicate et si impressionnable du bébé. Il doit être bourré avec de la balle d'avoine ou du crin, incontestablement supérieurs au duvet qui, beaucoup trop chaud, détermine chez le nourrisson des sueurs profuses, congestionne le cerveau et prédispose aux méningites.

Il est bien préférable qu'il n'y ait pas de rideaux au berceau : car l'air est l'ami de l'enfant et l'enfant est l'ami de l'air. Si la mère, par une coquetterie mal entendue, ou si la nourrice, par un raffinement d'hygiène encore plus mal comprise, tient absolument à en mettre, qu'au moins ils soient en étoffe légère et écartés du lit.

Ce n'est pas tout que d'avoir une literie intelligemment comprise, il faut encore l'entretenir en bon état. C'est ainsi que, tous les matins, dès le lever de l'enfant et quelle que soit la saison, on mettra à l'air les paillassons, on ouvrira directement la fenêtre sur le lit et on balayera même la chambre par un courant d'air. Jamais on ne fera sécher les paillassons, ni les drapeaux, ni les feutres mouillés devant le feu : car de cette manière on déterminerait des odeurs ammoniacales qui vicieraient l'atmosphère de l'appartement.

Il me reste encore à parler de deux petits points de détail :

1° De la position qui doit être donnée à l'enfant dans le berceau ;

2° Du bercement.

Un certain nombre de médecins recommandent aux mères et aux nourrices de coucher l'enfant sur le côté, afin que les mucosités qui sortent des narines puissent en s'écoulant laisser libre passage à l'air. Rien de mieux si on se borne à cela. Mais ce qu'il ne faut pas faire, c'est le mettre exclusivement sur le côté droit, sous le fallacieux prétexte de ne pas gêner les mouvements du cœur. En réalité, cette position est parfaitement indifférente aux battements d'un cœur *sain*. La cage thoracique a tellement d'élasticité aux débuts de la vie qu'elle réagit avec la plus grande facilité contre tous les obstacles et toutes les causes de compression qu'on lui oppose. Il faut faire en sorte que l'enfant prenne l'habitude de se coucher alternativement sur l'un ou l'autre côté du corps. Je le demande aux personnes qui me lisent, combien d'entre elles, s'étant trouvées par suite d'accident ou de maladie dans l'impossibilité de se coucher sur le côté droit, combien ont souffert et de ce fait ont été privées de sommeil jusqu'à ce que de nouvelles habitudes soient intervenues! Profitons au moins de notre expérience et ne laissons pas nos enfants retomber dans les mêmes errements.

Autre point de détail. Le berceau ne doit jamais être placé de telle façon que le bébé regarde la fenêtre : car la lumière qui viendrait ainsi le frapper directement serait beaucoup trop vive et trop crue pour ses yeux sensibles et délicats. La lumière ne doit pas non plus arriver latéralement, car instinctivement les yeux de l'enfant se tournent de ce côté, de telle sorte qu'au bout de quelque temps on constate une déviation plus ou moins accusée (*strabisme*). Pour conclure, l'enfant, dans son berceau ou dans son lit, doit tourner le dos à la lumière, à moins qu'on n'ait eu la précaution de tamiser ses rayons par des rideaux doublés intérieurement de percale bleue ou rose. Ce que je dis de la lumière qui vient par une fenêtre, je le dis également de celle qui vient des lampes dont nous nous servons. Il ne faut pas que le bébé soit laissé en face de l'un de ces puissants foyers d'éclairage qui ont passé aujourd'hui dans nos habitudes. Ce n'est pas ici le lieu de faire le procès à l'éclairage intensif de nos appartements ; mais vraiment nous ne pouvons nous empêcher de protester au nom de ces pauvres petits yeux de bébés qui sont blessés par ce gaspillage lumineux.

Je termine en disant quelques mots du *berce-ment*. De toutes les habitudes qu'on donne au nouveau-né, celle-ci est une des plus mauvaises. C'est un véritable esclavage auquel on se condamne ; qu'on n'oublie donc pas que l'enfant est un véritable despote, qui fera répéter toujours et toujours l'acte par lequel on l'a fait passer une fois. Maintenant, je tiens à le dire tout de suite, j'établis une grande distinction entre le bercement doux, qu'accompagne une mélopée monotone, et le bercement violent et brutal qui secoue le pauvre bébé et lui procure un sommeil agité.

Je me résume en disant : Mieux vaut pas de bercement du tout. Mais si on tient absolument à en gratifier l'enfant, qu'au moins il soit léger et ménagé.

Dr MASSOLA (de Chambéry),

Médecin inspecteur des enfants du premier âge,
et médecin consultant pour les eaux de Challes
(Savoie).

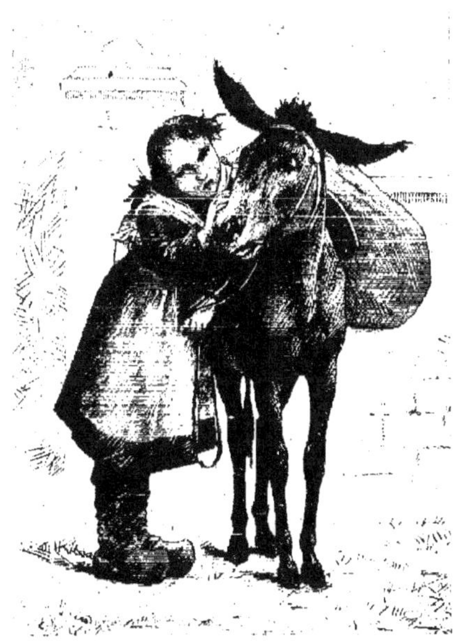

Deux amis, dessin de B. de Monvel.

L'INTERTRIGO DES NOUVEAU-NÉS

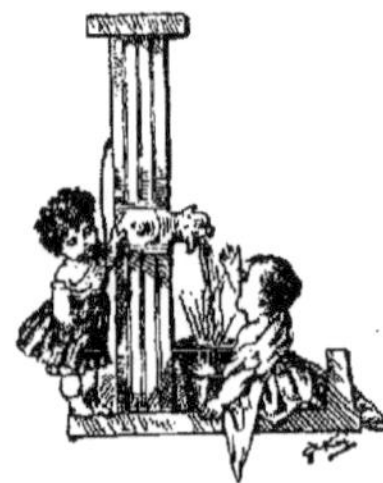

A maladie la plus fréquente, la plus tenace, et qui fait souvent, par sa durée, le désespoir des jeunes mères, est assurément l'*intertrigo* ou *érythème* des nouveau-nés.

Bébé était frais et rose, dormait bien, criait peu. Tout à coup, quelques journées suffisent parfois, la scène change. Une simple rougeur, envahissant successivement la peau des fesses, des cuisses, des parties génitales, se déclare.

A cette rougeur, qui devient de plus en plus foncée, succèdent de petites ulcérations superficielles à fond saignant ; elles deviennent peu à peu confluentes, se réunissent et constituent de véritables îlots, des plaies plus ou moins profondes, à fond grisâtre.

Quelles sont les causes de cette affection, bénigne en général, si elle est combattue de bonne heure ?

En première ligne, c'est la *diarrhée*. La peau souvent baignée par l'urine et par les matières des déjections alvines, rougit d'abord, et s'ulcère ensuite.

Une autre cause, mécanique, c'est le frottement des parties malades les unes sur les autres, ou sur des langes malpropres, mal séchés, trop rudes, ou blanchis par une lessive additionnée de cristaux ou de cendres en excès.

Le traitement, bien que simple par lui-même, est très pénible par sa répétition et sa durée ; il consiste surtout (la diarrhée étant combattue par des moyens que je n'ai point ici à indiquer) dans les *plus grands soins de propreté*.

Pour enlever l'inflammation et les démangeaisons de la peau, des bains ou des lotions d'eau de son aromatisée de quelques gouttes de vinaigre de toilette, ou de *coaltar saponiné Lebœuf*, sont indispensables.

Sortant du bain, Bébé sera essuyé avec un linge bien doux, puis poudré de lycopode ou de subérine.

Il faut éviter d'employer les fécules ou l'amidon, qui forment, avec l'urine, une pâte dont on débarrasse avec peine les ulcérations ; éviter surtout les poudres métalliques, qui empoisonneraient infailliblement le petit malade.

Ce qu'il y a de particulièrement pénible pour la mère, c'est l'obligation de changer l'enfant, autant que possible, aussitôt qu'il est mouillé. Lorsqu'il n'y a que quelques ulcérations, la difficulté n'est pas grande ; mais lorsqu'elles sont nombreuses et profondes, chaque groupe demande à être recouvert d'un linge fin enduit de cérat, chaque talon doit avoir un petit pansement, et un petit maillot indépendant ; les jambes, pour éviter le frottement, seront isolées l'une de l'autre par un lange passé à l'eau de son et bien sec. Pour peu que l'on soit cinq ou six fois le jour, et un peu moins fréquemment la nuit, obligé de se livrer à ce genre d'exercice, cela ne laisse pas que d'être très pénible. Joignez-y que, malgré toutes les précautions prises, les linges adhèrent aux parties malades, que les ulcérations saignent, que Bébé jette des cris perçants, dort mal, laisse mal dormir les autres ; et vous trouverez dans l'*intertrigo* un ennemi fort incommode, qu'il importe de combattre le plus tôt possible. Les ulcérations guéries laissent après elles, pendant assez longtemps, de petites taches rouges cuivrées qui ont été parfois prises pour des syphilides.

Une variété de l'*intertrigo* existe chez les nouveau-nés très gras. Au pli du cou, de l'aisselle, des aines, des cuisses, survient de la rougeur, puis du suintement muqueux qui, peu à peu, use, ronge la peau et détermine des ulcérations profondes, pouvant se compliquer d'abcès. — Cette affection demande les mêmes soins de propreté et le même traitement que l'*intertrigo* général, étudié plus haut. — Si on veut l'éviter, il faut avoir soin de débarrasser le corps des nouveau-nés de la matière grasse (*sebum*) qui les couvre en naissant. Rien de plus simple. — On promène sur tout le corps le plat de la main largement oint d'huile. — La ma-tière grasse s'émulsionne peu à peu et, avec une bonne éponge d'eau tiède, on achève de la détacher.

Dʳ Dubois (de Marans).

LES RÉSULTATS DE LA LOI ROUSSEL

DANS LE DÉPARTEMENT DE LA SEINE

Les lecteurs et lectrices de ce journal savent à quelle situation est venue répondre la loi *Roussel*. — Depuis plusieurs années les travaux du Dʳ Monot, du Dʳ Brochard, mon regretté prédécesseur à la *Jeune Mère*, avaient révélé ce fait épouvantable : que sur *250.000* enfants envoyés de Paris en province, *130.000* succombaient avant la première année, que le chiffre des enfants qui mouraient prématurément, chaque année, en France, était de *120.000*.

Évidemment la mesure était comble et il était temps de parer à un danger aussi grand par un acte législatif éclatant. Nous voudrions pouvoir raconter ici avec quel dévouement, quelle patience, cette principale condition, du succès, mon éminent confrère M. le sénateur Roussel mena campagne pour faire aboutir cette loi libératrice de 1874. Est-elle parfaite ? Certainement non. Quelle est la loi qui, du premier jet, arrive à combler tous les *desiderata* ? Ce n'est que le temps qui peut indiquer les compléments à apporter, les articles à ajouter, voire même à retrancher. Nous nous livrerons, un de ces jours, à cette étude, dont les éléments peuvent être déjà rassemblés. Ce que nous voulons bien établir aujourd'hui, c'est qu'elle renferme en elle tous les progrès ; c'est que, contrairement à certaines autres mesures législatives élaborées à la hâte ou mal digé-rées, elle se prête aux applications pratiques les plus immédiates et les plus décisives.

Je ne veux pas, dans le moment, m'occuper des résultats vraiment superbes obtenus dans son département par l'éminent préfet du Cal-vados, M. Monod. Pour aujourd'hui, je relève seulement la situation du département de la Seine. Ce qu'il y a de mieux, à cet égard, c'est de citer *in extenso* le passage afférent du rap-port de M. le préfet de police, qui lui-même a tant contribué à la mise en vigueur de la loi.

« ..... Quelques réserves étant faites, je n'ai plus qu'à proclamer les résultats, de tous points excellents, produits dans le département de la Seine par six années d'application rigoureuse et constante de la loi de la protection.

« Les rapports des médecins-inspecteurs, des visiteuses, des commissions locales et des mai-res sont à peu près unanimes pour constater ces heureux effets.

« Si, en effet, nous mettons de côté les cas spéciaux d'enfants placés mourants, déclarés au dernier moment et dont la présence n'est révé-lée que lorsque la science est impuissante pour les sauver, si nous prenons le cas d'un enfant né et placé dans des conditions normales, et séjournant chez la nourrice au moins jusqu'à l'époque de son sevrage, voici les résultats que nous constatons : Alimentation et soins meil-leurs, propreté plus grande ; disparition à peu près complète du biberon à long tube ; son remplacement, soit par un appareil plus simple, soit par le verre ; diminution des cas d'allaite-ment double ; habitations moins insalubres ; obtention plus facile du garde-feu ; vaccination faite à peu près dans le délai prescrit par le règlement ; médecin appelé en temps utile si le nourrisson est malade ; *mortalité notablement diminuée*, si l'on retranche les décès survenus dans les conditions anormales indiquées plus haut ; moins considérable, dans tous les cas, que celle qui frappe les enfants élevés par leurs familles ; déplacements facilités, etc., etc. Voilà, ce me semble, des résultats sérieux, dont il est permis de se féliciter et qu'il y a lieu de juger comme définitivement acquis.

« Ces résultats sont dus à l'excellente influence du service d'inspection, au zèle des médecins-inspecteurs et des visiteuses et au concours dévoué que leur ont prêté certaines commissions locales. »   T. C.

Comme don de joyeux avènement, l'Académie de médecine, par l'organe de M. Henri Roger, le sympathique et distingué médecin des enfants, vient, dans sa séance annuelle, de décerner à notre cher rédacteur en chef une mention honorable pour son mémoire sur les accidents de la dentition chez les enfants. Cette distinction si honorable et si justifiée par les travaux du Dr Caradec est du meilleur augure pour notre nouveau journal ; notre Académie nationale de médecine dont les récompenses sont si enviées sait ainsi, par des distinctions dont elle se montre avare, discerner le mérite et l'affirmer au corps médical tout entier. Les nombreux témoignages des corps savants dont M. le Dr Caradec a été honoré sont la meilleure garantie du succès de notre journal.

CORRESPONDANCE

C'est avec la plus vive reconnaissance que j'accueille les lettres qui me parviennent dans ce moment. Les publier toutes est impossible. Je ne puis m'empêcher, toutefois, de reproduire les nobles encouragements que m'ont adressés deux éminents esprits.

T. C.

Cher monsieur,

J'applaudis de tout mon cœur à votre dessein de poursuivre cette belle et bonne œuvre... Je vous remercie d'avoir songé à inscrire à côté de votre nom celui de votre très sympathique et dévoué

E. DESCHANEL,
Sénateur, professeur de littérature française
au Collège de France.

Monsieur,

Je vous félicite de la résolution que vous avez prise d'entreprendre, sous le nom de *La Mère et l'Enfant*, un journal d'hygiène infantile qui n'aura qu'un but : instruire les mères de famille et, par suite, sauver les enfants que, par l'ignorance des règles d'hygiène, on expose à tant de dangers. En ce qui concerne les crèches, je suis convaincu que les directrices et les mères y puiseront des renseignements très utiles.

Je vous souhaite très sincèrement le succès. Recevez, monsieur, etc.

MARBEAU,
Président de la Société des crèches.

Le Gérant : Dr G. LEFEBVRE,   Imp. de la Soc. de Typ. - NOIZETTE, 8, r. Campagne-Première. Paris

LA MÈRE ET L'ENFANT

Journal illustré de la première enfance

CAUSERIE DU DOCTEUR

LE SEVRAGE

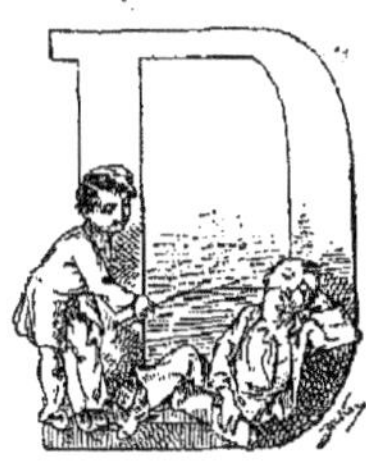

EPUIS plusieurs mois, débordé par les sujets qui se pressaient sous ma plume, j'attendais avec impatience le moment d'aborder dans la *Jeune Mère* la question du sevrage. Je vais l'exposer aujourd'hui aux lectrices de *la Mère et l'Enfant*.

Le sevrage est une période capitale dans la vie de l'enfant : et cependant en réalité, si l'élevage était bien compris, ce devrait être l'acte le plus simple et le plus naturel du monde.

Pourquoi donc, mes chères lectrices, est-il en général si redouté de vous et est-il par le fait si redoutable ?

C'est que vous ne vous occupez pas de le préparer longtemps à l'avance et de l'amener à maturité par une série de transitions doucement ménagées qui assurent le passage d'un régime à un autre ; c'est que pour vous c'est une simple affaire de fantaisie ou d'almanach.

Il y a donc des transitions et des ménagements à observer en pareille occurrence ?

Mais certainement. Ici comme en toute chose il faut imiter la nature qui ne fait pas de saut brusque ; il y a des règles à suivre, et ces règles vous devez les connaître parfaitement.

Quelles sont-elles ?

La première, qui à mon point de vue résume toutes les autres, c'est de ne jamais faire le sevrage brusquement, instantanément et d'un coup, à moins de nécessités impérieuses et absolues, mais bien au contraire de le faire graduellement et par petits coups.

Soyez bien convaincues de ce fait, mes chères lectrices ; c'est que du jour où vous donnez à l'enfant son premier biberon ou sa première bouillie, vous commencez le sevrage. Ce biberon doit être donné à 4 mois 1/2, 5 mois au plus tard. Chercher à l'introduire plus tard dans le régime, c'est s'exposer à voir l'enfant, plein de connaissance déjà et malin comme un singe, le refuser impitoyablement.

Vous ne sauriez croire ce que ce biberon, unique d'abord, puis graduellement multiplié, a sauvé de mauvaises situations. Vous avez chez vous une nourrice : cette nourrice devient enceinte, rompt son contrat, tombe malade : il faut par suite sevrer l'enfant en quelques jours, si ce n'est pas en un jour. Cette conduite est relativement facile à suivre si l'enfant est habitué à aspirer le biberon. On en est quitte pour le donner plus souvent, et voilà tout. Si cette ressource manque, au contraire, on se trouve réduit ou à donner le lait au verre ou à forcer l'alimentation. Or le lait donné au verre ou à la tasse est bien inférieur au lait donné au biberon. Le premier avalé brusquement tombe, permettez-moi le mot, en paquet dans l'estomac : tandis que le second, pénétrant dans la bouche par petites aspirations successives, se mélangeant au produit des glandes salivaires qu'il excite, arrive peu à peu dans le réservoir stomacal et est digéré beaucoup plus facilement. Comparez donc un peu aussi la quantité de lait que boit l'enfant dans l'un ou l'autre système et vous verrez que tout l'avantage est pour le biberon. Alors qu'on ne réussit à faire prendre à un bébé que 250 ou 300 grammes *à la tasse* (et encore en perd-il la moitié !), au biberon il est plus facile de lui en donner 800 à 1.000 grammes, et plus.

J'ai dit plus haut que si on était obligé de sevrer l'enfant brusquement, on pourrait se voir conduit à forcer l'alimentation. C'est ici vraiment qu'on se ménage des surprises bien douloureuses. Allez donc forcer l'alimentation quand le nourrisson sera en pleine crise dentaire : ou poussé par un instinct naturel il refusera de manger ce qu'il sent devoir lui faire mal, et il tombera dans la marasme, ou il se résignera à avaler ce qu'on lui présente ; ce qui infailliblement déterminera une crise plus ou moins grave du système digestif (diarrhée et vomissements).

Ce n'est pas ainsi d'un coup qu'on doit augmenter la dose d'aliments que prend l'enfant. Ces aliments doivent être graduellement donnés et leur composition doit être en rapport non seulement avec l'âge de l'enfant, mais aussi et surtout avec l'évolution dentaire. — Suivre pas à pas ce que doit être ce régime, c'est entrer en plein dans la question du sevrage.

La première bouillie, c'est-à-dire le premier aliment solide, doit être donnée à l'enfant entre le sixième et le septième mois, c'est-à-dire après la sortie des incisives centrales inférieures. Cette bouillie remplace une tétée et, comme on donne un biberon depuis quatre mois, ceci fait en réalité deux tétées de moins

Vers le huitième mois, alors que sortent les deux incisives centrales supérieures, on donne deux panades légères par jour, toujours au lieu et place de deux tétées.

Entre le 11e et le 15e mois, date de la sortie des quatre incisives latérales (inférieures et supérieures) on épaissit les deux panades et on peut autoriser le jaune d'œuf.

Entre le 16e et le 20e mois se place l'éruption des petites molaires inférieures et supérieures. Aux panades et aux bouillies, à l'œuf, on ajoute des potages au pain, au vermicelle ou au tapioca, du riz bien cuit, des massepains trempés dans du lait.

Arrêtons-nous un peu ici. Le bébé a *douze dents* : il mange par jour deux panades, potages ou fécules, du pain trempé dans du jaune d'œuf et autres aliments légers. Vers dix heures du soir, il boit un biberon et dort tout son saoûl le reste de la nuit. Dans la journée il tette seulement deux ou trois fois. Avouez, mes chères lectrices, que le sevrage est bien facile dans ces conditions. Si un accident, quel qu'il soit, vous arrive, si vous êtes fatiguée ou mauvaise nourrice, vous remplacez les tétées du jour par

autant de biberons, — et le tour est joué. On pouvait déjà user de ce stratagème après la sortie du groupe précédent. Ce moment arrivé, on peut le faire d'autant mieux qu'on a devant soi entre la sortie des petites molaires et celle des canines une période de repos de deux mois environ.

Nous voici à la sortie des canines. Cette sortie qui a lieu entre le 21e et le 24e mois, quelquefois avant, est particulièrement redoutée des mères et à juste raison : car l'enfant est souvent pris alors de diarrhée et de vomissements, refuse de manger : et dame ! à ce moment critique, on est bien heureux d'avoir à sa disposition le *sein* ou le *biberon*. Je dis le sein ou le biberon. Sans doute le sein est le calmant par excellence en pareille occurrence ; mais, dans l'état actuel des choses, est-il possible, je le demande, d'imposer l'allaitement jusqu'à 20 ou 24 mois, c'est-à-dire jusqu'à l'extrême limite de sortie des canines ? Je ne le crois pas pour ma part, et voilà pourquoi j'insiste pour que le biberon intelligemment donné soit prêt à se substituer au sein.

En tout état de cause, les canines une fois sorties, même dans l'allaitement poussé le plus loin possible, le bébé ne doit plus boire qu'une seule fois dans la journée. Il ne faut pas se faire d'illusion du reste. Ce qu'il boit à ce moment n'est plus guère que de l'eau claire, et c'est sans difficulté aucune et sans un cri de protestation de l'enfant qu'on supprime cette tétée. Astreindre la femme à nourrir au delà de la sortie des canines, comme on le fait quelquefois dans les villes sous un prétexte peu avouable, c'est l'exposer à des fatigues et à un épuisement progressif qui pourrait avoir les plus désastreuses conséquences pour son avenir.

A ce moment voici quel doit être le menu de l'enfant.

Le matin, un goûter composé de fécule ou d'un biscuit trempé dans une tasse de lait. Vers 10 ou 11 heures un potage au gras, un œuf ou du poisson, ou de la viande hachée et réduite en purée. Vers deux heures un biberon donné jusqu'à la sortie de la dernière dent. Le soir, au dîner, un simple potage gras.

Telle est ce que vous me permettrez d'appeler la recette ou la formule *rationnelle* du sevrage.

Si on se tenait à la méthode et à l'ordre graduel que je viens d'exposer, on n'aurait pas besoin de connaître les règles qui vont suivre : car le sevrage, préparé de longue date, serait possible dans toutes les conditions. Mais comme longtemps encore on suivra la vieille routine et on sèvrera l'enfant brusquement, comme d'ailleurs on peut être surpris par les circonstances et les événements, il est de toute nécessité que vous connaissiez, mes chères lectrices, quels sont les moyens d'atténuer les mauvais effets de ce système.

Je vous les exposerai dans ma prochaine causerie.

Dr CARADEC

HYGIÈNE & MÉDECINE MATERNELLE DE LA SECONDE ENFANCE

L'HYGIÈNE ET LA MÉDECINE DE L'OREILLE

Je diviserai cette étude en deux parties :

1° *L'hygiène et l'éducation de l'oreille.*

2° *Les maladies qui en relèvent, considérées au point de vue de la médecine maternelle.*

I

Dès le plus jeune âge, les mères auront soin d'entretenir l'intérieur de l'oreille dans le plus grand état de propreté, sans oublier toutefois qu'ici, comme en tout, l'excès est un défaut. Sous prétexte d'enlever le cérumen et les débris épidermiques qui le remplissent parfois, elles ne se risqueront pas à pénétrer et à fourrager dans le conduit auditif avec ces maudites épingles à cheveux ou ces infernaux cure-oreilles qui ont occasionné tant de ruptures de la membrane du tympan et à la suite tant de surdités. Des lavages journaliers à l'eau de savon tiède suffiront en général pour débarrasser le canal de toute impureté.

Un mot maintenant sur l'éducation de l'oreille. Elle commence dès la naissance. Les mères doivent bien retenir ceci : c'est que tous les organes des sens chez les bébés sont délicats et sensibles à l'excès. Bernard Pérez, dans sa *Psychologie de l'enfant*, avance « que le nouveau-né est sourd, le passage auditif externe étant fermé et l'oreille moyenne contenant trop peu d'air ».

Je ne partage pas cette opinion. A la fin de la grossesse, l'oreille du nouveau-né, qui contenait une masse gélatineuse moulée sur les parois de la caisse, se résorbe peu à peu et, dès les premières respirations, la peau intérieure (muqueuse) prend son aspect normal.

Je crois donc, d'après ces considérations anatomiques, que l'oreille dès la naissance est prête, est mûre pour ses fonctions. Si l'enfant ne *paraît* pas entendre, c'est qu'il *ne connaît pas la valeur des bruits et ne sait pas l'apprécier*. Il est facile d'observer dans la première quinzaine une grande impressionnabilité aux moindres bruits, quels qu'ils soient. L'enfant tressaille et cligne des yeux lorsqu'il entend le bruit soudain d'un choc, d'une porte fermée, d'un meuble dérangé, d'une voiture roulante, d'un éternuement, d'un éclat de rire, d'un cri, d'un chant élevé.

La conclusion de ces observations est qu'il faut, sous peine de blesser douloureusement l'oreille du bébé, et de lui donner par surcroît des insomnies, éviter les éclats de voix, et interdire les jeux trop bruyants des petits frères plus âgés et d'une manière générale les bruits trop aigus et trop agressifs pour le tympan. — Il faut aussi lui éviter les refroidissements et les transitions brusques de température.

Au point de vue de l'esthétique de l'oreille je recommande de ne pas la comprimer par un bonnet trop serré : car on arrive ainsi à la déformer, à l'écraser et à l'étaler hideusement.

II

J'arrive à la seconde partie de cette étude, *aux maladies de l'oreille.*

Je ne prends parmi elles que celles qui peuvent être comprises, observées et traitées par les mères, bien entendu toujours sous la direction du médecin : car j'approuve absolument

cette maxime du professeur Fonssagrives :
« *La mère doit être l'auxiliaire et l'interprète
intelligente du médecin : c'est folie et péril quand
elle veut se substituer à lui.* »

1° La première affection en date, c'est la *contusion du pavillon de l'oreille*. Je n'ai pas à étudier ici tous les modes par lesquels elle se produit. Chez les enfants il n'est pas rare de
la voir survenir à la suite de chutes sur le côté
de la tête, à la suite de soufflets ou de coups
vigoureusement appliqués par la main du père
ou du maître d'école. *Qui aime bien châtie bien*,
dit un proverbe français. D'accord ; à condition
pourtant que le châtiment soit en rapport avec
l'importance de la faute et soit susceptible
d'améliorer la nature de l'enfant. Je n'ai pas
à examiner ici le rôle des coups dans l'éducation des enfants. Je ne puis m'empêcher cependant de rappeler à cet égard un passage de
Legouvé qui est resté fixé dans ma mémoire :
« *Si vous voulez être dignes d'élever des créatures humaines, il ne faut pas sévir sur le corps
pour gouverner l'âme, mais agir sur l'âme pour
dominer le corps. Il faut relever les esprits au
lieu de les courber ; il faut chercher des punitions morales pour moraliser les punitions mêmes ! Il faut surtout se souvenir que le premier
principe du dix-neuvième siècle est celui-ci :
Honore dans tout individu une âme, et pour lui
apprendre à se respecter, respecte-le* ».

Cette parenthèse fermée et restant sur le terrain de l'oreille, je ne puis m'empêcher de protester contre les violences qui, s'exerçant sur
elle, peuvent amener les désordres les plus sérieux ; comme par exemple les épanchements
sanguins ou les tumeurs sanguines du pavillon
de l'oreille qui, chose curieuse, se rencontrent
particulièrement chez les enfants atteints d'engelures.

Quand les mères se trouvent en présence de
l'un de ces traumatismes, contusion ou épan-
chement sanguin de l'oreille, elles doivent : sur
la contusion se contenter de poser des com-
presses d'eau blanche et d'eau-de-vie camphrée ;
sur le cartilage rompu, et en attendant l'arrivée
du médecin, appliquer un bonnet garni d'ouate
qui circonscrive complètement les deux
oreilles.

2° Une affection qui se rencontre assez souvent chez l'enfant, c'est l'*érythème du pavillon
de l'oreille*. Toute mère qui l'a vu une fois, et il

en est bien peu qui ne l'aient vu, ne l'oublie
pas. Il consiste en une rougeur des diverses
parties de l'oreille qui constituent le pavillon.
Il survient dans deux circonstances : ou parce
que l'oreille de l'enfant a été soumise à un
froid excessif, c'est l'*engelure;* ou parce qu'elle
a été exposée à une chaleur trop vive, soit que
la source en soit un soleil ardent ou l'incandes-
cence d'un de ces feux de coke ou de charbon
de terre qu'on a pris la détestable habitude
d'introduire dans nos intérieurs. La cause la
plus fréquente c'est la réunion de ces deux
causes, froid et chaleur, c'est le passage brusque de l'un à l'autre.

Un symptôme qui presque toujours accompagne cette rougeur c'est une démangeaison,
mais une démangeaison atroce, insupportable
qui met les bébés hors d'eux-mêmes et les
jette dans des crises d'agitation vraiment douloureuses à voir et à entendre.

Le plus souvent l'érythème ne dépasse pas
ces limites de simple rougeur ; mais il arrive
que, soit que cet état ait été mal soigné, soit que
la cause initiale (froid ou chaleur) ait continué
à agir, soit que l'enfant soit d'un tempérament
particulièrement lymphatique, il arrive que cet
érythème boursoufle les tissus, efface les replis
et les rainures du pavillon et le convertit en
une véritable tomate informe et hideuse à voir.
Ce n'est pas tout. Sur ces tissus tuméfiés jusqu'à éclater, se sèment de petites bouffies qui
en crevant laissent apparaître des ulcérations
plus ou moins profondes et plus ou moins sup-
purantes.

Mes lectrices voient d'ici dans quel état est le
pauvre enfant atteint de cette affection. Tour-
menté par les démangeaisons et la brûlure con-
comitante, il passe des nuits sans sommeil et
ne cesse de crier. La surdité peut même survenir si l'affection mal traitée se propage dans
l'intérieur de l'oreille. — Le traitement de cet
état, surtout dans sa seconde période, ne laisse
pas que d'être délicat ; aussi, quand on l'a reconnu, ne doit-on pas hésiter à faire appeler un
médecin et doit-on tâcher d'exécuter ses prescriptions avec le plus grand soin.

3° Une maladie du pavillon de l'oreille bien
tenace, bien désagréable encore, c'est l'*eczéma
chronique*, ou *gourme*, ou *impétigo*, ou *croûtes
laiteuses*. Inutile de dire aux personnes qui me
lisent qu'en général cet état de la peau ne se

borne pas au pavillon de l'oreille et s'étend à toute la figure. Il faut reconnaître toutefois que sa localisation à cette région, qui se voit dans certaines circonstances, est particulièrement désagréable, causant des difformités et des démangeaisons. De plus, sa propagation facile au conduit de l'oreille peut amener de graves conséquences (perforation de la membrane du tympan et surdité) : aussi les mères doivent-elles connaître l'hygiène spéciale qui convient en pareil cas.

La *gourme* ou *impétigo* étant une maladie générale qui le plus souvent se rattache à une hygiène alimentaire mal entendue, c'est de ce côté que les jeunes mères devront porter leur attention. Elles devront veiller sur la quantité de lait donnée au bébé, faire en sorte de ne lui présenter le sein que toutes les deux heures au plus, pendant le jour, afin de laisser l'estomac de l'enfant se reposer et de permettre à la glande mammaire elle-même de reconstituer ses principes actifs. Si les croûtes laiteuses apparaissent chez un bébé confié à une nourrice, il y a gros à parier : ou que celle-ci a vu ses règles revenir depuis un certain temps, ou qu'elle est devenue enceinte, ou que son lait ayant diminué et s'étant modifié pour une raison ou une autre, elle gorge l'enfant de soupes et de panades.

Si les croûtes laiteuses apparaissent chez un enfant de 5 à 7 ans, et à cet âge on les voit souvent localisées au pavillon de l'oreille ou au pourtour de la bouche, elles sont souvent le résultat d'un tempérament lymphatique. On peut les regarder aussi comme l'aboutissant et la résultante d'une hygiène alimentaire mal comprise, renfermant en trop grand excès des viandes noires, du vin pur, et d'une manière générale des aliments susceptibles de donner des résidus et de causer des troubles de nutrition. C'est donc à rectifier cette hygiène défectueuse qu'il faudra s'appliquer.

Quant au traitement *local* de l'impétigo du pavillon de l'oreille, il comprend quelques éléments simples. Il consiste à faire tomber les croûtes à l'aide de cataplasmes de fécule de pommes de terre ou de douches de vapeur tiède : puis, les croûtes étant tombées, à laver la plaie avec de l'eau de feuilles de noyer et à la panser avec de la vaseline boriquée que l'on applique sur un linge, ou à la recouvrir avec un pansement de taffetas gommé ciré qu'on renouvelle tous les jours. Ainsi que le Dr Caradec, je suis en cette matière l'adversaire des pommades et des corps gras, qui forment avec les croûtes un magma épais et cohérent et perpétuent l'affection.

(*A suivre.*)　　　　　　Dr BARATOUX.

BALLADE MATERNELLE

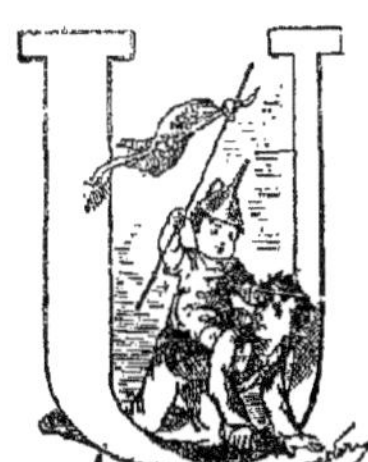

Une chambre pieusement obscurcie par des rideaux, une couchette mousselinée et près de cette couche une nacelle vacillante qui vogue indécise sur la mer de l'existence.

« Voilà notre entrée dans la vie ! — Les heures pénibles sont passées, le bonheur est là ; nos yeux contemplent cette merveille enfouie dans l'oreiller. Et si imprévu que soit le sommeil qui plisse nos paupières, si fatiguées que soient nos mains jointes sous la couverture, nos yeux ne peuvent se détacher de ce quelque chose intime et respirant qui est là devant nous. Nous avons rêvé de cet enfant, nous avons brodé l'initiale de son oreiller et maintenant il y dort, cet ange envoyé du ciel, il est arrivé ! Dans certains pays ce sont les cigognes qui sont les messagères ; dans d'autres, c'est le paysan qui arrive avec son chou ; d'autres prétendent que les chérubins apportent du paradis ces trésors-là ; peu importe comment il est arrivé, il est là ! »

Hosannah au nouveau-né !

Nous avons contemplé ce berceau vide, nous avons enrubanné ses osiers et aujourd'hui la petite créature, les poings serrés contre les joues, y dort et y respire sous l'édredon. Les rubans roses de son bonnet, les dentelles de sa brassière, se soulèvent au souffle de son haleine. Notre cœur est inondé d'une joie sans pareille, nos pensées sont lumineuses, nos lèvres chuchotent une prière de gratitude pour Dieu, un mot de tendresse pour le père de notre enfant.

Le cœur de la femme aime désormais largement celui qui est resté une énigme pour elle, il a trouvé le chemin de son cœur par ce trait d'union, sacrement d'un amour pur et durable qui fait oublier les faiblesses de l'humanité. L'harmonie dans le mariage commence au berceau de l'enfant et ses yeux sont les étoiles du salut qui jettent le rayonnement divin dans l'âme de la femme. Nous cédons à un sommeil peuplé de rêves charmants ; nous nous réveillerons pour chercher le bienheureux joujou, comme l'enfant qui cherche sa poupée. Nous avons dormi et nous nous le reprochons, nous avons dormi au lieu de contempler cet être bien-aimé. Pourrons-nous le voir à la lumière du soleil ? Certes oui, il nous paraîtra même mille fois plus beau que hier soir à la clarté malade d'un quinquet. Quel examen alors de la miniature ! les cheveux de soie naissent, les ongles des petits doigts de pieds comme c'est coquet, mignon !! Et quel étonnement lorsque ces yeux s'arrêtent dans le miroir de notre âme ! — La mère est seule participante. Les sensations du père sont incomplètes ; il retourne bien vite dans l'engrenage des af-faires, dans le mouvement de la vie ; il pénètre dans la *chambre d'enfants* comme un étranger fêté ; il s'impatiente de voir l'enfant si petit, il voudrait le voir courir. Il ne connaît son fils qu'instruit par la mère ; jamais, livré à lui-même, il ne découvrira *la première dent ;* si les douleurs de la maternité sont échues à la femme, c'est elle qui récolte toute la moisson des jouissances maternelles. Quelle félicité de créer un enfant qui vous ressemble ! mais après cette création la tâche n'est pas achevée : au contraire le devoir est à l'aurore. — Les mères qui élèvent les enfants pendant leurs premières années, dit Jean-Paul, fondent des villes et des campagnes.

Il n'est pas indifférent de laisser manier l'enfant par n'importe qui. Un Grec ancien a dit : *L'âme demeure dans le bout des doigts.*

La main procède d'une manière miraculeuse lorsqu'elle comprend sa mission, la main d'une mère inexpérimentée même manie avec plus de cœur et d'intelligence les membres frêles de l'enfant que ne le ferait une main mercenaire. La place de l'enfant est donc auprès de sa mère. C'est l'ange de la famille qui la rend bonne et pieuse, qui l'enlace de ses petits bras pour la retenir et qui, tout petit qu'il est, la préservera de la chute. Quelle est donc la mère qui au chevet de son enfant ne demeurera pas essentiellement honnête ?   ELISE PALKO.

(Traduction d'Ernestine van Hasselt.)

L'INDIGESTION DANS LA PREMIÈRE

ET LA SECONDE ENFANCE

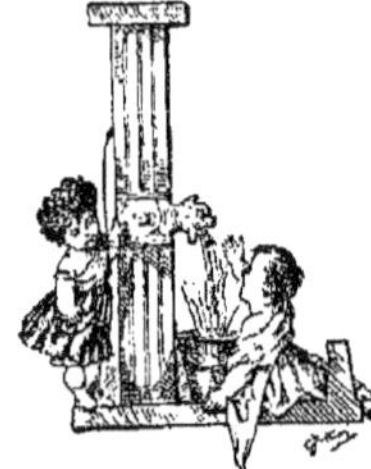

'INDIGESTION est un accident inhérent à l'enfance ; mais comme cet accident ne se présente pas de la même façon, comme aussi il ne relève pas des mêmes moyens de traitement dans la première et dans la seconde enfance, j'étudierai à part ces deux périodes.

I

Dans la première enfance, quand l'enfant est au sein, les causes de l'indigestion sont variées.

Elle peut venir de ce que le bébé est allaité sans méthode, ou de ce qu'il est soumis à une alimentation prématurée, ou de ce qu'il boit un lait défectueux.

Qu'est-ce qu'un allaitement sans méthode ?

C'est celui qui est conduit à la diable, qui se plie non à des règles fixes, mais aux fantaisies et aux caprices du bébé. Or, en pareille matière, il faut de l'ordre et des principes rationnels. A un bébé qui est arrivé à l'âge de deux mois le sein ne doit pas être donné plus de toutes les deux heures, et cela pour une double raison : d'abord pour permettre au lait lui-même de se reformer avec tous ses principes constituants, puis pour pouvoir donner le temps à l'estomac de l'enfant, absolument comme au nôtre après un repas, de se reposer et de reprendre haleine. Si on enfreint cette règle, si on donne à boire au nourrisson coup sur coup sous le vain prétexte de calmer ses cris, on ne réussit qu'à lui donner diarrhée et vomissements, c'est-à-dire une belle et bonne indigestion.

Ai-je besoin maintenant de dire ce qu'est une alimentation prématurée ? C'est celle qui consiste à servir à l'estomac de l'enfant des aliments disproportionnés à ses forces digestives. Très souvent, le plus souvent même, cette alimentation intervient à la suite d'un sevrage hâtif, de sorte que le pauvre bébé a à la fois à lutter contre ces deux conditions désastreuses : sevrage prématuré et alimentation prématurée. Nous touchons du doigt ici, en passant, les deux facteurs principaux de la dépopulation de la France. Nous y reviendrons un jour ou l'autre en détail.

Qu'est-ce maintenant qu'un lait *défectueux* ?

Un lait *défectueux* pour un nouveau-né, c'est celui d'une nourrice dont l'accouchement remonte à plusieurs mois, 10 à 12 mois par exemple. L'enfant qui vient de naître a besoin d'un lait clair et limpide, riche en sels, en eau, en sucre et en globules granuleux, peu chargé en globules butyreux, légèrement laxatif (*colostrum*); or ce lait, il ne le trouve que dans le sein de sa mère. Lui imposer le lait d'une nourrice de 9 ou 10 mois, c'est lui donner une nourriture beaucoup trop forte, beaucoup trop chargée en corps gras, contre laquelle son estomac et son intestin se révoltent : d'où encore diarrhée et vomissements (*indigestion*). Lui donner le lait d'une nourrice de 12 à 15 mois, c'est lui servir un lait qui, de jour en jour, diminue d'abondance jusqu'à manquer enfin presque complètement vers le dix-huitième mois, c'est-à-dire au moment où l'enfant faisant sa dentition en a le plus besoin. On voit donc combien grande est l'erreur des jeunes mères, qui, contentes de leur nourrice et redevenant enceintes, lui remettent le soin de nourrir le

second enfant, après qu'elle a fourni une période de 15 à 18 mois de lait. Agir ainsi, c'est préparer de tristes jours de souffrance au pauvre bébé et se préparer à soi-même de cruels remords.

Un lait *défectueux* pour un enfant, c'est celui d'une femme nerveuse, prompte à entrer en irritation, à se mettre en colère et sujette à des attaques de nerfs. A chaque attaque on voit le bébé devenir agité et prendre de la diarrhée et des vomissements (*indigestion*).

Un lait *défectueux*, c'est celui d'une nourrice ou d'une maman qui voit ses règles revenir ; mais ici il faut s'entendre. Théoriquement sans doute, ce lait devient beaucoup plus épais, perd de l'eau, voit les corps gras et la caséine diminuer; mais en pareille matière il ne s'agit pas de la théorie mais de la pratique. Or la pratique démontre que trois cas peuvent se présenter. Dans le premier, l'enfant ne paraît pas le moins du monde souffrir du retour des époques chez sa nourrice : il reste gros, gras, ferme et potelé; ses garde-robes restent jaune d'or, homogènes et bien liées, sans plus de fréquence que d'habitude, son sommeil calme et son humeur égale. Inutile de dire qu'il faut continuer l'allaitement dans ces conditions.

Dans un second cas, l'enfant souffre, mais il ne souffre que d'une manière intermittente, pendant la période des règles, étant pris à ce moment d'insomnie, de vomissements et de selles verdâtres (*indigestion*); après quoi, quand l'époque est passée, sa santé repart de plus belle. Sans doute, c'est là une situation fâcheuse et il vaudrait mieux en vérité qu'elle n'existât pas ; mais quand on connaît tous les ennuis d'un sevrage brusque, quand on a été à l'école des nourrices mercenaires, mieux vaut encore conserver l'enfant au sein maternel, à la condition de surveiller son poids et ses garde-robes. Arrive l'arrêt de santé prévu et attendu et on a bien vite fait de le sevrer, s'il est arrivé déjà à un certain âge, s'il a quelques dents et surtout si, suivant la méthode exposée par le rédacteur en chef de ce journal dans le *leading article* de ce numéro, on l'a habitué à boire au biberon.

Dans le troisième cas le nourrisson souffre gravement du retour des époques chez sa mère ou sa nourrice. Il s'affaiblit, il s'amaigrit, il est sans sommeil ou il a un sommeil agité, il a des retours incessants de diarrhée et de vomissements (*indigestion*).

Dans cet état de choses, il n'y a que deux partis à prendre : ou changer sa nourrice s'il est en bas âge, ou le sevrer si les conditions indiquées plus haut sont réalisées.

la pratique il arrive souvent qu'une personne se trouvant en situation intéressante peut nourrir son bébé jusqu'au troisième ou quatrième mois de grossesse. Bien entendu, en pareil cas,

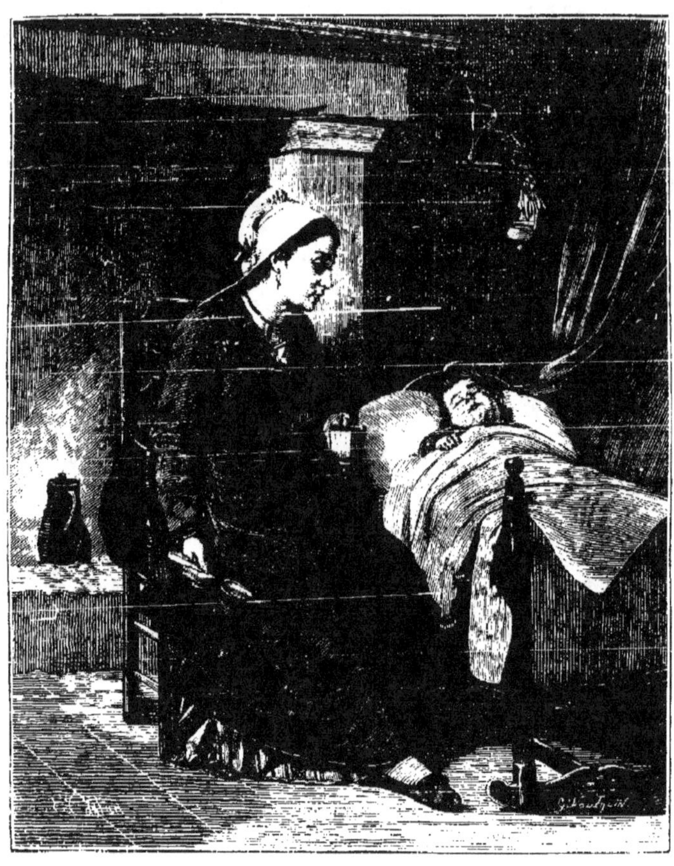

L'enfant malade, d'après le tableau de E. Chastan.

Un lait défectueux encore, c'est celui d'une nourrice devenue enceinte; mais ici encore entendons-nous bien. Sans doute chez une femme enceinte la quantité du lait diminue et sa qualité se modifie, les globules gras cédant la place à des corpuscules granuleux, maigres et rhétifs. Voilà la vérité physiologique, et cependant dans

il faut toujours avoir l'enfant sous les yeux et sous la main, suivre son poids par la balance, et à toute incartade prolongée du côté du système digestif diarrhée ou vomissements, c'est-à-dire *indigestion*, sevrer ou prendre une nourrice.

Un lait *défectueux* encore, c'est celui d'une nourrice atteinte subitement d'une maladie.

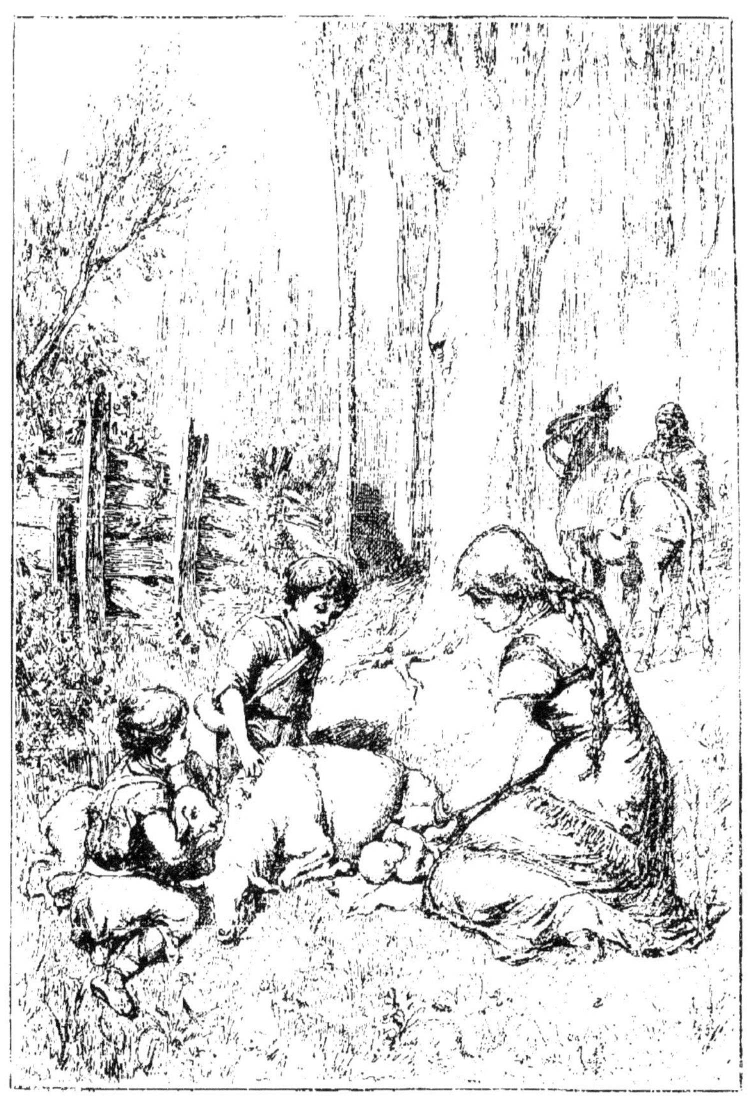

La brebis nourrice. XVIᵉ siècle, composition de A. Sandoz.

non pas que le principe spécial de la maladie en question puisse s'introduire dans le lait et passer de là dans le sang du nourrisson, mais dans un cas pareil la constitution tout entière étant appauvrie par le manque de nourriture, la fièvre, etc., les globules graisseux diminuent, le lait devient clair, limpide, peu nourrissant et susceptible de déterminer des indigestions suivies et un dépérissement consécutif.

Quel est le parti à prendre dans des conditions pareilles? Si la maladie doit être courte, si on n'est en présence que d'une simple indisposition, il y a tout intérêt à laisser passer l'orage et à attendre; mais si la maladie doit être longue, si elle exige que la femme réserve toutes ses forces pour elle seule, il n'y a pas d'autre parti à prendre que de sevrer avec les précautions d'usage.

Un lait *défectueux* pour un enfant, c'est celui d'une femme qui se nourrit de crudités, d'aliments épicés, vinaigrés ou montés en goût (choux, haricots, charcuterie, etc.), qui fait usage d'alcools, de café et de vin pur. C'est dans de telles conditions qu'on voit les digestions de l'enfant se troubler pour aboutir enfin à l'indigestion pure et simple.

Je m'arrête ici, ne comptant pas traiter la question de l'allaitement maternel dont il sera fait, un jour ou l'autre, un exposé doctrinal dans cette revue.

II

Je passe à l'étude de l'indigestion dans la seconde enfance. A partir de cet âge, l'enfant vit de notre existence et mange à notre table: c'est dire qu'il va être tenté par tous les mets qui se succèdent devant lui. Combien coupables sont les parents! Pour ne pas laisser l'enfant derrière eux, ils le conduisent dans des dîners de cérémonie, où privé de surveillance, il s'en donne à *gogo* et fait table rase de toutes les splendeurs culinaires qui circulent autour de lui; vit-on jamais sollicitude plus mal placée et imprévoyance plus niaise! Pour se faire plaisir à eux-mêmes, le papa et la maman donnent à l'enfant tout ce qu'il demande, tout ce que ses yeux convoitent et dévorent. Le pauvre chéri, peut-on lui refuser quelque chose? Tout y passe alors, les mets les plus indigestes, les ragoûts les plus épicés, les sauces les plus sapides et les plus montées en goût, les compositions culinaires les plus savantes et les plus composées. Qu'en résulte-t-il? — C'est que le petit estomac surmené, débordé par les exigences de cette macédoine d'aliments hétérogènes, s'insurge, se révolte et finalement se venge par l'un de ces bons vomissements providentiels qui sont mis en réserve par la nature pour réparer les fautes et les imprudences des parents.

M. le Dr Fonssagrives a écrit à ce sujet une très jolie page que je demande la permission de reproduire. Je pense que mes lectrices ne la trouveront pas trop longue.

« Les indigestions chez les enfants sont des avertissements auxquels il faudrait prêter l'oreille. Le régime des lycées et des collèges a beau être le point de mire des critiques frondeuses des pensionnaires de ces établissements, je le maintiens très suffisamment recherché, et si j'avais à demander des réformes, elles seraient plutôt dans le sens de la simplification.

« Le dessert est la pierre d'achoppement de la sobriété des enfants; dans les familles riches c'est un repas supplémentaire qui intervient au moment où l'appétit légitime a reçu une ample satisfaction, et, pour comble d'inconvénients, il se compose de sucreries indigestes ou de pâtisseries non moins indigestes. L'enfant a pour ces mets sucrés un attrait particulier, et c'est sur eux de préférence qu'il se jette quand on donne carrière à ses convoitises. Lui résister est une tentative stoïque dans laquelle on échoue: on lui cède et il s'*indigère*. La déchéance de la soupe et la recherche du dessert sont deux des plus grands écueils qui menacent la santé humaine: que n'aurait-on pas à dire de leurs inconvénients pour la santé enfantine? Petites causes, grands effets.

« On ne saurait trop le répéter: rendre ses enfants gourmands, c'est conspirer contre leur santé présente, c'est leur créer des habitudes de recherche alimentaire, qu'ils ne pourront peut-être pas satisfaire toujours: c'est, en tout cas, les disposer pour l'avenir à une sensualité qui ira toujours en se développant. Ils deviendront de ces hommes dont parle J.-J. Rousseau, « qui songent, en se réveillant, à ce qu'ils mangeront dans la journée, et décrivent un repas avec plus d'exactitude que n'en met Polybe à décrire un combat...; des enfants de quarante ans, sans vigueur et sans consistance ».

C'est là un résultat que nulle famille ne doit

envier; il semble cependant, à la façon dont on s'y prend, qu'on ait grand intérêt à l'atteindre. Et de là le nombre de ces *Clitons* qui, de même que celui de La Bruyère, « ne semblent nés que pour la digestion ». (*Caract.*, chap. xi.)

Il faut le dire aussi, notre sensualité gastronomique est contagieuse pour nos enfants; ils nous voient faire, et nous serions mal venus à leur prêcher une simplicité culinaire dont nous nous écartons de plus en plus en leur présence.

Il faudrait simplifier notre régime dans leur intérêt, et, ne le faisant pas, il faudrait ne leur permettre la table commune que quand ils sont assez grands et assez raisonnables pour accepter, sans se révolter contre elles, certaines interdictions qui sont jugées nécessaires.

L'idéal du régime qui convient aux enfants serait de l'amener à une telle simplicité que, trouvant à leurs mets un attrait suffisant, ils puissent aller jusqu'à la limite de leur appétit véritable sans jamais l'outrepasser. « Il ne s'agit point, dit encore Rousseau, d'exciter leur sensualité, mais seulement de la satisfaire, et cela s'obtiendra par les choses du monde les plus communes, si l'on ne travaille pas à leur raffiner le goût. Leur appétit continuel, qu'excite le besoin de croître, est un assaisonnement sûr qui leur tient lieu de beaucoup d'autres. Des fruits, du laitage, quelque pièce de four un peu plus délicate que le pain ordinaire, surtout l'art de dispenser sobrement tout cela : voilà de quoi mener des armées d'enfants au bout du monde, sans leur donner du goût pour les saveurs vives, ni risquer de leur blaser le palais. » (*Emile*, livre II.)

Voilà par quelle hygiène on prévient l'indigestion chez les enfants. Mais dans un jour malheureux d'oubli l'indigestion est survenue. Quelle conduite tenir?

La première chose à faire, c'est de mettre l'enfant au lit afin de bien s'assurer de sa personne et d'être absolument certain qu'il ne s'échappera pas et qu'il n'ira pas à l'office dérober subrepticement quelques friandises qui viendront accroître le mal.

La seconde chose à faire, c'est de le soumettre inflexiblement à la diète, afin de permettre à l'estomac de se reposer, de reprendre force et vigueur. Comme l'enfant, après le vomissement, en général, est refroidi, on lui donne une infusion de thé ou de mélisse, quelques gouttes d'eau de fleurs d'oranger ou de mélisse dans un demi-verre d'eau sucrée.

Si la diarrhée accompagne le vomissement, les mères se garderont bien de l'arrêter immédiatement, car elle est une voie de sortie pour les matières indigérées qui empoisonnent l'économie. Ce n'est que si cette diarrhée se prolonge ou prend de trop grandes proportions qu'il sera permis d'intervenir par les moyens simples qu'on a à sa disposition (eau de riz gommée, potages mucilagineux, infusion de menthe, bismuth, lavements d'amidon, etc., etc.).

Si, pendant les jours qui suivent l'indigestion, la langue reste blanche et saburrale, si l'appétit ne se relève pas, les mères auront recours au coup de balai d'un purgatif.

Tel est, en résumé, ce chapitre de l'indigestion qui, comme on le voit, touche un peu à toutes les parties de l'hygiène alimentaire de l'enfant.

Dʳ LEDIEN (de Paris).

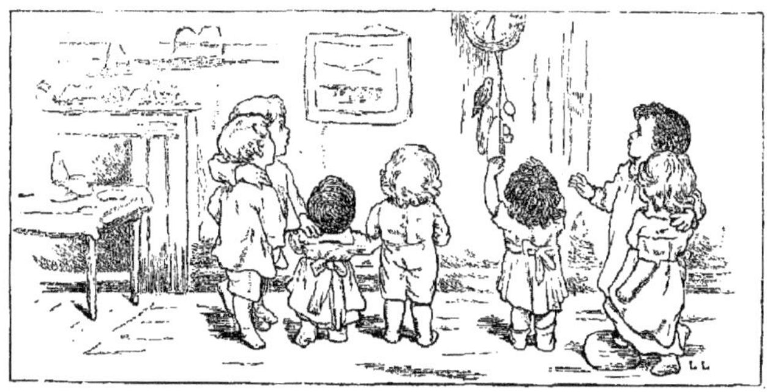

MÉDECINE MATERNELLE

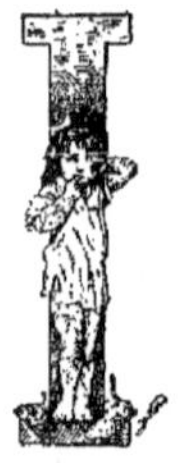

L y a deux maternités qui se complètent l'une par l'autre : la maternité du sang, la maternité du soin. La tendresse est le pivot de la pre mière ; l'intelligence celui de la seconde.

Les mères n'exercent pas seulement un rôle décisif sur la santé à venir de leurs enfants par les qualités du sang qu'elles leur transmettent, mais bien aussi, et peut-être tout autant, par l'éducation physique qu'elles leur donnent. Une bonne direction peut compenser les inconvénients d'une hérédité médiocre : les avantages d'une hérédité saine peuvent être complètement neutralisés par une éducation mal conduite.

Autant il est préjudiciable à la sécurité d'un enfant qu'il soit soumis aux tâtonnements, si ce n'est aux brutalités d'une médecine empirique, hérissée de préjugés et d'idées fausses, ayant la férocité d'initiative de l'ignorance ; autant il importe que sa mère ait des idées saines sur le rôle qu'elle doit jouer quand il est malade, sur la nécessité d'une prompte intervention du médecin, et qu'elle soit munie de ces connaissances nettes et précises qui lui permettent de le bien seconder.

Le rôle de la mère et celui du médecin sont et doivent rester distincts. L'un prépare et facilite l'autre ; ils se complètent ou plutôt devraient se compléter dans l'intérêt des enfants. Le médecin prescrit, la mère exécute : mais elle exécute bien ou mal, suivant qu'elle a bien ou mal compris, ici la portée d'un intérêt, là la valeur d'un soin, ailleurs le prix du temps. L'action du médecin sera décisive, sans doute, mais elle est rapide et passagère ; la mère la transforme en secours véritablement efficace par son action propre, qui est durable, incessante, opiniâtre.

Quel est le médecin qui n'a compris, mille fois dans sa carrière, l'assistance différente que lui offrent, d'une part, une de ces mères à idées étroites, à préjugés tracassiers, à exigences fatigantes, à soins mal dirigés, et cette autre mère comprenant bien son rôle, s'y maintenant, laissant ferme sa confiance là où elle l'a placée avec réflexion, et secondant le médecin par des soins aussi intelligents que dévoués ! Quand nous autres médecins nous avons rencontré une de ces mères et que son enfant a guéri, nous devons partager avec elle le mérite du succès : elle y a contribué pour une part souvent égale à la nôtre.

Mais le dévouement et l'intelligence ne suffisent pas : il faut encore savoir, et pour savoir il faut avoir appris. L'art de soigner les enfants malades ne s'improvise pas. Il s'acquiert, sans doute, par l'expérience ; mais l'expérience est tardive et les exigences de cet art sont pressantes ; elles ne sauraient attendre. Un guide est donc nécessaire aux jeunes mères..... Leur esprit de bienfaisance les conduit au chevet d'enfants malades et sur lesquels la misère et l'ignorance s'appesantissent ; il faut qu'elles ajoutent à l'aumône de leur bourse celle de leur intelligence ; un bon conseil vaut un morceau de pain ; elles ont, dans cette guerre acharnée contre l'ignorance, un véritable apostolat à remplir, et il suffit de le désigner à leur bonne volonté.

Elles ne me reprochent sans doute pas d'avoir amoindri leur rôle en leur interdisant de faire de la médecine : la compétence des attributions est partout une condition de sécurité ; leur mission n'est pas là, elle est dans une bonne administration de ces soins dont elles ont le ministère à la fois si secourable et si élevé. Et qu'elles ne croient pas que ce partage est l'œuvre d'une médecine jalouse de ses privilèges, se renfermant dans le temple et en gardant soigneusement les portes. Non, ce sont leurs propres intérêts que la médecine défend, et non les siens ; elle sait la fragilité de la vie, l'influence meurtrière des préjugés et de la routine, l'audace effrayante de l'incompétence, les dangers de l'incurie, et elle avertit. C'est plus que son droit, c'est son devoir.

Dr FONSSAGRIVES.

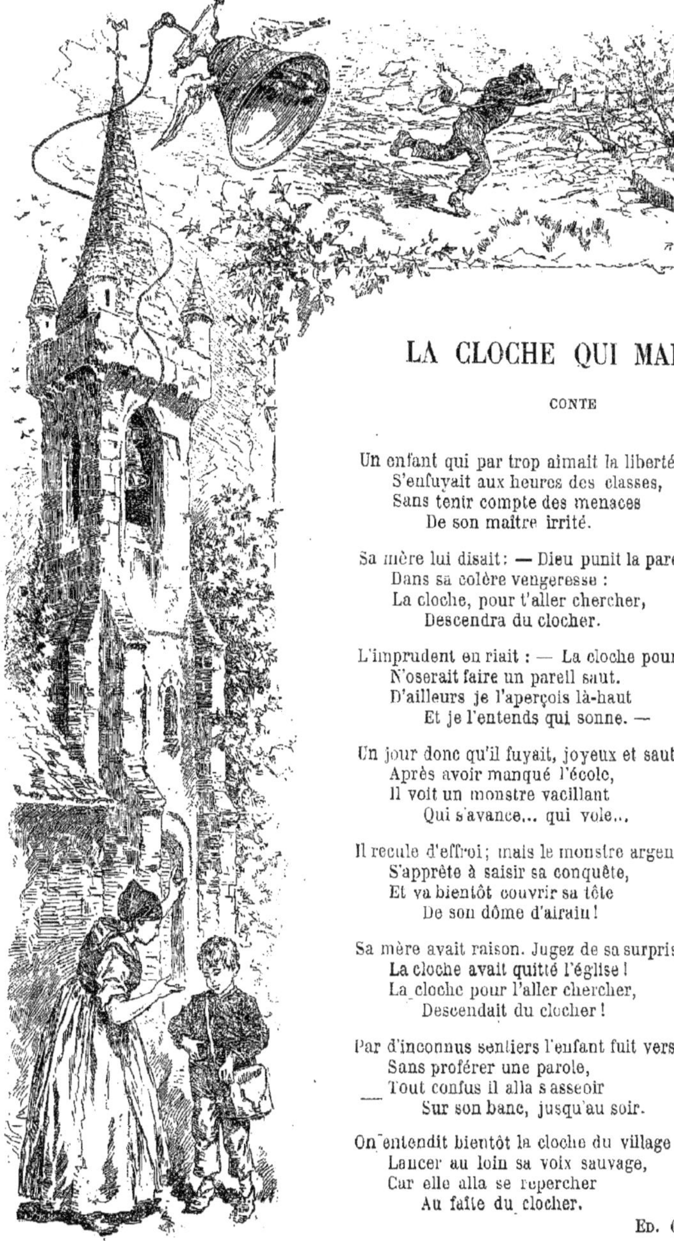

LA CLOCHE QUI MARCHE

CONTE

Un enfant qui par trop aimait la liberté,
　　S'enfuyait aux heures des classes,
　　Sans tenir compte des menaces
　　　De son maître irrité.

Sa mère lui disait : — Dieu punit la paresse
　　Dans sa colère vengeresse :
　　La cloche, pour t'aller chercher,
　　　Descendra du clocher.

L'imprudent en riait : — La cloche pour personne
　　N'oserait faire un pareil saut.
　　D'ailleurs je l'aperçois là-haut
　　　Et je l'entends qui sonne. —

Un jour donc qu'il fuyait, joyeux et sautillant,
　　Après avoir manqué l'école,
　　Il voit un monstre vacillant
　　　Qui s'avance... qui vole...

Il recule d'effroi ; mais le monstre argentin
　　S'apprête à saisir sa conquête,
　　Et va bientôt couvrir sa tête
　　　De son dôme d'airain !

Sa mère avait raison. Jugez de sa surprise :
　　La cloche avait quitté l'église !
　　La cloche pour l'aller chercher,
　　　Descendait du clocher !

Par d'inconnus sentiers l'enfant fuit vers l'école.
　　Sans proférer une parole,
　　Tout confus il alla s'asseoir
　　　Sur son banc, jusqu'au soir.

On entendit bientôt la cloche du village
　　Lancer au loin sa voix sauvage,
　　Car elle alla se repercher
　　　Au faîte du clocher.

ED. GUINAND.
(*Imité de l'allemand.*)

HYGIÈNE INFANTILE

LA MEILLEURE CHAISE DE TRAVAIL POUR LES ENFANTS

La question des attitudes de travail préoccupe aujourd'hui à juste titre tous les pédagogues. J'ajoute qu'elle doit préoccuper au moins autant les mères de famille : car enfin des habitudes que prend l'enfant au début de ses études peuvent résulter pour l'avenir toutes sortes de déformations osseuses, qui à leur tour réagissent sur les organes intérieurs et en rétrécissent l'action. Que d'enfants deviennent phtisiques justement parce qu'on les a laissés se courber pour lire ou écrire et que de cette manière le champ respiratoire s'est rétréci, puis supprimé en certains points ! Combien d'autres, pour la même cause, ont des palpitations de cœur et même des affections de l'organe central de la circulation ! De toute nécessité, il faut donc que les mères veillent aux attitudes de travail des enfants. C'est surtout au début de la scolarité qu'elles doivent y veiller, alors qu'elles les ont sous les yeux et sous la main, alors qu'elles président elles-mêmes à leurs débuts intellectuels, que les habitudes bonnes ou mauvaises se prennent et que le corps souple et malléable suit la direction et les inflexions qu'on lui donne. Les personnes qui me lisent comprennent tout de suite le rôle et la responsabilité qu'a le mobilier scolaire dans la naissance de ces déformations. Suivant que le dossier du banc est plus ou moins incliné, que les traverses supportant les pieds sont plus ou moins élevées, l'enfant se tient plus ou moins bien. L'un de mes distingués confrères, le D^r Ch. Schmit, dans un des derniers numéros du *Journal d'Hygiène*, a justement étudié, et cela avec une véritable compétence, cette question si importante de la meilleure chaise de travail.

Le Dr Schmit établit parfaitement que l'attitude la plus favorable au complet accomplissement de toutes les fonctions est la station qui se rapproche de la verticale. Cette attitude est celle que prend le cocher de grande maison, quand, campé sur son siège dans une pose sculpturale, il regarde l'humble passant qui circule à pied avec un dédain de gentleman anglais.

Mais cette attitude est-elle possible à donner aux enfants qui lisent ou écrivent ? Non : car au bout d'un certain temps la colonne vertébrale se tasse, s'affaisse et les membres inférieurs fléchissent et se dérobent. Comme le fait remarquer mon confrère que je cite maintenant textuellement : « La position du cavalier en selle est certainement celle qui a le plus de rapports avec la station debout : aussi a-t-il été bien inspiré, le prince hériter d'Allemagne, qui a adopté la selle comme chaise de travail. Son siège est exempt de beaucoup d'inconvénients que possèdent nos chaises ordinaires. Cependant, la selle privée de la continuité des flancs du cheval, n'offre pas assez de surface et occasionnerait à la longue quelque fatigue...

« Notons, en passant, qu'on a songé à incliner assez fortement en arrière la surface des bancs d'école ; mais les enfants ne peuvent s'asseoir sur ces bancs sans fléchir fortement les genoux et ressentir au plus haut degré dans les membres inférieurs cette gêne circulatoire qu'il faut s'attacher à diminuer le plus possible. Il faut que cette inclinaison en arrière de la surface du banc soit très faible et tout juste suffisante pour s'opposer au mouvement de glissement en avant que tend à produire l'inclinaison du tronc vers le pupitre. Ajoutons que, vu la convexité de la surface à recevoir, il est bon que le banc soit creusé d'une légère excavation d'un centimètre de profondeur, et percé de trous pour éviter l'accumulation de chaleur en cet endroit.

« Le siège des chaises cannelées qui s'excave légèrement par l'usage, est parfait à ce point de vue.

« Quoi qu'il en soit, pour maintenir la cambrure des reins, tout en évitant la fatigue inhérente à cette attitude longtemps soutenue, il faut nécessairement recourir aux sièges à dossiers. Non pas à ces dossiers élevés de nos chaises ordinaires. Ce serait aller à l'encontre du but.

Ils embrassent les épaules et favorisent l'arrondissement du dos. Le seul dossier qui remplisse tous les *desiderata* dépasse à peine la région des reins, il est concave horizontalement et convexe dans le sens vertical ; il embrasse les reins comme une ceinture, soutient la partie supérieure du corps tout en lui conservant l'entière liberté de ses mouvements. Avec lui, le buste reste droit ou très peu penché en avant, la respiration est libre, la circulation n'a plus à subir d'autres entraves que celle produite par la flexion des genoux.

« La hauteur de ce dossier destiné à enceindre les reins doit nécessairement varier avec la taille et l'âge des individus. Aussi cette pièce demi-circulaire est-elle mobile et peut-elle être fixée à l'aide de vis au point convenable sur toute la longueur des montants en fer percés de trous à cet effet. De plus, pour les chaises destinées aux enfants, ces montants sont recourbés en avant. Cette disposition est indispensable pour éviter à leurs petites personnes la nécessité de s'enfoncer profondément dans la chaise... »

J'espère que les jeunes mères n'auront pas trouvé ces détails de construction trop arides. Il était indispensable de les leur faire connaître pour qu'elles sachent de quel côté se diriger dans une question qui intéresse, plus qu'on ne croit, l'avenir des enfants.

Dr G. LEFEBVRE,

Médecin inspecteur des écoles du Xe arrondissement

LA QUESTION DE LA DÉPOPULATION DE LA FRANCE
A L'ACADÉMIE DE MÉDECINE

Les lectrices de la *Jeune Mère* qui, depuis trois ans, m'ont suivi avec une sympathie dont je les remercie dans ce nouvel organe, savent avec quelle passion je me suis préoccupé de la dépopulation progressive de la France, avec quelle attention patriotique je leur ai mis de temps à autre sous les yeux tous les éléments de ce problème vital pour notre pays.

Je profite de la discussion qui vient d'avoir lieu à l'Académie de médecine pour rappeler quelle est aujourd'hui la position exacte de la question.

C'est M. le Dr Gustave Lagneau qui a ouvert le feu. Il a signalé ce fait excessivement grave de la diminution de la population dans vingt-six départements de la France, diminution qui, de 1836 à 1885, a été de 648.027 habitants, en moyenne 7 p. 100.

Il est intéressant de connaître quelles sont les causes de cette dépopulation ; car la cause d'un fait ou d'une succession de faits étant connue, c'est une loi scientifique que le remède est bien prêt d'être trouvé, au moins théoriquement sinon pratiquement.

Pour M. le Dr Lagneau, toute diminution de la population tient à l'excédent de la mortalité sur la natalité ou à l'excédent de l'émigration sur l'immigration.

L'excédent d'émigration tient principalement au déplacement des habitants de la campagne vers les villes, d'un département vers d'autres départements. C'est là un fait très fâcheux et très regrettable ; car, en laissant de côté les questions de moralité qui s'y rattachent, il est incontestable que cette émigration des campagnards vers les grands centres urbains influe sur la natalité elle-même. Dans les villes et en particulier à Paris, les naissances, si on les rapporte aux adultes, sont moins nombreuses (89 au lieu de 102 en France pour 1.000 femmes de quinze à cinquante ans). Les naissances illégitimes y sont beaucoup plus nombreuses (47,4 au lieu de 18 sur 1.000 en général); ces naissances illégitimes à leur tour sont suivies d'une mortalité plus de deux fois supérieure (740 à 743 au lieu de 332 à 346 sur 1.000 garçons de zéro à vingt ans); enfin la mortalité générale est plus élevée (26, 2 décès au lieu de 22, 5 sur 1,000).

L'émigration vers les pays lointains, vers les colonies, plus de 14 fois moindre que l'émigration d'un département à l'autre, ne paraît pas être aussi préjudiciable. Certains départements, comme celui des Basses-Pyrénées, qui paraît fournir le plus d'émigrants pour les pays lointains, après avoir vu leur population diminuer par une émigration très rapide, maintenant que le courant émigratoire s'est établi régulièrement, voient leur population s'accroître, une natalité plus considérable venant combler les vides causés par l'émigration. Comment n'en serait-il pas ainsi ? L'émigration lointaine, en déterminant une importation considérable, améliore les conditions de vie des habitants restés dans la mère patrie et conséquemment diminue leur morbidité et leur mortalité.

Dans les tableaux présentés par M. Lagneau je remarque un fait à la fois curieux et attristant, c'est que c'est dans le groupe normand (Eure, Orne, Calvados, Manche), c'est-à-dire dans les départements les plus riches que la mortalité est supérieure à la natalité (1).

Dans d'autres départements, qui sont au nombre de 29, la population ne paraît pas décroître, elle augmente même en apparence, mais cette augmentation est purement fictive. Elle tient à ce que l'émigration comble les vides laissés par l'excédent des décès. Si on va au fond des choses, on voit que dans ces départements il y a bien en réalité excédent des décès sur les naissances.

Dans la séance du 27 janvier dernier, mon excellent et éloquent confrère et ami le Dr Rochard est venu à son tour jeter le cri d'alarme. Dans un discours magistral qui fourmille de faits et de chiffres, il a surtout opposé l'un à l'autre ces deux faits : proportion relativement considérable des mariages en France et faible natalité. Cette faible natalité n'est pas du tout le résultat de l'appauvrissement de notre race, comme certains écrivains vont le répétant. Elle provient de l'infécondité des unions, et de l'infécondité *réfléchie*. Cette infécondité est le résultat de nos lois et de nos mœurs. Le morcellement excessif de la propriété y a puissamment contribué ; les petits propriétaires ne pouvant pas augmenter leur avoir se refusent à accroître leur famille.

M. le Dr Lunier, qui a pris la parole dans la séance du 3 février, a choisi dans la question de la dépopulation deux éléments dont l'étude trouve surtout sa place dans ce journal : c'est d'abord le chiffre élevé des mort-nés ou prétendus tels, c'est d'autre part la mortalité de la première enfance. M. le Dr Lunier établit ce que j'ai moi-même constaté dans un travail statistique sur *la mortalité des enfants de 0 à 2 ans dans la ville de Brest* : c'est que parmi les enfants déclarés comme mort-nés, un cinquième au moins, plus de 8.000 par an, naissent vivants et viables. Si donc on prétend que le nombre des infanticides ne s'est pas accru, ce ne peut être vrai qu'en apparence. Il faut oser le dire. Le chiffre des infanticides poursuivis criminellement est très peu de chose par rapport au chiffre des infanticides qui échappent à toute poursuite.

Quant à la mortalité des enfants, j'ai trop insisté à diverses reprises sur ses causes, dont les principales sont le sevrage et l'alimentation prématurés, pour avoir besoin d'y insister.

Et maintenant après cet exposé de la question sur les causes de la dépopulation, demandons-nous un peu quels sont les remèdes à y opposer.

Oh ! mon Dieu, ce ne sont pas les remèdes qui manquent. Chacun même a le sien en poche. Les uns, et ils n'ont peut-être pas tout à fait tort, voudraient qu'on revisât la loi sur les transmissions successorales (*Gazette des hôpitaux* du 5 février). Les autres seraient pour le rétablissement des tours ou tout au moins pour l'adoption de dispositions légales garantissant le secret à la mère qui abandonne son enfant au bureau d'un hospice dépositaire (Dr Lunier). D'autres, et je suis de ceux-là, s'occupant plus spécialement de la mortalité de la première enfance, demandent qu'on applique plus strictement les excellentes prescriptions de la loi Roussel, qui a fait tomber la mortalité de 00 p. 100 à 12 p. 100, là où elle a été mise à exécution avec intelligence et suite. Ils demandent de plus que la protection de l'Etat s'étende aux enfants moralement abandonnés et que l'essai si heureusement tenté par le dernier directeur de l'Assistance publique, M. Quentin, se poursuive.

Dr CARADEC.

Le Gérant : Dr G. LEFEBVRE.

---

1. Depuis moins d'un demi-siècle, la Normandie a perdu 44.000 habitants.

Imp. de la Soc. de Typ. - NOIZETTE, 8, r. Campagne-Première. Paris

LA MÈRE ET L'ENFANT

Journal illustré de la première enfance

CAUSERIE DU DOCTEUR

LE SEVRAGE

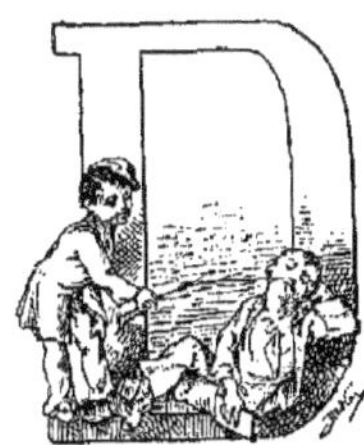

Dans ma dernière causerie j'ai fait tous mes efforts, mes chères lectrices, pour bien vous faire comprendre combien le sevrage est facile, est simple, est exempt de complications fâcheuses pour la mère et l'enfant, quand on le pratique suivant la méthode *d'entraînement progressif* que j'ai exposée. En réalité, de cette manière, on est à l'abri de toutes les surprises de saison, d'éruption dentaire, etc.

J'ai reçu de vous, mes chères lectrices, un certain nombre de lettres au sujet de cette question. Dans l'impossibilité où je me trouve de répondre à chacune de vous individuellement, je vais tenter de le faire d'une manière générale.

Presque toutes les objections qui me sont faites se réduisent à la suivante : « Mais nous ne nourrissons pas nous-mêmes, nous avons chez nous une nourrice. Comment voulez-vous donc que nous obtenions d'elle ces ralentissements successifs dans le nombre des tétées? En nous voyant la pousser dans cette voie, elle n'aura qu'une idée : c'est que notre intention est de séparer l'enfant d'elle, de le sevrer avant peu ; et alors vous pouvez penser si elle résistera de toutes ses forces à un système dont elle n'entrevoit ni le but ni la fin. De guerre lasse, nous capitulerons devant sa force d'inertie et nous retournerons à la vieille routine. »

Cette objection, je le reconnais, a une réelle valeur. Elle peint bien la situation qu'on se ménage et qu'on se prépare quand on prend ces femmes-là chez soi.

C'est justement, mes chères lectrices, parce que je connais les ennuis qu'entraînent les nourrices après elles, les résistances passives qu'elles ne cessent d'opposer à tous vos désirs et à tous vos projets, que je vous engage tant à nourrir vous-mêmes, en dehors de quelques exceptions bien spécifiées.

Allons au fond des choses, si vous le voulez bien, et voyons un peu si, *dans l'espèce*, comme on dit au Palais, ces résistances sont absolument insurmontables.

Qu'est-ce qu'il y a après tout au fond de tout cela? Une question d'argent, cette misérable question d'argent qu'on rencontre à chaque instant dans les relations plus ou moins agréables qu'on a avec les nourrices.

Eh bien, je suppose que vous ne mettez pas l'intérêt de votre enfant en balance avec une question d'argent. Vous direz à cette femme : « Vous craignez d'être remerciée du jour au lendemain. Pour calmer vos inquiétudes nous allons vous faire un billet, vous assurant votre nourrisson jusqu'à une époque déterminée, sauf dédit de notre part. Bien entendu, ce billet sera de nulle valeur dans le cas peu vraisemblable où l'enfant viendrait à succomber, ou dans celui plus fréquent où, pour une raison ou une autre, vous deviendriez mauvaise nourrice. »

Les nourrices sont assez intelligentes de leurs intérêts pour savoir ce que vaut un pareil billet signé de votre main, et pleinement rassurées désormais sur leur sort, elles se prêteront à votre méthode. Ceci ne veut pas dire par exemple qu'elles s'y prêteront avec intelligence, étant incapables d'en comprendre la portée et la valeur. Fort heureusement, mes chères lectrices, vous serez toujours là pour veiller sur l'exécution du programme établi. A ce propos, je le dis en passant, jamais une jeune mère ne doit perdre des yeux sa nourrice ; le jour elle doit l'accompagner sur les promenades, la nuit elle doit l'avoir dans sa chambre afin de s'assurer qu'elle ne donne pas le sein à tout instant au nourrisson, qu'elle ne le couche pas avec elle, etc. Vous allez me dire, mes chères lectrices, que vous avez pris une nourrice chez vous pour vous débarrasser des fatigues de l'allaitement. Grande est votre erreur à ce point de vue. Laissez-moi sourire de vos illusions et vous croire mère assez dévouée pour vous inquiéter de ce petit être qui, loin des yeux, serait loin du cœur.

Maintenant que j'ai répondu à cette objection, je résume en quelques lignes les règles qui s'appliquent à ce sevrage brusque, qu'on pratique avec tant d'inintelligence, absolument comme si c'était purement et simplement une question d'almanach.

1° J'ai déjà insisté sur l'importance d'attendre l'intervalle de deux poussées dentaires pour pratiquer le sevrage.

2° Pour un enfant qu'on fait passer brusquement d'un régime à un autre, une condition bien importante, c'est de ne pas être sevré pendant les grandes chaleurs de l'été ; car c'est alors qu'on voit paraître chez les nourrissons cette terrible affection qu'on nomme le choléra *infantile*. C'est pendant cette saison aussi que le lait de vache, qui est un si grand adjuvant après le sevrage, tourne le plus facilement : on pourrait croire que tous les médecins sont d'accord pour repousser le sevrage de l'enfant pendant l'été. Eh bien, pas du tout : il en est de distingués comme Cazeaux, qui engagent à choisir l'été, parce que dans cette saison on peut sortir les enfants, les distraire, etc. C'est là une opinion qui ne tient compte que d'un petit côté de la question. Qu'importe vraiment cette considération de la promenade si le bébé court le risque de contracter une affection gastro-intestinale, toujours grave et souvent mortelle ?

Je n'aime pas non plus, quand on fait le sevrage dans les conditions précisées plus haut, qu'on choisisse la fin du printemps ou le commencement de l'automne : car, à ce moment, règnent dans la même journée les conditions atmosphériques les plus différentes, qui procurent aux nourrissons des bronchites, des angines et des laryngites et nécessitent par suite la continuation de l'allaitement.

En résumé les saisons types sont le commencement du printemps, la fin de l'automne et l'hiver.

3° Enfin, je recommande tout spécialement de s'assurer que l'enfant est absolument bien portant quand on commence le sevrage. Le moindre écart dans sa santé peut, à cette époque critique, devenir le point de départ de troubles graves qui pourraient faire regretter la décision prise et compromettre la situation. Le sevrage ne devrait être arrêté que de concert avec le médecin traitant. C'est lui seul qui peut apprécier si le bébé est dans des conditions satisfaisantes pour traverser cet orage, puisque orage il y a, alors que ce devrait être en réalité un acte si simple.

Je reçois souvent des lettres de jeunes mères qui, sur un ton lyrique et désespéré, m'écrivent que le baby ne veut pas se séparer du sein. C'est en effet souvent fort difficile quand il faut lui supprimer d'un coup les cinq ou six tétées auxquelles il était habitué : cependant avec quelques ruses on arrive au résultat désiré... Pour ne prendre que deux ou trois moyens simples, on peut couvrir le mamelon de coloquinte ou d'extrait de gentiane. Vous pouvez penser si le bébé fait une jolie grimace quand il entre en contact avec ces substances d'un goût atroce. Son enthousiasme pour le sein devient de la haine et de la répulsion à partir de ce moment.

Il me reste à dire quelques mots d'une petite question qui préoccupe souvent les jeunes mères. Quel est le régime de boisson auquel on doit soumettre les nourrissons ? Mon avis est que jusqu'au vingtième mois environ, on ne doit pas leur donner d'autre boisson, pendant leurs petits repas, que du lait de vache ou de l'eau sucrée. Si on n'a pas d'eau de source à sa disposition, on peut la remplacer par ces eaux minérales de table, légèrement acidules et gazeuses, très faiblement minéralisées, qui pullulent aujourd'hui (Condillac, Saint-Galmier, Bussang etc.). Si les digestions sont un peu lourdes et difficiles en été, on peut leur donner un peu d'eau de *Rentaigue*, soit pure, soit mélangée au vin. Mon avis est qu'il ne faut pas commencer l'usage du vin avant le vingtième mois, et encore ne faut-il jamais avoir recours aux gros vins du *Midi* ou aux vins capiteux de *Bourgogne*, mais bien au *bordeaux* vieux qui est faible en tannin ; et encore ne faut-il jamais le donner sans être coupé largement d'eau. Ce que le vin pur a affaibli en France de tempéraments qu'il était destiné à fortifier, on ne saurait le croire. De ce que le vin pur est un réconfortant dans certaines conditions chez les adultes, on s'imagine qu'il en est de même chez les enfants : comme s'il n'y avait pas un précipice entre les sensations de l'enfant, surtout du bébé, et celles de l'homme arrivé au complet développement de ses organes. La vérité est que le vin pur donne aux bébés des agitations, des insomnies, des terreurs nocturnes, des troubles digestifs et que, développant en eux à l'excès le système nerveux, il les met sur le chemin de la méningite. Servez donc, mes chères lectrices, à ces petits une belle et bonne abondance.

Si je m'élève avec force contre l'introduction du vin pur dans le régime des babys, à plus forte raison repoussé-je chez eux l'usage de l'alcool. Je ne suis pas du tout d'accord sur ce point avec le regretté professeur Parrot, qui conseillait de mettre les nourrissons à l'usage ordinaire du grog (une cuillerée à café de cognac dans un verre à bordeaux d'eau sucrée).

N'allez pas croire, mes chères lectrices, que je repousse systématiquement l'emploi de l'alcool chez les enfants; mais je le réserve à certains cas particuliers, que je vous exposerai peut-être un de ces jours.

Pour le moment, je m'arrête : car voulant que vous conserviez un souvenir net du sevrage, je ne veux pas enchevêtrer une question dans une autre.

Sur ce, mes chères lectrices, sevrez bien vos enfants.   Dr CARADEC.

HYGIÈNE & MÉDECINE MATERNELLE DE LA SECONDE ENFANCE
LES MALADIES DE L'OREILLE CHEZ LES ENFANTS [1]

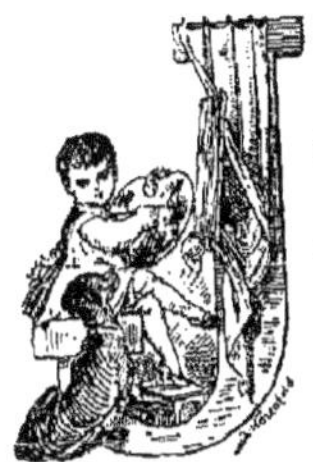

E me propose d'achever aujourd'hui l'étude des affections de l'oreille chez les enfants, qui doit être connue des mères de famille.

L'un des chapitres les plus intéressants de cette étude est certainement celui des corps étrangers de l'oreille.

Les corps étrangers sont extrêmement variables dans leur nature, leur forme, leurs dimensions. On peut les diviser en deux classes, selon qu'il s'agit de corps *vivants* ou *inanimés*.

Des insectes peuvent pénétrer dans le conduit auditif externe et déterminer des accidents très graves. Souvent il s'agit de larves de mouches, qui se développent dans le conduit après avoir été déposées, à l'état d'œufs, au voisinage de son orifice extérieur. D'autres fois, ce sont des punaises, des puces, des grillons, des vers blancs, etc., qui s'introduisent dans le conduit, généralement pendant le sommeil.

Les corps étrangers *inanimés* se rencontrent plus fréquemment dans l'oreille. Il n'est pas rare de voir des enfants s'y introduire en jouant des cailloux, des perles, des graines, etc. L'on pourrait énumérer ainsi une quantité d'objets, mais il est préférable de les diviser en un certain nombre de classes.

Sans parler des liquides qu'il est toujours facile de faire sortir en inclinant la tête et en tirant en même temps le pavillon en haut et en arrière, pour redresser les conduits, on doit distinguer, parmi les corps étrangers, ceux qui sont mous et sans consistance, comme les boulettes de papier ou de mie de pain ; ceux qui sont durs et solides comme les cailloux, les grains de plomb ; ceux qui peuvent se briser comme les perles, le verre ; ceux qui, par imbibition, peuvent se gonfler, augmenter de volume, comme les pois, les haricots, etc. Enfin il faut encore établir une distinction entre les corps à surface lisse et unie, et ceux qui offrent des pointes, des aspérités capables de s'implanter dans les parois du conduit, et y

1. Voir le numéro précédent.

causer, par leur présence, une irritation plus ou moins vive, tels que des fragments de bois, de verre, les épis de blé, les plumes, etc.

Il n'est pas rare de rencontrer même des corps étrangers recouverts de *cérumen* (matière jaune sécrétée dans le conduit) qui séjournent depuis un certain temps dans l'oreille. Quelle doit être la conduite d'une mère en présence de l'un de ces corps étrangers, introduits par l'enfant dans l'oreille ?

Son premier mouvement évidemment est de chercher à retirer ce corps étranger. Et cependant elle doit résister, car si elle a le malheur de vouloir intervenir au moyen de crochets, d'aiguilles, etc., elle peut déchirer les parois du conduit et déterminer une rupture du tympan, en repoussant le corps étranger vers le fond de l'oreille. Il est important de ne faire aucune tentative pour l'extraction de ce corps, fût-il à l'entrée du conduit, car l'ouïe et la vie même de l'enfant peuvent en dépendre.

Récemment nous avons eu l'occasion de voir un enfant âgé de deux ans, qui s'était introduit un haricot dans l'oreille. Le premier mouvement de la mère fut de chercher à l'extraire au moyen d'une épingle à cheveux ; mal lui en prit, car le corps étranger fut ainsi introduit plus profondément dans le conduit.

La mère se décida alors à conduire l'enfant chez un pharmacien, qui à son tour employa des pinces, dont les mors glissant sur la surface lisse du haricot, ne firent que repousser plus profondément encore le corps étranger.

Après une série de tentatives malheureuses, le tympan se rompit et le haricot pénétra dans l'oreille moyenne. L'enfant fut pris de fièvre, de délire, en même temps que se déclarait une inflammation des parties lésées. Appelé alors auprès de l'enfant, nous pûmes lui extraire le haricot, mais l'oreille malade ne put recouvrer complètement sa fonction normale.

Ainsi donc évitez toute intervention active, ou si vous tenez à faire quelque chose, injectez, à l'aide d'une grosse seringue, de l'eau tiède dans le conduit auditif. Au bout de quelques injections, le liquide passant entre le corps étranger et les parois de l'oreille, réussira souvent à le déplacer et à l'entraîner au dehors.

Dr BARATOUX,

CAUSERIE MÉDICALE

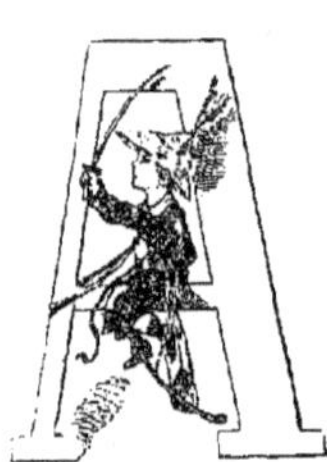

u début de cet entretien familier avec nos gracieuses et aimables lectrices, c'est pour la rédaction un devoir de remercier tous nos amis qui ont adressé au journal les marques de sympathie les plus chaleureuses et les plus délicates. Nous témoignons notre reconnaissance surtout à nos chers confrères de la presse de Paris et de province qui ont salué notre venue dans les termes les plus élogieux.

Quant aux membres du corps médical aussi modestes que savants qui ont envoyé leur adhésion et promis leur précieux concours, nous croirions manquer aux plus élémentaires devoirs de l'hospitalité en ne citant pas au moins leurs noms. Ils savent par avance tout le plaisir qu'ils nous ont fait et toute la gratitude que nous leur gardons au fond du cœur. Merci donc à tous, aux docteurs Dehenne, Baratoux, Picard, H. Lefebvre, Montagard, Ledien, Murnata, Pignol, Audigé, Maugeis, Darnay, Seïler, Carrié, Amanieu, Menière (d'Angers), au spirituel et gai chroniqueur du *Gil Blas*, le Dr Monin ; à nos confrères des départements et de l'étranger, Massola (de Chambéry) inspecteur des enfants du premier âge, Grellety (de Vichy), Maurice Binet, Odin (de Saint-Honoré-les-Bains), Crimail, chirurgien en chef de l'hôtel-Dieu de Pontoise, Saball (de Saint-Sauveur), Dubois de Marans, Corté (de la Charité), Kohl de Thann ; à nos camarades vaillants pionniers de la civilisation, aux docteurs Ballay, Paul Neïss, Collin qui ont porté le nom de la France en Afrique, en Asie, dans toutes les parties du monde ; à nos amis des lettres qui viendront apporter leur contingent d'esprit et de fantaisie et donner à nos travaux scientifiques une teinte de gaieté gauloise, par des nouvelles variées et amusantes.

Après cette énumération rapide de nos nombreux collaborateurs, je prends au hasard un de ces petits riens qui surgissent chaque jour dans la pratique médicale, et qui peuvent servir de règle de conduite dans des circonstances analogues. Il y a quelques jours, un jeune et charmant ménage se précipitait avec fracas dans mon cabinet; une jolie fillette de six mois poussait des cris lamentables, et le père et la mère donnaient les signes de la plus profonde terreur. Je ne savais ce que signifiait cette invasion subite de mon domicile. Les parents s'accablaient de reproches, et chacune de mes questions était interrompue par une exclamation ou un sanglot.

Qu'y a-t-il donc d'extraordinaire? dis-je au papa. —Je te l'avais bien dit, reprit-il, à la maman; il devait nous arriver malheur. — Madame, répondis-je, je vous en prie, du calme et dites-moi le but de votre visite.— Ma fille a avalé une épingle de nourrice: une énorme épingle. Elle étouffe, elle se meurt.

Je pris dans mes bras le joli bébé frais et rose qui respirait parfaitement, criait à tue-tête et gesticulait sans cesse.

—Elle n'a rien avalé du tout, dis-je tout d'abord aux parents que cette affirmation catégorique apaisa subitement. — Ce pieux mensonge avait pour but de ramener la concorde dans le ménage et de me mettre à même d'envisager la situation avec tranquillité. Un examen rapide de l'enfant et quelques renseignements donnés par la maman me firent voir que j'étais dans le vrai et qu'il n'y avait rien de nature à menacer l'existence de ma petite cliente. J'envoyai la bonne aux recherches et quelques instants après elle revenait triomphalement avec la fameuse et immense épingle trouvée sur la table. Vous croirez peut-être que tout était fini? Pas le moins du monde. A une terreur non justifiée succédait une joie insensée: larmes du père, cris de satisfaction de la maman, rires de la fillette qui prenait part

à la jubilation générale. La maman était nourrice, on devait aller dîner en ville : que fallait-il faire? J'ordonnai de tenir cet incident secret et de ne rien raconter, d'aller dîner comme s'il n'était survenu aucun incident anormal, de ne faire aucune confidence indiscrète à la famille ni aux amis. Vous savez combien dans ces circonstances chacun tient à donner un avis. Mon jeune ménage que j'avais eu tant de peine à rassurer, serait revenu à la maison absolument navré. J'engageai la mère à continuer l'allaitement de l'enfant. Pendant quelques jours tout alla bien, mais la sécrétion lactée devenait moins abondante, l'enfant maigrissait, était triste. Les parents se désolaient et commençaient à croire que la fameuse épingle avait été avalée, que je leur avais fait voir une épingle de rechange. Je pris la détermination de donner une nourrice à la petite fille. Je n'hésitai pas un seul instant; malgré larmes et supplications, je tins bon. Nous fîmes choix d'une belle et forte paysanne, inaccessible aux émotions, et quelques jours après ma petite fillette avait repris sa gaieté et sa santé. Qui fut remercié, choyé, félicité, congratulé, loué sans mesure? Votre modeste serviteur. Cependant il avait accompli un acte bien simple et qui pourra, chères lectrices, vous être utile en pareille occurrence: 1° rassurer les parents et leur faire voir que l'accident en question n'était pas possible, le volume et la forme de l'épingle ne se prêtant nullement à son introduction dans les voies aériennes ou digestives; 2° surveiller attentivement la mère et l'enfant et prendre une détermination aussi rationnelle qu'efficace, dès qu'il était prouvé que l'émotion et l'inquiétude avaient altéré et diminué la sécrétion lactée; 3° choisir une nourrice de la campagne calme et bien portante, ayant du lait à peu près du même âge que celui de la mère; 4° s'opposer de toutes ses forces à la continuation de l'allaitement maternel qui, comme le répète sans cesse mon excellent ami le Dr Caradec, doit être la *règle, à quelques exceptions près*, dans le cas actuel nous sommes en face de l'une de ces exceptions.

Dr G. LEFEBVRE.

L'HYGIÈNE DE LA TÊTE

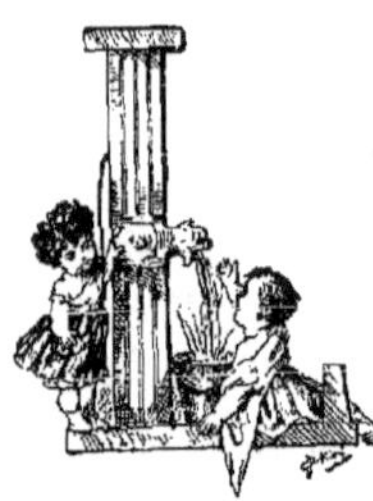

A tête est la partie la plus importante de notre individu, que nous soyons grands ou petits. C'est le siège de notre intelligence : c'est aussi le miroir de notre âme. C'est là que résident tous ces organes des sens si fins et si délicats qui établissent nos relations avec le monde extérieur. Dire aux jeunes mères ce que doit être l'hygiène de la tête, c'est leur rendre service, puisqu'elles sont chargées de nous préparer des hommes. Cette étude devrait comprendre :

1º L'hygiène de l'enveloppe extérieure, c'est-à-dire du crâne et de la face.

2º L'hygiène de l'organe intérieur, c'est-à-dire du cerveau.

Pour ne pas allonger démesurément ces articles et afin de varier un peu nos sujets, je ne m'occuperai dans ce qui va suivre que de l'hygiène du crâne et du cerveau et je réserverai pour une autre époque l'étude de la face. A la suite de l'hygiène du crâne comme de l'hygiène du cerveau, je dirai quelques mots des maladies qui peuvent les atteindre l'un et l'autre.

A. — HYGIÈNE DU CRANE

Le crâne est le support de la chevelure : aussi, dès le début de cette étude, nous trouvons-nous en face d'une question très importante, celle de l'hygiène des cheveux chez les enfants.

Ce n'est pas à mes chères lectrices que j'ai besoin de dire ce qu'une jolie chevelure, bien peignée et bien frisée, prête de charme et de grâce à une physionomie d'enfant. Tenir en bon état cette chevelure est donc faire le jeu de la coquetterie des mères. Coquetterie bien innocente dans l'espèce et dont je ne demande pas mieux que de donner les règles et de déterminer les limites.

Quelles sont les conditions hygiéniques de la chevelure chez l'enfant ?

Elles comprennent trois éléments

1º *Une bonne santé générale.*

2º *Une bonne aération de la chevelure.*

3º *Un bon entretien de la peau qui entoure la racine des cheveux.*

I. *Une bonne santé générale.*

Y a-t-il besoin d'insister ? Le cheveu, comme toutes les sécrétions organiques, s'alimente à la même source qui est le sang. Le sang, véritable milieu intérieur dans lequel baignent tous les organes, c'est la vie, c'est la chair coulante, comme l'a dit Cl. Bernard, et il est harmonique à l'hygiène générale. Répéter que cette hygiène doit être la plus parfaite possible et doit répondre aux principes que je ne cesse de défendre est bien encore un fait qui n'a pas besoin d'une longue démonstration. Je prends seulement un exemple pour appuyer ce que je viens de dire. Si des fautes nombreuses sont commises dans l'éducation de l'enfant, si on le sèvre prématurément et si, corollaire presque obligé, on le nourrit hâtivement avec des aliments indigestes, qu'arrive-t-il ? Des troubles de nutrition apparaissent peu à peu et dans le cortège de ces troubles prennent place très souvent les hideuses croûtes laiteuses. Ces croûtes ont une sympathie très marquée pour le crâne, et une fois installées là elles s'en donnent à cœur joie : elles s'introduisent dans le follicule pileux, elles empêchent le cheveu de pousser ou bien elles le soulèvent et le jettent à bas : de sorte qu'au bout de quelque temps des touffes entières de cheveux tombent comme les feuilles à l'automne. Sans doute cette chute n'est pas définitive ; mais toute provisoire qu'elle est, elle n'en est pas moins désagréable pour l'orgueil des mères. Conclusion : si on avait soigné à temps l'état général, ces croûtes de lait n'auraient pas existé et la chevelure serait restée intacte.

II. *Une bonne aération est nécessaire à la chevelure.*

L'air atmosphérique est nécessaire à la chevelure des enfants, comme il est nécessaire aux plantes pour pousser et se développer. Aussi est-il d'une déplorable pratique de mettre sur la tête des enfants trois bonnets superposés, ce qui est absurde et ridicule. Un seul bonnet est bien suffisant dans les premiers mois, et encore faut-il se hâter de le retirer vers 5 ou 6 mois pour laisser la tête complètement nue. Quand le bébé sortira, on la revêtira d'un chapeau léger, perméable à l'air, et non de l'un de ces feutres serrés qui absolument imperméables entretiennent à la surface du cuir chevelu une transpiration incessante et sont pour quelque chose dans la chute ou dans la maigreur de la chevelure chez quelques enfants. — Si on veut avoir la preuve de l'influence que peut avoir sur la chevelure une coiffure imperméable à l'air, on n'a qu'à se rappeler que les peuples qui restent toujours couverts, comme par exemple les Turcs avec leur turban pittoresque mais absurde, sont des peuples sans cheveux, tandis que les peuples qui gardent le chef ordinairement découvert, comme les Italiens et les Espagnols, ont des cheveux abondants.

III. *Le bon entretien de la peau circonvoisine aux cheveux est indispensable.*

C'est ici que nous avons à examiner la question très importante des soins de toilette applicables à la tête des enfants :

1° *En état de santé.*

2° *En état de maladie.*

1° *En état de santé.*

La chevelure des enfants est comme les plantes dont je parlais tout à l'heure, qui pour végéter vigoureusement ont besoin d'être soignées et cultivées, d'être émondées et parfois d'être pourvues de principes qui leur font défaut.

Je n'ai pas besoin d'insister sur le rôle du peigne dans la toilette journalière de l'enfant. Le peigne est un peu comme la charrue qui lève le terrain et retourne les couches pour les exposer à l'air. Lui aussi, et il s'appelle alors peigne fin, enlève toutes les poussières, toutes les scories atmosphériques qui, mélangées à la sueur et à la matière sébacée du cuir chevelu, constituent cette calotte si désagréable à voir chez les enfants mal soignés. Il faut user du peigne fin, mais il ne faut pas en abuser chez les enfants. Par ses dents fines et pointues, il a une action irritante sur le cuir chevelu des bébés. On se contentera donc de s'en servir chez eux tous les 4 ou 5 jours, et encore à la

fin de la première année. J'en dirai autant de la brosse qui ne devra jamais être choisie rude et compacte. La mode des brosses en chiendent, étranglées dans leur milieu par un anneau de velours s'est perdue et il y a lieu de le regretter, car elles avaient une action douce et caressante sur la tête des enfants.

Le peigne long de son côté, comme l'indique son nom, *déméloir*, sert à ordonner, à mettre en droite ligne les cheveux et à établir dans leur masse de grandes lignes de partage qui sont les *raies*. La raie a plus d'importance qu'on ne croit : elle sert non seulement à l'élégance de la tête, mais encore à l'aération du cuir chevelu : aussi doit-on la changer de temps à autre de place.

En passant, je recommande aux jeunes mères de tenir en bon état tous les objets servant à la chevelure et de ne pas se fier sous ce rapport à leurs bonnes d'enfants. Au bout d'un certain temps d'usage le peigne s'encrasse et il faut développer par suite un certain effort pour agir sur les cheveux. On se trouvera bien de laver de temps à autre ces instruments de toilette avec une solution de sous-carbonate de soude.

J'ai dit plus haut que dans les premiers mois de la vie il ne fallait pas se servir du peigne. Est-ce donc qu'on ne doit pas nettoyer la tête des bébés? Bien au contraire! seulement on fera ce nettoyage en promenant une éponge d'eau tiède sur la tête.

L'une des opérations de toilette qui doit revenir périodiquement chez l'enfant, c'est la *taille* des cheveux. On a souvent beaucoup de peine à la faire admettre aux jeunes mères, car elles mettent leur amour-propre à conserver à l'enfant cette jolie toison d'or qui éparpille ses tire-bouchons à la diable de tous les côtés. Et cependant ici il faut savoir s'imposer des privations. Des cheveux trop abondants chauffent à l'excès le cuir chevelu et disposent le cerveau aux congestions, sans compter que plus ils allongent et plus ils deviennent cassants. Il est donc simplement prudent de donner de temps en temps des coups de ciseau dans cette forêt touffue, et d'y ouvrir de larges éclaircies. Pour faire cette petite opération, on choisit un jour où la température n'est ni trop froide, ni trop humide, afin de ne pas exposer l'enfant à contracter un rhume de cerveau ou une angine.

Quelle est la limite de cette coupe des cheveux chez les enfants? Doit-on les couper court, suivant le mode pur à la *Titus*, ou doit-on même aller jusqu'à les raser?

Si les mères ont peu de tendance à porter le ciseau de la Parque dans la chevelure de leurs garçons, elles en ont beaucoup moins à le faire

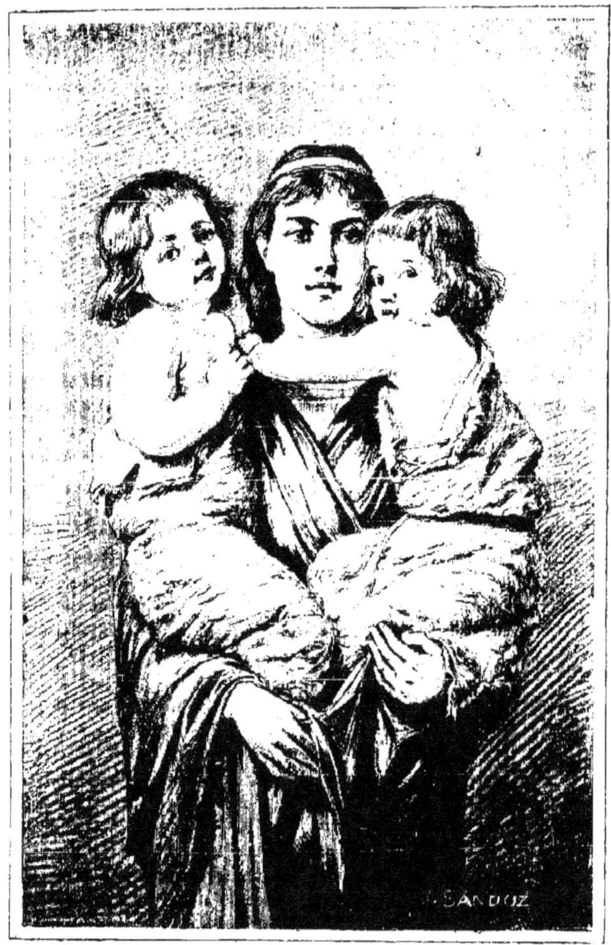

Deux jumeaux, composition de A. Sandoz.

Je ne suis pas partisan de cette manière de faire chez les jeunes enfants, à qui une bonne chevelure sert de bouclier contre les intempéries atmosphériques. Mais pour les enfants qui sont arrivés à 8 ou 9 ans, je recommande volontiers cette coutume ancienne.

dans celle de leurs fillettes. Et cependant, en dehors des questions de coquetterie qui peuvent y engager, il est un certain nombre de cas où le sacrifice de la chevelure devient une nécessité. J'ai dans mes souvenirs le cas d'une jeune fille de 14 ou 15 ans. Sa chevelure ne valait peut-être pas celle d'Absalon qui, dit-on. pesait près de 900 grammes ; mais enfin elle était magnifique de force et de vigueur. En revanche la constitution était extraordinairement chétive et délicate. La fillette était petite.

santé de la fillette? On peut se poser la question : cependant le médecin qui la soignait pense que ce rafraîchissement de la chevelure a joué un certain rôle dans le rétablissement. Je suis bien tenté d'être de son avis

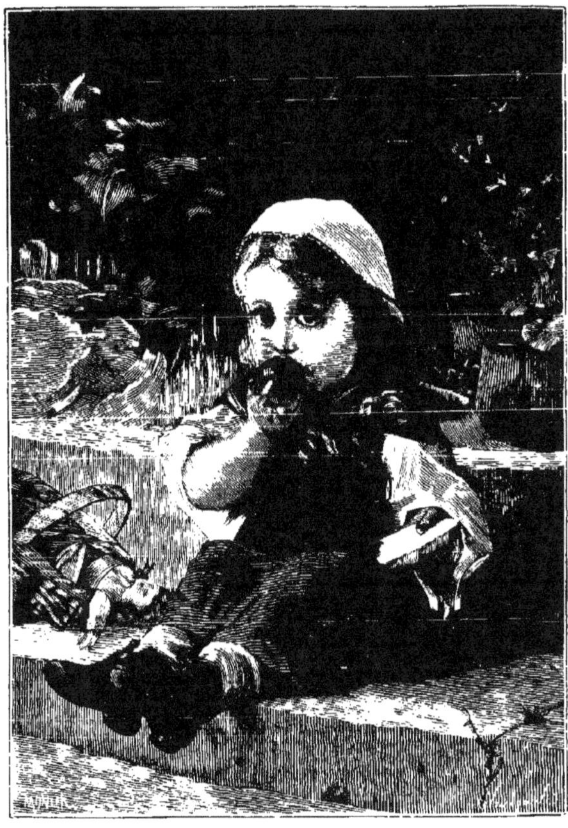

Le Goûter, tableau de E. Munier.

maigre, voûtée. et on la sentait mûre pour la phtisie. Sur le conseil du médecin traitant, on se décida à rafraîchir peu à peu la chevelure, en même temps qu'on soumettait l'enfant à une hygiène et à une médication très sérieuses. Fut-ce l'hygiène, fut-ce la médication, fut-ce les coups de ciseau assurément très opportuns donnés dans la toison dorée qui produisirent une amélioration rapide dans la

Ne voit-on pas dans la nature des branches folles et gourmandes qui, attirant à elles trop de sève, affaiblissent l'arbre tout entier? Des cheveux trop touffus jouent un peu vis-à-vis de la constitution le rôle de ces branches.

Avec le peigne et la brosse les *lavages* doivent entrer en ligne de compte dans le nettoyage de la tête des enfants.

Le tête des enfants doit être lavée, absolument comme leurs mains et leurs pieds : seulement pas tous les jours, mais une ou deux fois par semaine, sauf chez les bébés qui relèvent journalièrement de l'éponge, comme nous l'avons vu plus haut. A partir du moment où les cheveux couvrent la tête, je ne suis pas partisan de la leur laver à l'eau simple, comme le recommandent quelques médecins. L'eau pure, en effet, donne du brillant et de la souplesse aux cheveux, c'est vrai; mais elle ne les leur donne que *momentanément*. Au bout de quelques minutes le cheveu devient sec, cassant, et se dépouille de son vernis. Voici la formule dont je me sers pour le nettoyage de la tête, je n'en fais aucun mystère :

    Huile de ricin. . . . .   100 gr.
    Eau. . . . .   900 gr.
    Essences aromatiques diverses

Une fois par semaine on en use chez les enfants, dont les cheveux sont secs. Le maniement est simple. On sépare les cheveux en mèches et dans leur intervalle on frotte le cuir chevelu avec la préparation spécifiée. Quand toute la tête y a passé, on l'assèche avec une serviette.

Pour les enfants dont les cheveux sont habituellement gras, il convient de se servir de lotions de bicarbonate de soude.

Voilà tout ce que l'hygiène autorise en matière de lotions de la tête chez les enfants ;

mais la coquetterie et la mode n'ont jamais fait bon ménage avec l'hygiène. Aujourd'hui on parfume les enfants, comme les petites-maîtresses ou les grelotteux. La liste de ces parfums, aux noms séduisants et attractifs, serait longue. Je les mets tous dans la même boîte et je la recommande aux soins de l'honorable préfet de la Seine, M. Poubelle.

Je mets les poudres au même rang que les teintures parfumées : et cependant quel usage énorme on en fait aujourd'hui! Est-il vraiment rien de plus sot que de faire un sac à farine de la tête d'une fillette de 12 à 14 ans, qui a souvent les plus beaux cheveux du monde? Encore si c'était une farine inoffensive, comme la fleur de riz *naturelle* ou celle du froment. Mais ce n'est pas assez distingué, assez *pschutt*, paraît-il. On préfère se servir de la poudre d'iris, qui est susceptible de donner aux enfants des maux de tête ou de les plonger dans le narcotisme ; on aime mieux recourir à la poudre de riz *décorative* qui contient souvent des préparations à base de PLOMB. A quoi bon, du reste, insister sur le ridicule de cette mode? Je perds mon temps : on ne m'écoutera pas.

Dans un prochain article, je m'occuperai des soins à donner à la chevelure des enfants dans le cours des maladies, ainsi que de celles des maladies du cuir chevelu qu'il est utile aux mères de connaître.

(A suivre.)　　　　　　　　Dr CARADEC.

HYGIÈNE INFANTILE

POURQUOI LES ENFANTS N'ONT PAS D'APPÉTIT

ET DU ROLE DES APÉRITIFS CHEZ EUX

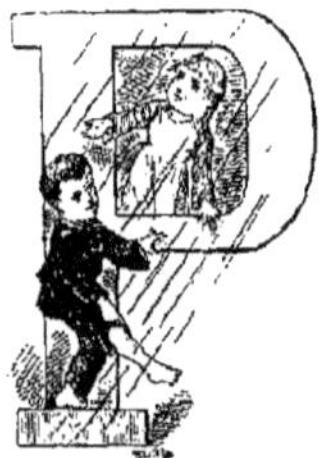

OURQUOI les enfants n'ont-ils pas d'appétit?

Est-ce parce qu'il fait chaud dans le moment, chaud à faire cuire un homard dans l'eau du bassin des Tuileries?

Peut-être un peu à cause de cela, bien que tout mouvement, toute activité et toute vie, poussant comme un champignon, ayant la dent

chaude et aiguisée comme celle d'un petit loup, l'enfant bien élevé ne ressente pas beaucoup l'effet de la température élevée que nous traversons. La véritable raison de son inappétence n'est pas là. Qu'on regarde autour de soi et on verra un peu quels sont les enfants dont les fonctions digestives languissent ainsi d'une manière persistante.

Est-ce ce beau gaillard, au teint bronzé, aux membres bien musclés, qui a été nourri par sa mère, élevé et couvé sous son aile protectrice, surveillé et contrôlé dans ses actes de tous les instants? Oh que nenni! celui-ci pourra bien avoir quelques arrêts d'appétit que nous retrouverons plus bas ; mais avec quelques moyens simples on en viendra habituellement à bout. Regardez cet autre, bouffi, empâté, aux paupières rouges et chassieuses; on le bourre d'huile de foie de morue en plein mois de juillet et, comme toutes les bêtises humaines se payent, ce beau traitement n'a d'autre effet que de mettre l'enfant dans un état perpétuel d'écœurement et de dégoût pour les aliments... A qui la faute, je vous le demande, si ce n'est à vous, mères imprévoyantes qui, en agissant ainsi, dépassez de cent coudées les instructions de votre médecin. — Est-ce que vous n'êtes pas un peu responsables de l'inappétence de l'enfant, quand entre les repas vous le laissez bourrer de gâteaux ou de sucreries, ou quand, lui faisant partager le désordre de votre vie, vous le faites manger à des heures irrégulières?

Qui n'a rencontré dans la vie ces enfants souffreteux et maigres, au teint hâve et fatigué, qui du bout des lèvres seulement touchent les aliments qu'on met devant eux, qui sont difficiles et délicats comme des vieillards de 80 ans, qui ne veulent plus le lendemain du plat qu'ils avaient demandé avec instance la veille, qui ont des haut-le-cœur devant un œuf mollet ou devant un simple bouillon gras ? Qu'on cherche bien dans les antécédents de ces enfants et on verra que, s'ils ont un estomac aussi déplorablement mauvais, c'est que dans les premiers temps de leur existence ils ont été mis entre les mains d'une mauvaise nourrice ou ont été condamnés trop tôt à l'usage d'aliments qui, par leur action indigeste et offensive sur le système digestif, ont créé peu à peu chez eux une fâcheuse tendance à la diarrhée.

C'est une singulière position que celle des enfants de cette catégorie. Parfois, la nature reprenant ses droits et les réactions physiologiques se faisant avec plus de régularité sans qu'on sache exactement pourquoi, ils sont pris d'une fringale telle qu'ils mangent avec voracité tout ce qui leur tombe sous la main. Malheureusement, l'estomac et l'intestin n'étant pas à la hauteur d'une telle débauche d'aliments, ils se vengent par des vomissements et de la diarrhée, et le cercle d'affaiblissement et d'ané-

mie dans lequel se trouvait renfermé l'enfant se resserre de plus en plus sur lui.

A quoi bon vraiment parler d'*apéritif* dans des cas semblables à celui-ci? Ce qu'il faut ici, c'est l'exposition à l'air pur, c'est l'éloignement de la ville et du logement étroit dans lequel toute la famille étouffe, c'est la vie en plein air et à la campagne, ce sont les modificateurs généraux intelligemment appliqués, c'est le coup de fouet de l'atmosphère maritime qui réveille les sensations endormies, ranime la circulation et donne à la nutrition tout entière un regain d'activité, c'est l'excitation et la stimulation de cette peau qui a tant de relations avec l'état des fonctions digestives.

Est-ce à dire que les *apéritifs* n'ont aucun rôle à jouer dans la médecine infantile?

Il sera toujours hors de doute que l'air, l'exercice, la gymnastique rationnelle, les soins de la peau sont les meilleurs apéritifs *hygiéniques* chez les enfants délicats et souffreteux qui portent le poids des mauvais soins qu'ils ont reçus dans les premiers temps de leur existence. Mais, en dehors de ceux-ci, il arrive que chez des enfants robustes, vigoureux et bien portants l'appétit subit quelques retards et quelques défaillances, au moment des grandes chaleurs de l'été.

La première condition pour rétablir l'appétit disparu dans ces conditions, c'est de soumettre l'enfant à un régime léger d'où seront inflexiblement bannies les viandes noires, où interviendront au contraire en large proportion les viandes blanches, le poisson, les légumes légers, les fruits permis aux enfants et certains coquillages frais à la bouche, comme les huîtres.

La deuxième condition, quand la langue reste blanche pendant quelques jours, c'est de donner à l'enfant un purgatif léger.

C'est seulement ce purgatif ayant été donné, et l'effet en ayant été nul, qu'on peut se croire autorisé à avoir recours aux apéritifs.

A quel apéritif doit-on avoir recours?

Le nombre en est très grand. Ils se reconnaissent tous à ce fait, qu'ils ont une saveur franchement amère. On pourrait croire que cette saveur est un obstacle à leur administration, mais fort heureusement l'enfant par un instinct providentiel a une certaine attraction dans ces moments-là pour les amers.

Ne voulant pas me laisser entraîner trop loin, je ne passerai pas en revue toute la série des amers. En fait de tisanes, je me contente de recommander aux mères les infusions de camomille, de centaurée, d'hysope, de houblon, de lichen d'Islande. Le sirop de quinquina ou de gentiane, mélangé au sirop d'écorce d'oranges amères et donné quelques minutes avant le repas, est suivi souvent d'un effet heureux. Je préfère de beaucoup chez les bébés le sirop de quinquina au vin de quinquina qui, même coupé d'eau, a des effets beaucoup trop excitants sur leur système nerveux si vibrant et si émotionnable. Mon distingué confrère le Dr Jules Simon, avec lequel le rédacteur en chef de ce journal est d'accord sur ce point, est d'avis qu'il ne faut prescrire le vin de quinquina qu'à partir de deux ans, et encore doit-on le faire de la manière suivante :

Le vin de quinquina ou de quinium sera pris, avant le repas, coupé avec moitié eau. Pour un enfant de deux ans environ on n'accordera qu'une cuillerée à café ; pour celui de trois à quatre ans on permettra d'atteindre une cuillerée à dessert, et vers l'âge de *dix à douze* ans seulement on ira jusqu'à une cuillerée à bouche, sans jamais oublier de la couper d'eau. Pour surcroît de précaution on en suspend l'emploi un jour par semaine, par exemple le dimanche, pour éviter ces gastralgies et ces énervements fréquents chez les petits sujets irritables.

Une préparation qui est familière au Dr Jules Simon est la suivante. Elle a pour base la teinture de quinquina mélangée à des mixtures apéritives, qu'il prescrit à des enfants déjà âgés de 5 à 6 ans au moins.

Voici l'une de ces formules :

Teinture de quinquina. . . .	10 grammes
Teinture de gentiane.	5 —
Teinture de cascarille. . . .	5 —
Teinture de benjoin.	2 —
Teinture de noix vomique. .	1 —

On donne cette mixture à la dose de 20 gouttes avant chaque repas, dans un peu d'eau de camomille légère. On peut substituer la teinture de colombo et la teinture de cannelle à la teinture de cascarille et de benjoin. J'engage les mères de famille à enregistrer la formule de cette préparation qui leur rendra de grands services dans certaines circonstances.

A quel moment de la journée doit-on donner les amers? Comme on veut exciter l'appétit et préparer en quelque sorte le terrain aux aliments, il vaut mieux donner les amers 1/2 heure au moins avant de faire manger les enfants. Je ne suis pas d'avis de les donner à une période trop éloignée du repas. Administrés ainsi, ils risqueraient de fatiguer l'estomac en déversant dans son intérieur des sécrétions exagérées et en le faisant travailler à vide : d'où crampes, aigreurs, etc.

Dr MONTAGARD (de Paris).

CORRESPONDANCE

Mme T... *Toulouse.* — L'article que vous demandez sur la nourriture des vaches laitières paraîtra incessamment.

Mme L. R... *Lyon.* — Merci pour ce que votre lettre contient d'aimable et de charmant à l'adresse de « *la Mère et l'Enfant* ». Notre rédaction aussi nombreuse que choisie, nous met à même de combler tous les desiderata de nos lectrices.

Mme de P... *Rennes.* — Vous pouvez donner sans crainte la mondamine à votre bébé. C'est un produit bienfaisant, digestif et suffisamment nutritif.

Mme V... *Nantes.* — Faites tous les matins à l'enfant une lotion au phénol Bobeuf, qui, par son action stimulante sur la peau, relève et fortifie la santé générale.

Mme L... *Limoges.* — Les chaussettes de laine en cette saison, quelle folie ! Vite, mettez à nu ces petites jambes roses.

Mme S... *Pau.* — Vous pouvez et vous devez quitter Pau maintenant pour aller dans la montagne. Du côté de Luz, de Saint-Sauveur et de Cauterets il est des vallées d'une fraîcheur charmante, que vous pouvez habiter jusqu'à l'hiver. Oui, la farine lactée Nestlé vous rendra des services dans ces conditions.

Mme H... *Saint-Pierre les C...* — Les articles que vous me demandez de faire sur les moyens de prévenir la méningite, je les ai déjà écrits pour la *Jeune Mère* en 1883. Consultez donc la collection de ce journal. — Merci de votre gracieuse lettre.

Avis. — Toute lettre adressée à la rédaction et demandant des renseignements généraux sur l'hygiène et la médecine des enfants recevra réponse, chaque mois, dans la petite correspondance du journal.

Toute lettre demandant au rédacteur en chef, le Dr Caradec, des renseignements particuliers sur l'hygiène et la médecine des enfants doit lui être adressée à Brest, 46, rue d'Aiguillon.

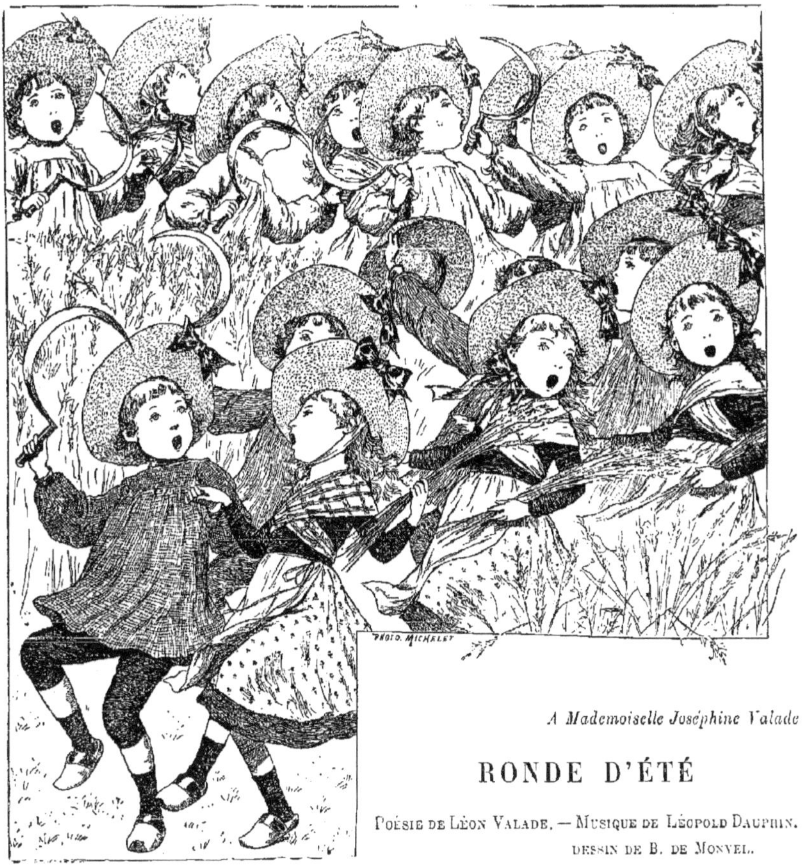

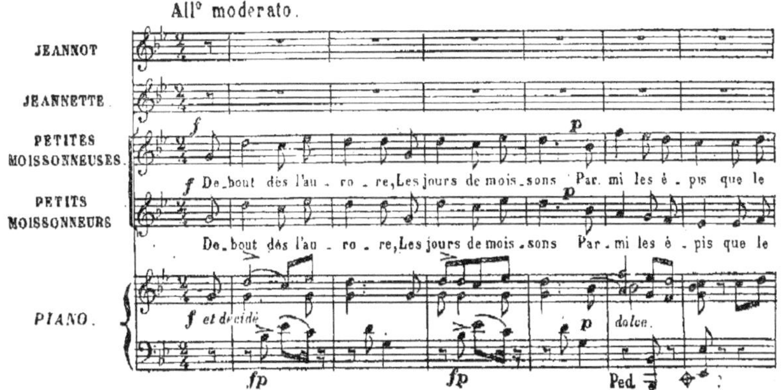

A Mademoiselle Joséphine Valade

RONDE D'ÉTÉ

Poésie de Léon Valade. — Musique de Léopold Dauphin.

Dessin de B. de Monvel.

All° moderato.

JEANNOT

JEANNETTE.

PETITES MOISSONNEUSES.

Debout dès l'au_ro_re, Les jours de mois_sons Par_mi les é_pis que le

PETITS MOISSONNEURS.

Debout dès l'au_ro_re, Les jours de mois_sons Par_mi les é_pis que le

PIANO.

f et décidé   p   dolce.

fp   fp   Ped.

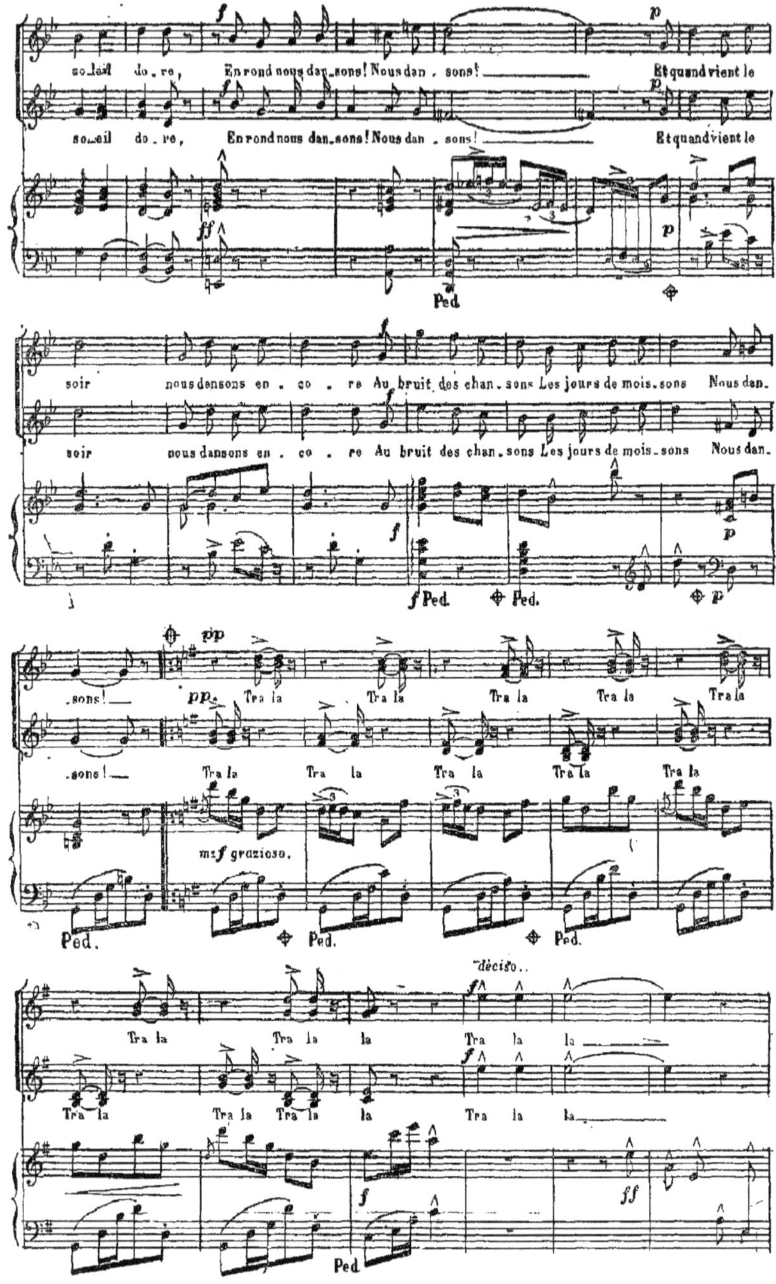
soleil do_ re, En rond nous dan_sons! Nous dan _ sons! Et quand vient le
soleil do_ re, En rond nous dan_sons! Nous dan _ sons! Et quand vient le
soir nous dansons en _ co _ re Au bruit des chan_sons Les jours de mois_sons Nous dan_
soir nous dansons en _ co _ re Au bruit des chan_sons Les jours de mois_sons Nous dan_
_sons! Tra la Tra la Tra la Tra la Tra la
_sons! Tra la Tra la Tra la Tra la Tra la
Tra la Tra la la Tra la la
Tra la Tra la Tra la la Tra la la

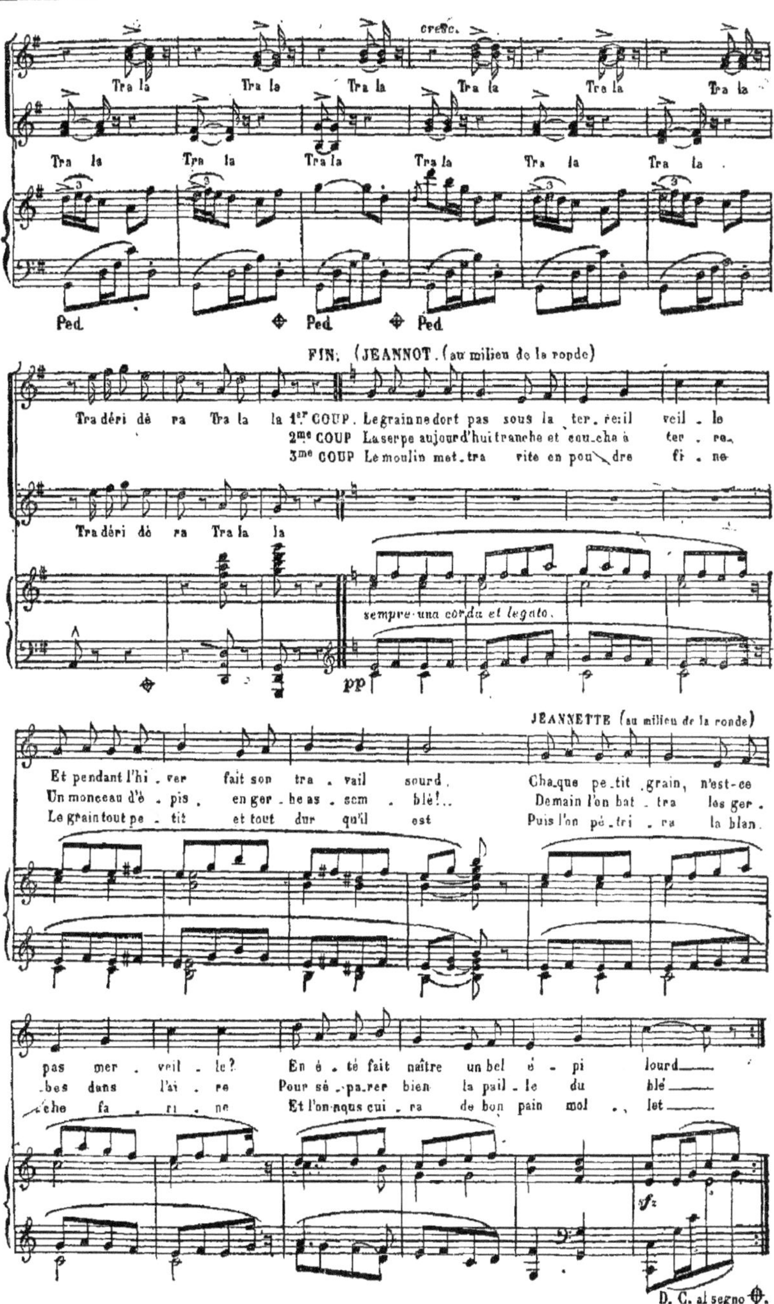
cresc.
Tra la   Tra la   Tra la   Tra la   Tra la   Tra la
Tra la   Tra la   Tra la   Tra la   Tra la   Tra la
Ped.   Ped   Ped
FIN. (JEANNOT. (au milieu de la ronde)
Tra déri dè ra   Tra la   la 1er COUP. Le grain ne dort pas sous la ter.re:il   veil . le
2me COUP La serpe aujourd'hui tranche et couche à   ter . re
3me COUP Le moulin met.tra   vite en pou dre   fi . ne
Tra déri dè ra   Tra la   la
sempre una corda et legato.
pp
JEANNETTE (au milieu de la ronde)
Et pendant l'hi . ver   fait son tra . vail   sourd!   Cha.que pe.tit .grain, n'est-ce
Un monceau d'é . pis .   en ger .be as . sem . blé!..   Demain l'on bat . tra   les ger .
Le grain tout pe . tit   et tout   dur   qu'il   est   Puis l'on pé.tri . ra   la blan.
pas   mer . veil . le?   En é . té fait naître   un bel   é . pi   lourd
.bes   dans   l'ai . re   Pour sé .pa.rer bien   la pail.le   du   blé
.che   fa . ri . ne   Et l'on nous cui . ra   de bon pain   mol . let
sfz
D. C. al segno.

LES EAUX DE TOILETTE

AU LABORATOIRE MUNICIPAL DE CHIMIE

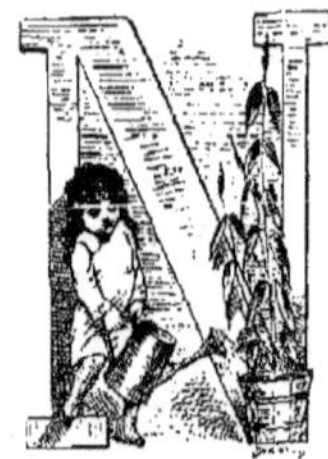

OTRE rédacteur en chef et ami, dans un article de ce numéro, enveloppe dans une même réprobation toutes les eaux servant à la toilette des enfants. Pour prouver combien il a raison je demande la permission d'emprunter quelques détails au dernier rapport du chef du Laboratoire de chimie (1885).

Les teintures pour les cheveux qui se vendent généralement comme des produits innocents des plantes exotiques, renferment des poisons violents. Les teintures dites *progressives* sont des solutions ammoniacales de nitrate d'argent, dont le moindre danger est de provoquer des ophtalmies. Les teintures *instantanées* se composent d'une solution de litharge dans de l'eau de chaux. On sait que la litharge est un oxyde de plomb et que les sels de plomb sont des poisons très violents.

L'*Eau Figaro* se vend en trois flacons : 1° solution de nitrate d'argent et de sulfate de cuivre ; 2° solution de sulfure de sodium ; 3° solution de cyanure de potassium. Le nitrate d'argent, le sulfate de cuivre et le cyanure de potassium sont des substances très toxiques et très dangereuses pour la santé.

L'*Eau de la Floride* est, selon les prospectus, uniquement composée de sucs de plantes exotiques bienfaisantes. Fleur de soufre, acétate de plomb. Le soufre agit sur l'acétate, et il se forme du sulfure de plomb noir. On ajoute, il est vrai, un peu d'essence de rose ; mais le sulfure de plomb n'en fait pas moins partie intégrante.

Puisque nous sommes sur le chapitre des eaux de toilette, que mes lectrices me permettent de leur donner la composition de quelques-unes des plus célèbres, qui ont toute espèce de vertus magiques.

Le *Lait de Ninon*, le fameux lait de Ninon, c'est tout simplement un mélange de bismuth et de zinc.

L'*Eau magique* n'est autre chose que de l'oxyde de plomb et de l'hyposulfite de soude.

L'*Eau royale Windsor* est un mariage de glycérine et d'oxyde de plomb.

Le *Lait mamilla*, le célèbre *Lait mamilla* qui ne tient pas toujours ses promesses, est composé de biborate de soude, de cuivre, d'alcoolature, de benjoin et d'essence d'amandes amères.

L'*Eau de Castille* a, au nombre de ses éléments composants, l'hyposulfite de soude et l'acétate de plomb.

Le *Lait antéphélique* aurait, paraît-il, la propriété d'enlever les taches de rousseur. Il se compose de : *sublimé corrosif*, oxyde de plomb, eau, acide sulfurique, camphre. Je n'ai pas besoin de faire remarquer à quel point le sublimé corrosif et l'oxyde de plomb sont toxiques.

L'*Eau de Lys* a pour principal élément le protochlorure de mercure.

Et les épilatoires ! Vous connaissez de nom, mesdames, la célèbre poudre épilatoire *Laforest*.

Voici ce qu'elle renferme : mercure, 60 grammes ; sulfure d'arsenic, 30 grammes ; litharge, 30 grammes; amidon, 30 grammes. — Et *tutti quanti*. Je m'arrête : car, à commettre toutes ces indiscrétions, je risque d'effeuiller toutes vos illusions.

G. L.

Le Gérant : D' G. LEFEBVRE.   Paris, Imp. de la Soc. de Typ. — NOIZETTE, 8, r. Campagne-Première

LA MÈRE ET L'ENFANT

Journal illustré de la première enfance

CAUSERIE DU DOCTEUR

LA QUESTION DE LA DÉPOPULATION A LA CHAMBRE

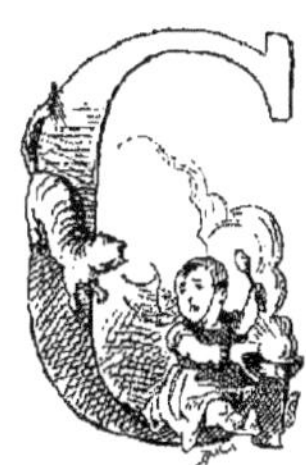 OMME je vous le répète souvent, mes chères lectrices, c'est là une question de vie ou de mort pour notre pays. C'est, qu'en effet, si nous continuons à aller ainsi à la dérive, à semer nos enfants sur la route des préjugés, de l'ignorance et de l'inexpérience, nous ne tarderons pas à devenir une nation de second ordre qui, affaiblie et épuisée dans ses sources vives, deviendra tôt ou tard la proie du Germain : car il faut voir le danger en face, regarder un peu au delà des Vosges, par cette trouée funeste qui est la honte de notre génération... C'est aujourd'hui un fait de statistique banal, qu'au train où vont les choses, dans quarante-cinq ans l'Allemagne aura *quatre-vingt millions* d'âmes, tandis que, nous autres, nous serons *quarante-deux millions*. Autrement dit, nous serons un tout petit morceau, très délicat, très savoureux, pourri de civilisation, dont le solide et grossier estomac des Teutons ne fera qu'une bouchée.

Voilà, mes chères lectrices, à quels jolis petits résultats menace de nous conduire la limitation *volontaire* des enfants. Dans ces jours sombres de l'invasion et de l'occupation ennemie qu'on peut entrevoir dans l'avenir, à quoi nous auront servi, je vous le demande, tous ces rêves d'aisance et de fortune que nous aurons faits pour nos enfants? Notre or, mais il passera à payer les lourdes contributions prélevées par un ennemi inexorable qui a bien pu en 1870 ignorer l'étendue des ressources de la France, mais qui, je vous en réponds, ne se trompera plus une seconde fois.

Dure et impitoyable punition, soit! mais qui de vous oserait dire qu'elle n'a pas été méritée? Si les peuples n'ont, suivant le mot de Montesquieu, que le gouvernement qu'ils méritent, ils n'ont aussi que le sort dont ils sont dignes, que la fortune patriotique qu'ils se sont préparée à eux-mêmes.

A quoi bon nous le dissimuler? Nous sommes en présence d'un péril national et, pour ma part, je ne cesserai de le signaler tant que l'aurai l'honneur de tenir une plume.

Réagir contre une situation aussi grosse d'orages est le premier devoir de tout bon Français et, permettez-moi d'ajouter, mes chères lectrices, de toute bonne Française. Mais comment réagir? L'initative individuelle a en pareille matière un rôle considérable à remplir. L'État a aussi le sien.

* *

Il serait trop délicat de détailler ce que peut en pareil cas l'initative individuelle... Ma plume serait évidemment inhabile à reproduire en termes convenables les raisons de toute sorte qui commandent de donner une sanction à l'amour. Singulière époque vraiment que celle où on s'aime assez peu pour rétrécir ainsi de gaieté de cœur le champ de l'amour et pour se livrer à des calculs d'intérêt, alors qu'un petit grain de folie et de mutuel abandon semblerait tout naturel.

Vous comprenez, mes chères lectrices, ce que je vous dis là à demi mot. Au total ne vous en formalisez pas. Ce n'est pas à vous que j'adresse ce sermon. Vous autres, vous êtes femmes chastes, vouées au culte de la famille et comme Cornélie, mère des Gracques, vous êtes prêtes à dire en montrant vos enfants : « Voilà mes bijoux. » Mais à côté de vous, autour de vous, existent en trop grand nombre, hélas! des femmes aussi légères que la mousse du champagne, aussi vaniteuses que des paons faisant la roue, qui ne vivent que pour le monde et par le monde, qui flirtant, valsant et caquetant de jour et de nuit, oublient complètement ce qu'est l'esprit de famille et regardent comme un malheur désolant la venue d'un enfant.

C'est à ces péronnelles que j'adresse ces lignes indignées. Je ne me dissimule pas qu'elles ne me liront pas, puisqu'il faut avoir déjà le désir de bien faire pour s'intéresser à un journal comme le nôtre. A ce sujet laissez-moi vous dire, mes chères lectrices, que vous pouvez nous aider, en répandant la bonne nouvelle, en nous montrant autour de vous, en nous laissant exposé à la place d'honneur sur la table ou sur le guéridon de votre salon. Nous ne nous faisons pas d'illusion : tout d'abord, on ne nous lira pas ; mais peut-être nos illustrations confiées aux premiers dessinateurs de l'époque retiendront-elles l'œil le plus frivole, et, de la gravure au texte il n'y a pas loin. En vous demandant d'entrer avec nous dans cette sainte croisade contre les préjugés qui s'attaquent à l'enfance, ce n'est pas à nous, croyez-le, que nous pensons, mais bien aux intérêts les plus sacrés du pays.

*
* *

Je me suis étendu un peu longuement sur la responsabilité que nous avons les uns et les autres dans cette question si grave de la dépopulation de la France ; mais, dans notre pays centralisé à outrance, aussitôt qu'un fléau ou qu'un danger se montre à l'horizon, on voit paraître la main paternelle de l'État. Paternelle est-il bien le mot exact? Je ne veux pas l'examiner dans le moment, craignant de mettre le pied sur un terrain brûlant : aujourd'hui l'État c'est volontiers la Chambre. Il est prouvé que la population décroît ; vite nos législateurs en-

chaînent les uns aux autres quelques articles de loi qui font vraiment bonne figure sur le papier, mais qui n'ont qu'un inconvénient, c'est qu'ils ne tiennent pas debout devant l'expérience et la réalité des choses.

Voici, par exemple, MM. Pieyre et Vacher qui ont mis au jour un projet de loi tendant à frapper les célibataires de taxes spéciales. Ah! vous ne voulez pas vous marier, marauds, pendards! vous voulez jouir tout seuls des délices de la vie! attendez un peu! et d'une main finement gantée le jeune député légitimiste du Gard leur administre la plus belle volée de bois vert qu'ils aient jamais reçue. Après cela, s'il y a encore des célibataires en France, vous savez, mes chères lectrices, c'est que vraiment ils ont la vie dure. Y aurait-il donc un Dieu pour les célibataires comme pour les ivrognes ?

Je viens de dire que M. Pieyre n'était pas tendre pour les gens non mariés. Au fond il ne fait que reproduire les sévérités qu'avait pour eux l'antiquité. Vous avez souvenance, mes chères lectrices, de la loi *papienne*. Au fait, vous a-t-on parlé de la loi *papienne* dans les couvents, les pensions, les collèges, voire même les lycées où vous avez été élevées? C'est peu probable. Eh bien, la loi papienne déshéritait tout simplement les célibataires ; de sorte, dit très finement Plutarque quelque part, que les Romains se mariaient non pas pour avoir des héritiers, mais pour être héritiers eux-mêmes.

Y a-t-il besoin du reste de remonter si loin?

Plus près de nous, pendant l'époque révolutionnaire, l'article 26 du décret du 13 janvier 1791 place les célibataires dans la classe supérieure à celle de leur loyer.

Le décret du 20 février 1793 réduit de moitié les secours à leur accorder en cas de sinistres ou de fléaux publics. La loi du 7 thermidor an II majore d'un quart la contribution des célibataires au-dessus de trente ans. La loi du 3 nivôse an VII surélève de moitié la valeur imposable de leur loyer.

Après cette guerre de papier faite aux célibataires, silence législatif sur toute la ligne. La loi a peu à intervenir ; après les désastres et le gaspillage humain du premier Empire, on se marie avec frénésie pendant quelques années. Puis le développement excessif du bien-être sous Louis-Philippe et le second Empire arrive. On se marie de moins en moins et on a des enfants en plus petit nombre. Après la saignée de 1870, l'élan matrimonial reprend un peu, mais bientôt il s'arrête, et, depuis 12 ans, nous sommes en plein règne de célibataires. Voilà plus qu'il n'en faut pour mettre martel en tête à nos honorables. Vous avez toutes lu, ces jours derniers, mes chères lectrices, la proposition de loi de M. Bernard (du Doubs). Cet honorable qui est un excellent homme, célibataire, m'assure-t-on (pour un comble c'en est un), propose de faire revivre les dispositions législatives en vertu desquelles *toute famille ayant sept enfants vivants aura le droit d'en faire élever un aux frais de l'État.*

La commission ayant approuvé l'amendement, voilà qui devient sérieux (1). Ayant quelques amis dans la commission, je serais désolé de leur faire de la peine ; mais vraiment je ne puis m'empêcher de croire que le jour où ils ont adopté cet amendement, ils ont été piqués de la tarentule. Si une proposition de loi, quelle qu'elle soit, pouvait apporter quelque changement à la situation que je signalais tout à l'heure, je passerais vite sur ses conséquences financières ; mais à quoi servira-t-elle, je vous le demande, sinon à grever un budget déjà bien lourd à porter pour le contribuable ?

Croyez-vous donc, messieurs les députés membres de la commission, que les gens riches ou même simplement aisés auront beaucoup

---

1. Depuis que cet article a été écrit, la Chambre a eu à se prononcer sur l'amendement de M. Bernard (du Doubs) que la Chambre a repoussé par 260 voix contre 121. Elle a décidé, sur les conclusions de la commission du budget, qu'une bourse serait accordée au septième enfant d'une famille après enquête sur la situation de fortune. Inutile de faire remarquer que cette mesure législative n'influera en rien sur la dépopulation de la France. C'est un acte pur et simple de charité et d'assistance.   (N. D. L. R.)

d'enfants, dans le seul but d'en faire élever un aux frais de l'Etat ?

Quant aux pauvres gens, qui actuellement sont les principaux facteurs de la repopulation, ils continueront à être aussi prolifiques que par le passé.

D'où je conclus que le projet de loi de l'honorable M. Bernard viendra peut-être en aide à des misères intéressantes, mais qu'il manquera complètement son but et ne fera pas avancer d'un iota la question de la repopulation de la France.

*
* *

Est-ce donc qu'il n'y ait rien à faire et que nos consuls, je veux dire nos députés ne doivent pas veiller ? Certainement si. Il y a tout un ensemble de mesures législatives à refondre, à coordonner, voire même à adopter. Actuellement nos lois fiscales ont l'air d'être faites plutôt pour entraver la natalité que pour l'encourager. Notre base d'impôts reposant sur les contributions indirectes et les octrois, il s'ensuit que plus on a d'enfants plus on a de charges. Il ne faut pas que cela soit, sans contredit. Mais le remède est-il tout simplemment dans la revision de nos lois économiques ? Voulez-vous que je vous dise bien franchement ma pensée ? Je suis convaincu que tant qu'on n'aura pas refait les mœurs de la nation, on n'aura fait que la moitié du chemin.

C'est le mot de Tacite qui me revient dans le moment à la mémoire, et c'est par lui que je termine : « *Quid leges sin moribus ?* » — Et dans un autre chapitre :

« Plus ibi bonæ mores valent quam alibi bonæ leges. »

Ce que pour vous, mes chères lectrices, je traduis :

« A quoi bon les lois sans les mœurs ? » — « De bonnes mœurs sont plus efficaces ici, qu'ailleurs de bonnes lois. »   Dr CARADEC

DE L'OREILLE CHEZ LES ENFANTS

DES BOUCHONS DE CÉRUMEN

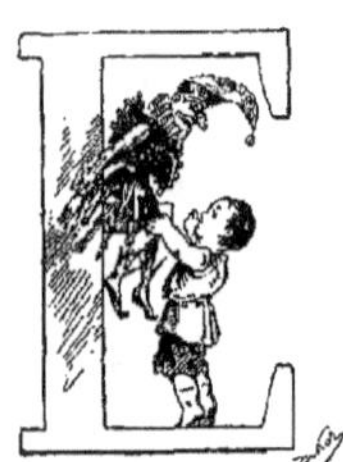

E N terminant cette suite d'articles sur l'oreille, je crois devoir consacrer un chapitre spécial aux bouchons de cérumen qui sont parfois la cause de tant de surprises et de tant de méprises.

Toutes nos lectrices savent que la peau contient des glandes sébacées et des glandes sudoripares. Dans l'oreille, ou plus exactement dans le conduit auditif externe, au lieu de sécréter la sueur, les glandes sudoripares ont la propriété de former une matière jaune visqueuse qu'on retire avec le cure-oreille, et qu'on appelle *cérumen*.

Or, cette matière peut s'accumuler dans l'oreille, soit qu'elle augmente réellement de quantité, soit que, pour une raison ou une autre, elle ne puisse s'échapper à l'extérieur. Le cérumen est très abondant surtout chez les enfants blonds, à peau grasse et luisante.

L'accumulation du cérumen est quelquefois telle que l'enfant peut devenir sourd, tantôt progressivement, tantôt rapidement, à la suite de l'introduction d'un cure-oreille dans le conduit, ou après un bain, etc., etc., en résumé après un déplacement du bouchon par une cause quelconque qui le repousse sur le tympan.

Cette surdité offre cette particularité qu'elle disparaît rapidement sous l'influence d'un traitement convenable, même lorsqu'elle date de plusieurs années.

Récemment, j'ai eu l'occasion de voir un enfant qui, sourd depuis plus de deux mois, présentait ce curieux phénomène d'entendre très bien la voix de ses parents à son réveil; mais dès qu'on le débarbouillait il devenait complètement sourd. On avait l'habitude, habitude déplorablement répandue, de lui introduire dans le conduit le coin d'une serviette, qui, refoulant le bouchon contre le tympan, produisait immédiatement cette surdité bizarre.

Le bouchon cérumineux est parfois assez volumineux pour venir remplir complètement le conduit. On peut l'apercevoir en ayant soin de tirer en haut et en arrière le pavillon de l'oreille.

Il se présente alors sous l'aspect d'une masse jaune ou plus souvent noirâtre, surtout lorsqu'il existe déjà depuis un certain temps.

Dans ce dernier cas, il est d'une consistance assez grande pour faire supposer même que l'enfant s'est introduit une pierre dans l'oreille.

Souvent des débris épidermiques se mélangent au cérumen et contribuent ainsi à augmenter sa dureté.

Le traitement qui s'applique en pareil cas doit être connu des mères, afin de leur permettre d'aider le médecin dans sa tâche.

Lorsque le bouchon est dur, il est nécessaire de le ramollir avant tout essai d'extraction. Pour cela, il suffit de verser quelques gouttes d'eau tiède dans l'oreille malade, en ayant soin de faire pencher la tête de l'enfant sur l'épaule opposée; il faudra la maintenir ainsi dans cet état pendant cinq à dix minutes environ. Une ou deux instillations ainsi faites suffisent pour ramollir le bouchon, que l'on enlèvera alors au moyen d'une injection d'eau tiède. Cette injection doit être poussée avec une certaine force, en ayant bien soin que l'extrémité de la canule introduite dans le conduit, suive ses parois antérieure et supérieure, afin que l'eau vienne pousser le bouchon à sa partie supérieure. Pendant l'injection, le pavillon doit être fortement tiré en haut et en arrière pour redresser le conduit et permettre à l'eau de bien pénétrer dans son intérieur. Quant à l'instrument à mettre en œuvre, on peut se servir soit d'une forte seringue, soit d'un irrigateur dont on ouvrira le robinet au quart environ. Mais il faut se rappeler que ces injections mal faites sont plus dangereuses qu'utiles, car elles peuvent occasionner des vertiges, des troubles de l'ouïe et des ulcérations du conduit.

Dr BARATOUX.

MÉDECINE MATERNELLE

LE TRAITEMENT DES BRULURES

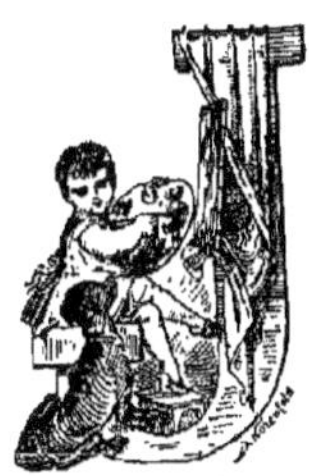

'AI traité l'année dernière, dans la *Jeune Mère*, des morsures ainsi que des piqûres de certains animaux venimeux. Fidèle à mon confrère et ami le Dr Caradec, j'inaugure aujourd'hui ma collaboration à la *Mère et l'Enfant* par l'étude et le traitement des brûlures chez les enfants.

C'est là un sujet qui mérite de nous arrêter ; car il n'est pas de jour, où, on n'ait à déplorer quelques-uns de ces accidents qui surprennent loin de tout secours médical. C'est dans des cas semblables qu'il faut agir vite et bien : d'abord, pour écarter de l'enfant des souffrances atroces et intolérables, puis pour empêcher des désordres et des lésions plus grandes, une continuation d'action du corps qui a déterminé la brûlure. Songez donc que, de la rapidité et de l'intelligence plus ou moins grande avec laquelle sont donnés les premiers soins, dépendent souvent la perte ou la conservation de la vue et de l'ouïe chez les enfants, l'existence de cicatrices difformes, qui dévient hideusement le nez, les lèvres ou les paupières, inclinent la tête sur le côté, renversent les doigts sur le dos de la main, fléchissent l'avant-bras sur le bras, etc.

Je n'entreprendrai pas d'énumérer ici toutes les causes qui peuvent déterminer des brûlures chez les enfants. C'est tantôt un mouvement malheureux de la main qui fait tomber le bébé dans un brasier incandescent, tantôt une casserole d'eau bouillante ou une soupière de lait très chaud qu'on renverse sur lui.

Au total, quelle que soit la cause initiale, les effets consécutifs sont en relation avec la nature, la persistance et le degré d'action de l'agent comburant.

D'un trait rapide je vais indiquer avec Jamain les effets produits par les agents comburants, ces agents étant des corps *gazeux*, *liquides* ou *solides*.

Les *gaz* et les *vapeurs* déterminent le plus souvent des brûlures peu profondes, mais en revanche très larges. Si cependant le contact arrivait à être longtemps prolongé, à l'action de la vapeur, pourrait se joindre celle du liquide condensé à la surface de la peau, et la désorganisation serait plus profonde que dans le premier cas.

Les *liquides* peuvent produire des brûlures très profondes et très larges : car non seulement ils s'étalent sur la peau, mais encore il est quelquefois difficile de les enlever avant qu'ils aient produit des désordres assez graves. C'est ainsi que l'imbibition des liquides dans les vêtements des enfants, surtout dans les bas, cause fort souvent des brûlures profondes. La quantité de chaleur accumulée dans les liquides produit encore des résultats fort différents ; ainsi plus il faudra de calorique pour élever un liquide au degré de l'ébullition et plus les lésions qu'il causera seront profondes.

Il est un genre de brûlure, spécial aux bébés, sur lequel je crois devoir attirer l'attention des mères de famille : ce sont les brûlures internes produites par l'ingestion de lait trop chaud donné, soit à la tasse, soit au biberon. *Bevan* a cité le cas d'enfants qui sont morts ainsi après des souffrances atroces.

Je donnerai aussi une mention particulière aux brûlures faites par le pétrole ou le gaz *Miil*, qui sont aujourd'hui d'un usage si répandu dans les familles. Ce que ces maudites lampes à gaz Mill ont déterminé déjà d'accidents graves serait trop long à raconter ici. Ce devrait être une règle absolue que partout où se trouve un enfant ne devrait jamais se trouver une lampe à gaz Mill : car l'enfant est malheureusement curieux ; volontiers il touche à tout, surtout aux objets dangereux, qu'on veut éloigner de sa main. Un coup de pouce de sa part et voilà un malheur irréparable qui peut arriver.

Les corps *solides* échauffés et mis en contact avec les tissus ne brûlent que très peu au delà des points qu'ils touchent, ils produisent des brûlures plus profondes que larges, contrairement à ce que font les gaz et les vapeurs. Les brûlures aussi sont plus uniformes. Il n'en est pas de même par exemple des corps qui brûlent en contact avec les téguments, comme les vêtements ; la flamme s'étend plus ou moins loin, cause des désordres très étendus et rendus plus graves par la carbonisation des tissus et la combustion de la peau qui, à leur tour, deviennent de nouveaux foyers de combustion.

J'arrive maintenant à la conduite que les mères doivent tenir dans le cas de brûlures.

Quand un accident semblable vient d'arriver, la première pensée sans doute est pour le médecin et le premier acte est de le faire appeler : mais dans le fond de nos campagnes il arrive souvent qu'il habite à une longue distance, il ne se trouvera peut-être pas chez lui au moment même et en attendant il faudra soulager l'enfant. D'un autre côté, même dans les villes, les mères de famille doivent savoir exécuter un pansement de brûlure ; car si c'est le médecin qui prescrit et ordonne, ce sont elles qui exécutent la prescription, et ce n'est pas le temps le moins important du traitement.

Comment procéder dans une semblable occurrence ?

Comment traiter la brûlure ?

C'est un préjugé courant dans le public que chaque maladie a son remède particulier, qu'il suffit de déterminer et d'appliquer pour qu'elle rétrocède. C'est en quelque sorte l'histoire du bon génie chassant le mauvais génie. Mon distingué confrère le Dr Legouest a parfaitement caractérisé cet état d'esprit de la population dans son magistral article du Dictionnaire encyclopédique : « La brûlure, dit-il, est considérée par le peuple, et même par bien des gens instruits, comme une maladie simple dans sa nature et dans ses phénomènes, constante dans sa marche et dans ses effets et qui, dès lors, doit être guérie par un remède simple et invariable comme elle. Beaucoup de familles conservent précieusement des recettes ou des arcanes qui, transmis de génération en génération, ont guéri des milliers de personnes et réussissent infailliblement dans tous les cas de brûlures. La confiance affichée par les possesseurs de tous ces remèdes ne peut être comparée qu'à la crédulité des malades qui s'y soumettent. »

Détruire une erreur aussi préjudiciable c'est rendre à l'humanité un service, c'est en rendre surtout un, ajouterons-nous, aux mères de famille qui, par suite de leur ignorance et de leur inexpérience, sont souvent à la merci de la première commère venue.

Loin de consister en une maladie simple, la brûlure est au contraire une maladie très compliquée, dont les degrés nombreux et variés constituent autant d'affections qui présentent des caractères tranchés, des suites variables et qui exigent par conséquent des traitements très différents les uns des autres.

. C'est dire, n'est-ce pas ? que les jeunes mères ne doivent pas se mêler du traitement des brûlures compliquées, en dehors de la direction médicale. A quelles suites graves du reste une brûlure simple en apparence ne peut-elle pas conduire les enfants qui ont la peau particulièrement fine et délicate, dont le système nerveux s'éveille si facilement, dont le cerveau si impressionnable prend feu si vite !

L'un des points les plus délicats et les plus essentiels de l'intervention maternelle dans la brûlure, c'est le déshabillage de l'enfant. Ceci exige une grande douceur, pour ne pas arracher l'épiderme (couche superficielle de la peau) soulevé par la sérosité ou déjà rompu. La conservation de cet épiderme, que mes lectrices se rappellent bien ce fait, est une condition très importante du traitement : car lui tombé, c'est la partie saignante de la peau mise à nu, c'est une plaie à l'air, c'est une longue suite de douleurs et de souffrances préparée à l'enfant. Comme l'a dit parfaitement un confrère, dont je n'ai pas le nom présent à la mémoire dans le moment, l'épiderme est *le meilleur topique* des surfaces qu'il recouvre. Donc pas de brusquerie : si les vêtements sont trop serrés, on les coupera sans hésiter. Gardez-vous aussi, armées de ciseaux comme la Parque, d'ouvrir les cloches intempestivement ; résistez sous ce rapport aux conseils de votre entourage qui, en stimulant votre zèle, peut vous amener à aggraver le mal déjà bien assez grand qui existe.

Ceci étant bien entendu, il s'agit d'appliquer un pansement et d'examiner les moyens que les mères de famille peuvent employer sur l'heure, sans nuire à l'intervention intelligente qui sera exercée plus tard. Un bon moyen qu'on a toujours à sa disposition, c'est l'eau froide. Il est du reste en quelque sorte tout indiqué. C'est un mouvement instinctif de plonger la partie brûlée dans une eau aussi froide que possible : ce ne serait même que mieux si elle était glacée. De cette manière, à condition de rafraîchir souvent l'eau qui ne tarde pas à s'échauffer, on voit la douleur céder ou diminuer d'intensité en quelques secondes dans des proportions considérables.

Il n'est qu'une circonstance où cette manière de procéder soit contre-indiquée : c'est quand l'enfant est très délicat, tousse et que la surface à couvrir d'eau froide est grande. Souvent, au lieu d'eau pure, on emploie de l'eau contenant en dissolution du sel de cuisine et cette pratique est approuvée par de grands praticiens, comme Lisfranc.

Quand la douleur est un peu calmée, on passe au pansement. Ce pansement est nécessairement très élémentaire. — En attendant l'arrivée du médecin, on étend soit du cérat opiacé, soit du cérat simple sur un linge troué, qu'on place sur la partie brûlée. Si on n'a pas de cérat sous la main, on se sert soit de glycérine, soit de beurre frais sans *sel*, soit de graisse blanche, en ayant soin de s'assurer qu'elle n'est pas rance.

L'emploi de l'huile d'olive dans les brûlures est éminemment populaire. Wislet plongeait ses brûlés dans un bain d'huile d'olive à 18° ou 20° Réaumur. Lors de l'explosion de la chaudière du yacht *le Comte d'Eu*, le Dʳ Moras enveloppa les sinistrés dans des draps de lit huilés. Les jeunes mères voient donc qu'en toute sécurité elles peuvent avoir recours à ce topique qui a plusieurs succédanés. L'un des principaux est l'huile de lin. Mélangé à la chaux, il constitue ce vénérable liniment oléo-calcaire qui fait partie de toutes les pharmacies de famille.

Voici comment les mères de famille doivent disposer ce pansement à l'huile d'olive ou au liniment oléo-calcaire.

Elles imprégneront d'huile un linge troué ou fenêtré et le mettront sur la partie brûlée. Ce linge elles le couvriront de lames successives d'ouate très finement cardée. — A mesure que les couches d'ouate seront traversées par le pus, elles les changeront. Elles maintiendront le tout par un bandage assez serré pour exercer une légère pression, mais insuffisamment pour produire de la douleur.

Voilà tout ce que les jeunes mères doivent faire en attendant le médecin. Là est la limite de leur intervention.

Outre ces désordres locaux, il existe en général des troubles généraux qu'elles doivent connaître. Parfois l'enfant est agité et excité jusqu'au délire. Elles tâcheront dans ce cas de le calmer en lui faisant respirer un peu d'éther sur un mouchoir, en lui faisant prendre quelques gorgées d'une infusion de tilleul ou de feuilles d'oranger, ou en lui donnant quelques gouttes d'éther sur une pelote de sucre. — Dans d'autres circonstances l'enfant est déprimé et refroidi, même jusqu'à être glacé. Dans ce cas elles lui mettront des sinapismes aux mollets, lui feront des frictions de vinaigre coupé d'eau sur le front et les tempes, lui mettront des boules d'eau chaude aux pieds et lui donneront à boire une infusion aromatique et excitante (thé, menthe, sauge, mélisse, etc.) très chaude, très sucrée, et contenant une ou deux cuillerées à café de cognac, d'eau-de-vie, de rhum ou de kirsch.

Dʳ Antonin Crimail,
Chirurgien en chef de l'Hôtel-Dieu de Pontoise.

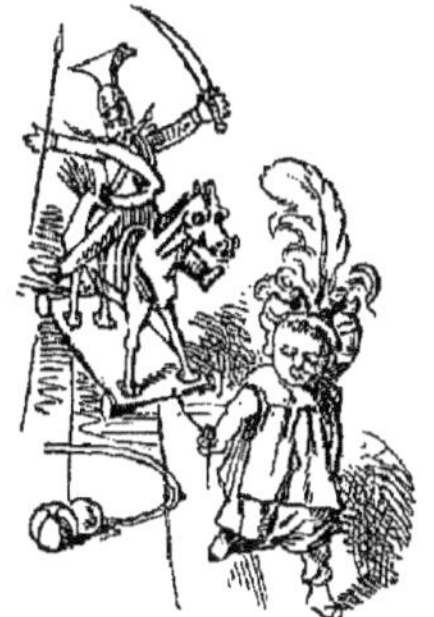

NOTES ET IMPRESSIONS

LE LONG DES GALETS

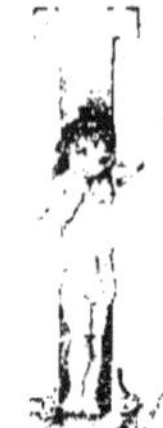

Il y a de cela quelques jours. Nous étions allés, ma petite famille et moi, nous reposer des fatigues énervantes de la ville sur un point du littoral. L'endroit que nous avions choisi est certainement l'un des plus pittoresques du Finistère. Supposez une anse déchiquetée, rongée et dévorée par la lame, toute creusée d'enfoncements mystérieux et loin; en grimpant la falaise par un chemin en lacet aimé des chèvres, on rencontre l'abri d'un bois de sapin, qui en réalité a été planté là pour consolider le terrain, mais qui, dans l'instant, semble créé et mis au monde pour nous donner de l'ombre et de la fraîcheur. C'est dans ce bois sacré, habité par quelques oiseaux de la côte et par quelques insectes aux ailes diaprées, que nous passons les heures chaudes de la journée; heures délicieuses s'il

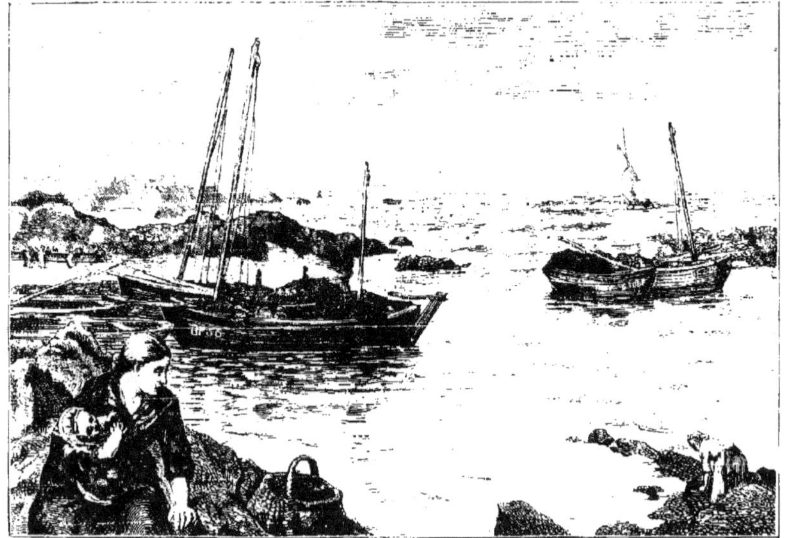

percée à jour de grottes, travaillée comme de la sculpture de cathédrale. Aussi loin que s'étend le regard à l'horizon, la mer, une mer bleue et limpide, vient mourir en pente douce sur le sable velouté du rivage. Le soleil est ardent sur cette plage; quand il atteint le méridien, il éparpille ses rayons de feu de tous les côtés, et c'est en vain qu'on chercherait quelque autre oasis de crique pour s'abriter; mais allez quelques pas plus en est. A travers la frondaison des pins qui descendent en pente rapide vers la grève, on aperçoit la mer découpée par grandes tranches bleues, qui, ayant lu les rayons du soleil, flamboie et jette des feux étincelants comme des diamants de prix. Parfois, les branches s'écartant, on aperçoit une voile rouge qui file à l'horizon et disparaît, comme un météore lumineux dans un ciel écrasé d'étoiles. Quand la brise s'élève, une de ces brises capiteuses, parfumées de résine, on entend les aiguilles des pins qui s'entrechoquent et se confondent dans

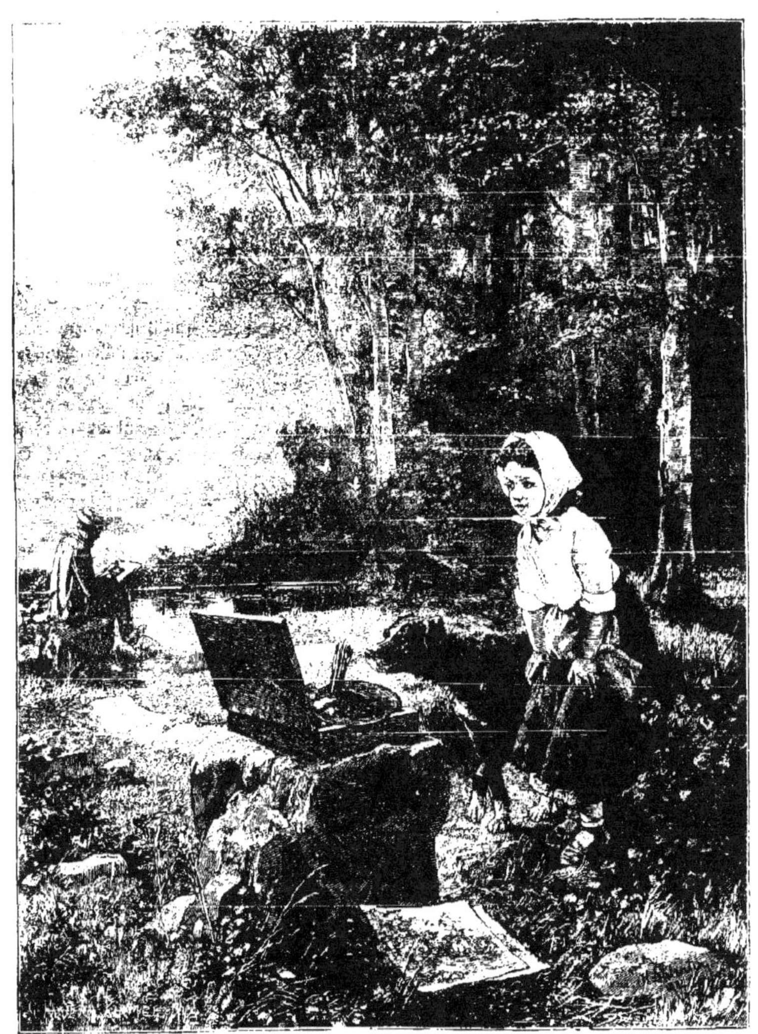

Admiration. — dessin au crayon de H. Scheffer.

des enlacements mystérieux, et c'est un charme pour l'oreille que cette musique douce et mélancolique qui vous endort mollement comme une berceuse de Mendelssohn.

si nous nous refaisions là dans cette suave et agréable oisiveté, vous pouvez le penser ! Elle reprenait peu à peu ses couleurs de santé, ces bonnes couleurs roses qui, chez les jeunes femmes, reviennent fort heureusement aussi vite qu'elles s'en vont. Quant à mon bébé, ah !

le gaillard ! Avant d'aller respirer la haute et fraîche brise du large, il ne faisait vraiment pas peine à voir ! mais, après quelques jours d'imprégnation, de saturation maritime, *pécaïre*, quelle mine et quelle vigueur ! Son teint hâlé par l'air salin s'était bronzé ; et sur le fond cuivré qui servait de repoussoir s'étaient plaquées des couleurs d'un ton aussi vif que celui des belles cerises de Montmorency. Avec cela une vivacité diabolique, un entrain d'enfer, qui nous le faisait trouver un moment dans les grands trous d'eau, en arrêt devant les crevettes et les crabes ; puis, la minute d'après, nous le présentait sur le rebord d'une falaise à pic, à des hauteurs vertigineuses, effrayantes pour un regard de mère. Ainsi toujours en l'air et en mouvement, il prenait une vigueur et une robustesse dépassant celle des petits pêcheurs que nous montre J. Breton dans ses inimitables paysages. Et quel appétit, mon Dieu ! quelle dent chaude et vaillante ! Une vraie dent de loup prête à tout dévorer.

« Dis donc, mon bébé, qu'est-ce que petite mère va nous donner à déjeuner ? lui demandais-je en revenant le matin après une course échevelée, le long des galets.

— Un bœuf tout entier, petit père, avec ses cornes et ses grandes oreilles.

— Et puis après, mon vieux lapin.

— Eh bien après, un mouton de la côte.

— Et puis après, plus rien ?

— Oh si, un grand plat de fraises : tu sais, papa, de ces bonnes petites fraises des bois qui sentent si bon le matin et qui cachent si bien leur petit œil rouge sous les feuilles.

— Peste, vous n'allez pas de main morte, monsieur Bébé. Est-ce tout enfin cette fois ?

— Eh bien, non : si j'ai encore faim je mangerai ce vilain papa avec sa grande barbe et ses vilains sourcils, qui font si peur à bébé quand il est méchant. »

Et comme mon petit homme aime à prendre des avances sur l'avenir et à se tailler des acomptes dans le présent, il commence bel et bien à me dévorer en détail, à me manger… de caresses, les bras passés autour de mon cou.

Ma parole, en voyant cette scène de *plein air*, les bergers et les bergères de ce pays-là, qui n'ont plus rien de mythologique, ont dû nous prendre pour des fous, mon bébé et moi ; mais vous savez, ce que cela nous est égal, vous pouvez le penser, vous tous qui aimez : il n'y a pas à dire, nous n'avons pas d'amour-propre et nous nous moquons du qu'en dira-t-on comme de la ronce des halliers.

A table et de retour à la maison, plus un mot par exemple, mais des coups de mâchoire d'une vigueur de sanglier, des happements et des gloussements de langue à faire croire que nous étions les fils directs de Gargantua. — Quand la petite bête, qui est au fond de chacun de nous, avait fait son œuvre, et que les exigences de l'estomac étaient devenues moins pressantes, père et fils nous pensions à lever le nez de dessus notre assiette, et à adresser un sourire de reconnaissance à la maman chérie qui avait su si bien utiliser les moments de notre absence égoïste. Il était midi quand nous finissions de déjeuner. Par la fenêtre grande ouverte, on apercevait à perte de vue la mer qui, à l'extrême horizon, ourlait sa bande d'écume. Vers trois heures, à notre retour du bois, nous nous sentions rafraîchis par la brise du large ; peu à peu elle moirait la surface de l'eau, d'abord unie comme un lac, puis la semait de petites vaguettes à la crête écumante. C'était l'heure où les bateaux sortaient à la recherche de la sardine. On entendait les matelots qui en chantant hissaient la misaine rouge comme un soleil couchant : l'allure de la barque en devenait plus vive, et on voyait sa proue qui, d'un coup sec, coupait la lame et la rejetait en paquets écumeux des deux côtés du bord.

C'était délicieux, ce spectacle, à cette heure fraîche de la journée… C'était le moment de notre promenade. Tentés par la brise, nous sortions en famille, appuyés les uns sur les autres, légèrement rêveurs, marchant sans penser, nous laissant tout simplement griser par ce soleil de fin de journée, nous abandonnant à cette brise folle qui jouait parfois de vilains tours à la chevelure de mes compagnons. Nous allions ainsi quelque temps devant nous, jusqu'à une petite crique, toujours la même, où la brise arrivait amortie et adoucie, où on était à l'abri des indiscrets pour embrasser ses chéris et où on jouissait d'une vue magnifique sur le ciel et la mer. Nous avions fait là un ami qui, tous les jours, venait nous trouver à la même heure, pour croquer les pelotes de sucre que mon gamin prévoyant et avisé mettait sournoisement dans sa poche au déjeuner. Notre ami n'était pas gênant. C'était un de ces moutons de la côte dont la chair imprégnée de thym et de serpolet a tant de saveur et de fumet pour ceux qui ont le courage de la manger. Quant à nous, pour un empire, je vous assure, nous n'eussions pas voulu mettre la dent à celui-ci. Il était si bon, si doux, si affectueux, si tendre, léchant d'une langue un peu râpeuse la joue de ma femme qui riait comme une folle et déposant sa bave visqueuse sur la figure de mon gros chéri, qui en était bien un peu interloqué dans les premiers temps : vous savez, le temps de s'habituer... Et si leste et si souple avec cela, exécutant des cabrioles fantastiques dans les sentiers en lacet qui descendaient au sable, toujours à la recherche de quelque maigre pousse sur cette grève qui ne produit guère que des cailloux et des galets...

Vers six heures tous les soirs, la discorde se mettait au camp d'Agramant. Il y avait entre nous des discussions sans fin quand, le soleil baissant à l'horizon et la brise fraîchissant, il fallait penser à rentrer au logis. Comme je représentais la raison, j'insistais pour qu'on revînt, faisant un tableau dramatique des rhumes de cerveau, des fluxions de poitrine, des rhumatismes qu'amène avec elle la brise du soir ; mais j'avais affaire à forte partie. La mère et le fils se liguaient contre moi. J'étais obligé de battre en retraite et d'accorder des quarts d'heure de grâce qui nuisaient à ma dignité et affaiblissaient ma puissance paternelle.

Enfin, las de patience et voulant frapper un grand coup, je fronçais le sourcil, ce sourcil olympien qui fait trembler de peur mon bébé : on se décidait donc à plier bagage et on rentrait un peu las, un peu étourdi par cet air empoignant. Par exemple, dès qu'on apercevait le couvert d'argent et les cristaux transparents sur la nappe blanche comme neige, dès qu'on percevait l'odeur du potage qui fumait dans la soupière, la vie nous reprenait à la gorge et les coups de fourchette allaient de l'avant.

En général, au dessert on entendait à bâbord un ronflement qui élevait peu à peu sa tonalité grave. C'était notre gamin qui prenait son somme, et entrait dans le royaume charmant des rêves, peuplé de fées et de princesses aux manteaux de brocart et d'hermine. Nous l'emportions avec précaution dans nos bras, nous le déshabillions à la diable, nous le glissions doucement sous les draps blancs. En guise de compagnons nous lui mettions un bon baiser sur chaque joue ; il poussait un soupir de satisfaction. C'était le signal de la retraite, nous nous retirions dans notre chambre tout imprégnée de l'odeur des algues et bientôt dans la petite maison, doucement caressée par les rayons de la lune, il y avait trois êtres morts.. jusqu'au lendemain.

Dr CARADEC.

L'HYGIÈNE DES ENFANTS PENDANT L'ÉTÉ

Les jeunes mères trouveront ici le résumé des règles hygiéniques qui s'appliquent à la santé de leurs enfants pendant la saison chaude.

1° Vêtements.

Les vêtements doivent être allégés pendant cette saison. Rien de ridicule comme ces cravates, ces bas de laine et ces gilets de flanelle qu'on met à des enfants bien portants, alors que le thermomètre est à 30° ou 32°. C'est le moment de faire prédominer les tissus de coton dans l'habillement des enfants. — C'est le moment aussi de découvrir les jambes, les bras et le cou des bébés qui ne sortent que dans la journée.

La tête sera recouverte d'un large chapeau de paille en forme de cloche pour empêcher les coups de soleil.

2° Sorties.

Un enfant, pendant l'été, doit être dehors presque toute la journée. Exception cependant doit être faite pour les bébés, qui doivent être laissés à la maison pendant la période intensive de la chaleur, c'est-à-dire de midi à trois heures. Bien entendu on peut enfreindre cette règle si, étant à la campagne, on a un bosquet ou un endroit ombragé à sa disposition, ou si même habitant la ville, on est à peu de distance d'un square ou d'un jardin public. Dans ces conditions le bébé doit vivre en plein air jusqu'à

6 heures du soir. Ne jamais dépasser cette heure et ne jamais faire sortir le soir l'enfant qui n'a pas encore trois ans. — Un bébé bien élevé doit être couché à 7 ou 8 heures.

A l'hygiène des sorties se rattache pour les grands enfants celle de l'exercice. Je ne suis pas partisan de leur interdire de s'ébattre pendant les heures chaudes de la journée. Du moment où nous les avons vêtus légèrement, de costumes de toile ou de coutil, que nous avons assuré leur tête contre les coups de soleil par un bon et large chapeau de paille, nous pouvons et même nous devons les laisser courir la campagne en liberté. Ils nous reviendront le teint hâlé et bronzé comme de vieux navigateurs, la peau rude et sèche. Qu'importe, c'est la vie et la santé qui courent sous ce hâle. Nous voulons en faire des hommes, n'est-ce pas? Eh bien, prenons-en les moyens et accordons à la nature ce qu'elle réclame impérieusement.

3° *Régime alimentaire.*

Dans les premiers temps de l'existence la nourriture est la même, quelle que soit la saison. La base en est toujours le lait, auquel on ajoute progressivement des panades ou des laitages. Au sujet du lait, j'insiste beaucoup auprès des jeunes mères pour que, le soir venu, elles vérifient son degré de fraîcheur. Beaucoup de diarrhées de nourrissons, même très soignés et très surveillés, sont dues au lait *tourné* que par mégarde, l'été, on introduit dans le biberon : aussi est-il d'une bonne précaution, quand on habite une petite ville, de se procurer, tous les soirs, du lait récemment trait qui soit affecté à la nuit. Dans les grandes villes et surtout à Paris, où c'est tout un problème de se procurer du lait même médiocre, les jeunes mères, pour empêcher son acidification devront y ajouter 5 grammes de bicarbonate de soude par litre.

A mesure qu'on se rapproche de la fin de la dentition, le régime alimentaire devient de plus en plus varié jusqu'à ce qu'enfin, l'enfant ayant de 30 à 34 mois et sa dentition étant complète, est mis à notre table. C'est à partir de ce moment que les conditions de saison doivent intervenir dans le régime.

En été l'alimentation doit être douce et légère. Ne pas donner d'aliments calorifiques et échauffants. Faire une part très restreinte à la viande, surtout au bœuf et au mouton. Donner des œufs, du poisson, des viandes blanches, du lait et des laitages, des légumes choisis (artichauts cuits, asperges, épinards). Pas de petits pois avant trois ou quatre ans. Pas de carottes, d'oignons, de poireau, de radis et de choux surtout dans la première enfance. Pas de fruits non plus, pendant cette période de l'existence, à l'exception de quelques grains de raisin bien sucré et bien doré. Les fraises ne seront autorisées qu'à partir de trois ou quatre ans, et encore en petite quantité, bien roulées dans du sucre et arrosées de vin pour en corriger la froideur. Les framboises seront données avec parcimonie à cause de leur acidité très prononcée. On se gardera pour la même raison des groseilles à grappes qu'à leur usage on convertira en confitures. Pas de cerises, non seulement à cause de leur mordant qui peut altérer les dents, mais aussi à cause de leurs noyaux, que les enfants s'empressent d'avaler, ne serait-ce que parce qu'on le leur défend. Les abricots, dont la chair est pulpeuse et serrée, la pêche dont la pulpe est froide, le melon dont l'indigestibilité est connue de tous, doivent être sévèrement interdits. Même défense pour les prunes, ordinairement trop ou trop peu mûres, pour les amandes et les marrons, les noix et les noisettes dont le tissu est beaucoup trop compact. — Mais alors, va-t-on me dire, aucun fruit n'est bon pour ces pauvres chéris. — Je ne vais pas jusque-là. Quelques quartiers de poire bien fondante ne peuvent pas faire de mal à un enfant qui commence à être grandet. De même quelques tranches d'une pomme bien choisie et bien mûre. Encore pendant l'hiver est-il préférable de leur donner ces fruits sous forme de compotes ou de confitures.

4° *Hygiène de la peau.*

Une règle de conduite qui doit être absolue c'est de ne jamais laver l'enfant à l'eau chaude mais toujours à l'eau *froide*.

C'est pendant l'été qu'on inaugurera cette méthode hydrothérapique sur laquelle j'ai l'habitude de tant insister. Le premier acte de la toilette, tous les matins, doit consister à donner au bébé une bonne douche froide. — Dans ce résumé je rappelle tout simplement que ce n'est pas d'emblée qu'on arrive à cette température, mais par une série de transitions doucement ménagées qui ne permettent pas à l'enfant de saisir la rigueur de cette méthode.

T. C.

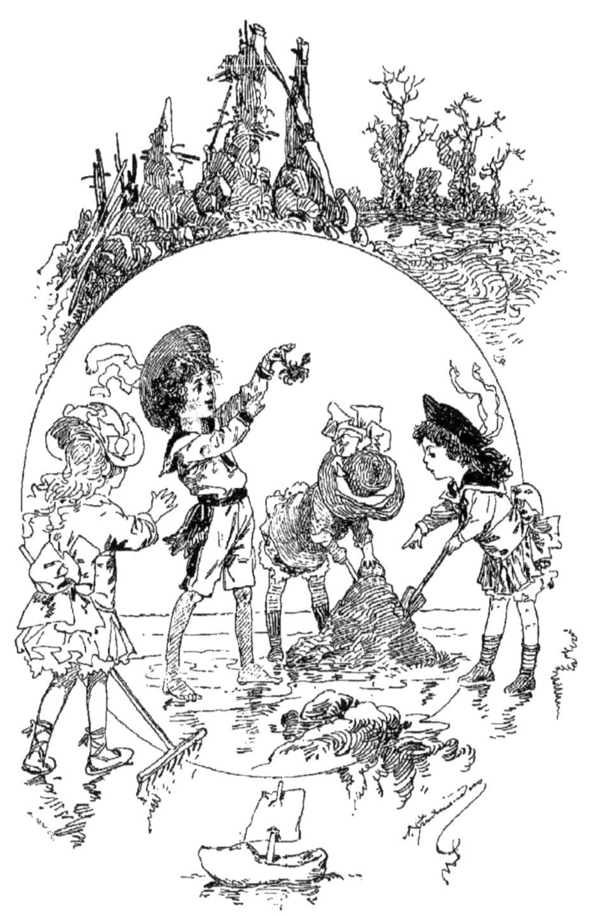

LES TAS DE SABLE

Les mamans ont dit à leurs gais troupeaux :
« Vous pouvez courir jouer sur la plage :
Mais, pas d'imprudence et que l'on soit sage !
Surtout n'allez pas quitter vos chapeaux... »

Et, sans écouter la fin du sermon,
Le vol des bambins a gagné la grève.
Tripoter dans l'eau, n'est-ce pas leur rêve ?
Les voilà grimpés sur le goémon.

Puis en un clin d'œil — car ils sont pressés —
Ils ont à peu près relevé les manches,
Épinglé le bas de leurs jupes blanches,
Et les pantalons se sont retroussés.

Les uns — les plus grands — sont à rechercher
Mille gros trésors. Chaque découverte
Fait battre les cœurs ; c'est une algue verte...
Un monstre tapi sous son lourd rocher...

Et si, par hasard, l'un d'eux peut saisir
Le crabe endormi sur un lit de mousse,
Chacun d'accourir, et la bande pousse
De grands cris d'effroi mêlés de plaisir.

Quant aux plus petits, moins aventureux,
Très graves, ils font des châteaux de sable,
Froncent le sourcil d'un air impayable
Et portent des tas énormes... pour eux.

Ils travaillent dur, garçonnets joufflus,
Rouges de bonheur, fillettes mutines...
« Eh bien, vous allez mouiller vos bottines ! »
Disent les mamans qu'ils n'entendent plus.

Enfin, c'est fini ! les tas sont bâtis
Et c'est un tableau dont l'âme est charmée
Que de voir la mer, la grande affamée,
Caresser les pieds de ces tout petits !

« Voici ma maison, — Voici mon jardin... —
— Viens donc voir, Henri, ma belle campagne.
— Et toi, Jean ? — J'ai fait comme une monta-
[gne !... »
Une grosse vague arrive soudain :

Plouf !... plouf... écroulé, l'objet de leur soin ! —
Bah ! c'était prévu : quels éclats de rire !...
Nos ingénieurs s'en vont reconstruire
Leurs palais branlants quelques pas plus loin.

Plus tard, vous voudrez bâtir, chers petits,
De riches châteaux d'aspect plus solide ;
Ainsi qu'aujourd'hui sous un flot perfide
Peut-être ils seront un jour engloutis !..

Puissiez-vous alors, quoique plus âgés,
Accepter ce coup du sort implacable,
Et recommencer votre tas de sable,
Sans être jamais plus découragés !...

CH. SIGAUD.

LE PAYEMENT DU SALAIRE DES NOURRICES

C'est un fait bien reconnu à notre époque que si on veut avoir de bons serviteurs, il faut les payer. Par ce temps de lutte pour l'existence, tout se réduit à une question d'offre et de demande, et c'est un véritable leurre de compter sur le dévouement pur et simple de ceux que nous prenons à notre service.

S'il est une classe de gens qui devrait être payée régulièrement et rubis sur l'ongle, c'est celle des nourrices : car enfin elles donnent à leurs nourrissons non seulement leur temps, mais encore avec leur lait leur sang et leur santé. Je sais ce qu'on va me dire. Elles s'affranchissent souvent de leur devoir, elles nous exploitent, nous mettent en coupe réglée et nous font chanter, elles violent perpétuellement leur contrat et exercent sur le pauvre nourrisson un tas de mauvais traitements justiciables des tribunaux.

Tout cela est vrai sans doute. Mais à qui la faute souvent, je vous le demande, si ce n'est aux parents qui rechignent pour envoyer le salaire ou qui ne l'expédient que par acomptes misérables ! Ne devraient-ils pas comprendre vraiment qu'en se conduisant ainsi, c'est à leur enfant qu'ils nuisent, que ce sera lui qui subira le contre-coup de la mauvaise humeur et de l'irritation croissante de la nourrice, que, pour se venger de ses parents dénaturés, on le sèvrera prématurément et on le soumettra à une atroce alimentation... à moins qu'on ne le laisse mourir purement et simplement de faim. — Il faut rendre cette justice au service de l'inspection que, depuis quelques années, il a beaucoup fait pour la protection des nourrissons, là où il a été organisé sérieusement, avec des garanties de compétence et de savoir. Malheureusement il est réellement impuissant dans cette question du payement du salaire des nourrices.

Rechercher par quels moyens on pourrait arriver à assurer le payement de ce salaire, c'est en réalité sauver de la mort un grand nombre de nourrissons : car *la nature des soins donnés à l'enfant est en relation directe avec la régularité du payement du salaire de la nourrice.*

Il serait intéressant de connaître annuellement quel est dans chaque département le nombre des réclamations faites par les nourrices, directement ou indirectement, auprès de l'autorité administrative, sur quelles sommes elles portent, quel est l'état civil des enfants, quelle est la position sociale des parents, quelle est la suite donnée devant les tribunaux aux poursuites, quel rôle l'administration a à remplir dans cette question, quelles réformes relatives à chaque département on pourrait instituer en cette matière. Malheureusement cette statistique n'a été faite pour aucun département, sauf partiellement pour celui de la Seine. Il me semble utile à ce sujet d'exposer, d'après le rapport de M. le préfet de police, les constatations très intéressantes qui ont été faites pour les six derniers mois de l'année 1883.

I. Le nombre des réclamations faites annuellement à la préfecture de police pour cause de non-payement atteint environ 2.000. Ah ! croyez-moi bien, ce n'est pas une petite affaire pour une nourrice de réclamer le payement de son salaire ! Il lui faut souvent une rude vertu pour mener jusqu'au bout l'instance en revendication d'honoraires. « Je suppose qu'une nourrice n'est plus payée de ses frais d'élevage, ou a perdu les traces des parents de son élève : lassée des vaines promesses de ses débiteurs, elle se décide à réclamer l'intervention administrative, et pour cela s'adresse à la préfecture de police, soit directement, soit par l'intermédiaire du maire de sa commune. Déjà auparavant elle a fait bien des démarches auprès de ce dernier pour l'amener à s'occuper de son affaire. Enfin l'administration est saisie, la re-

cherche ou l'intervention demandée s'effectue et le résultat est transmis à l'intéressée.

Si les parents n'ont pu être retrouvés, s'ils ont déclaré être dans l'impossibilité absolue de continuer le payement des frais d'élevage, il semble que la nourrice n'ait qu'un parti à prendre : se séparer le plus tôt possible d'un enfant qui, au lieu de lui rapporter le bénéfice sur lequel elle était en droit de compter, va devenir pour elle une lourde charge. Il n'en est rien cependant : cette femme, mue par des sentiments, tantôt d'affection, tantôt de lucre, refuse de se séparer de son élève et de s'imposer le sacrifice immédiat, mais peu important cependant, que lui coûterait le renvoi du nourrisson, soit à sa famille, soit à l'hospice dépositaire ; non, elle préférera le garder sans être payée, sans recevoir aucun vêtement pour son entretien, elle le gardera ainsi des mois entiers, des années même, plutôt que de le rendre *sans avoir été au préalable intégralement désintéressée.*

Persuadée que l'enfant est le gage de sa créance, qu'en s'en séparant elle perd tout espoir de recouvrement et semble, en quelque sorte, renoncer à ses droits, elle se refusera à le rendre, même parfois aux parents qui viennent le rechercher. Et, chose malheureuse, il se trouve encore dans les campagnes des maires qui, loin d'éclairer leurs administrés sur la valeur de leurs droits et les moyens de les faire reconnaître par les tribunaux, les encouragent dans ces idées et refusent leur appui aux parents victimes d'aussi inqualifiables prétentions.

Cette situation cependant ne peut se prolonger indéfiniment ; qu'arrive-t-il alors ? Le maire ou la nourrice après s'être adressé souvent plusieurs fois à l'administration, à des intervalles plus ou moins éloignés, finit par suivre le conseil qui lui a été donné *dès le premier jour,* c'est-à-dire écrit au préfet de son département pour le prier d'autoriser l'admission provisoire, à l'hospice dépositaire, du nourrisson abandonné. Mais le préfet, soit insuffisance de renseignements, soit crainte de voir l'enfant rester définitivement à la charge de son département, ne prend pas toujours une décision immédiate. Il s'adresse parfois à la préfecture de police et sollicite, de son côté, une nouvelle intervention et de nouvelles recherches ; puis, le résultat connu, il écrit ensuite à l'Assistance publique pour la prier de reconnaître les droits de l'enfant à l'assistance de la Seine, commune d'où il dépend, si celui-ci est né dans ce département et s'il paraît y avoir son domicile. — Comme toutes ces démarches prennent généralement beaucoup de temps, l'Assistance publique, espérant de son côté que les parents seront retrouvés ou reviendront à de meilleurs sentiments, demande, elle aussi, à la préfecture de police une nouvelle enquête destinée surtout à déterminer le domicile de ce secours, quand il y a incertitude. Enfin ce domicile est établi : l'Assistance publique a reconnu les droits et autorisé le rapatriement de l'enfant. — Ce n'est guère qu'à ce moment que la nourrice recevra l'invitation de déposer l'enfant à l'hospice le plus voisin ; jusqu'alors et pendant tout ce temps le nourrisson est resté pour elle une lourde charge dont personne ne l'indemnisera. Elle n'aura pas même la satisfaction, souvent sollicitée, de continuer à garder cet enfant auquel elle s'est peut-être attachée, en recevant simplement la rétribution modique que l'Assistance alloue aux nourrices de ses élèves. Les règlements s'opposent, en effet, à ce que l'enfant abandonné reste chez sa première nourrice, même en *cas de décès des parents !!*

Cette situation que je viens d'exposer en me servant du rapport de M. le *préfet de police*, explique le très grand nombre des réclamations faites et le chiffre élevé des sommes sur lesquelles portent ces réclamations.

Dans le prochain numéro je terminerai l'examen de cette question d'assistance sociale.

ALBERT MEURGÉ,
Avocat à la Cour d'appel de Paris

CHUTE DU RECTUM CHEZ LES ENFANTS

Les enfants sont très exposés à cet accident fort léger en lui-même, mais qui, par sa répétition, peut leur créer une infirmité véritable. La chute du rectum survient souvent à la suite de diarrhées prolongées, mais un simple relâchement de la muqueuse de la fin de l'intestin peut aussi, en dehors de tout état maladif, contribuer à le produire ; les mères exagèrent sans doute l'influence des cris exagérés sur sa production, mais on ne saurait cependant dénier toute influence à cette cause. Quoi qu'il en soit, il faut savoir remédier à cet accident et en prévenir, autant que possible, la reproduction. Pour remplir le premier but, on procède de la façon suivante : un linge enduit de cérat d'un côté est appliqué par cette face sur la tumeur formée par l'intestin et on enfonce l'index à son centre de façon à en encapuchonner ce doigt, il pénètre dans la cavité de l'intestin et le réduit ; dans quelques cas, on réussit mieux en appliquant les doigts étalés de chaque côté et en repoussant et réduisant la muqueuse avec les pouces. Un lavement froid doit être donné aussitôt après la réduction, et si l'intestin tend à ressortir il convient d'appliquer sur l'orifice anal un tampon d'ouate cousue en pelote dans du linge et maintenu par une bande passant entre les cuisses. M. Bouchut, renouvelant le conseil d'Underwood, recommande de maintenir le pourtour de l'anus avec deux doigts placés de chaque côté pendant que l'enfant sujet à cette incommodité va à la selle pour empêcher la muqueuse de sortir, et il conseille de donner à l'enfant, à ce moment, une position telle que ses pieds ne touchent pas le sol.

Dʳ J.-B. FONSSAGRIVES.

Le Gérant : Dʳ G. LEFEBVRE.   Paris, Imp. de la Soc. de Typ. — NOIZETTE, 8, r. Campagne-Première

LA MÈRE ET L'ENFANT

Journal illustré de la première enfance

CAUSERIE DU DOCTEUR

LE COUVAGE ET LE GAVAGE DES NOUVEAU-NÉS.

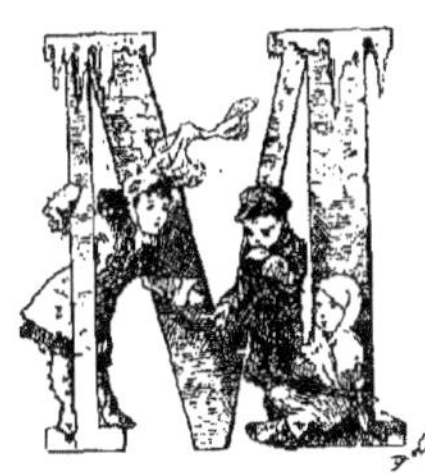

ONSIEUR le Professeur Tarnier, qui, comme vous le savez, mes chères lectrices, est l'un des plus brillants représentants de l'art obstétrical contemporain, M. Tarnier vient d'acquérir des droits à notre reconnaissance à tous.

Vous figurez-vous que l'honorable professeur d'obstétrique de la Faculté de médecine de Paris fait couver les bébés comme les éleveurs les petits poulets.

Vous savez toutes, mes chères lectrices, en quoi dans la nature consiste le *couvage*, encore appelé *incubation*. En vous promenant dans la campagne vous avez toutes vu la mère poule, l'œil étincelant et vainqueur couchée sur l'œuf qu'elle a émis d'elle-même.

L'œuf chauffé par sa chaleur subit des transformations très curieuses : dans le jaune apparaît peu à peu une tache plus ou moins opaque qui se développe progressivement : c'est l'*embryon*. Quand l'œuf a passé trois ou quatre jours sous la poule, l'embryon a déjà pris un certain accroissement. Il arrive un jour, jour solennel, où le petit poulet avide d'air et d'indépendance casse sa coquille du bout de son bec et sort de sa prison en trébuchant.

Tel est le procédé naturel. Ai-je besoin, mes chères lectrices, de vous rappeler par combien d'obstacles il peut être arrêté? C'est le froid atmosphérique, qui, plus fort que la chaleur de la femelle, empêche toute incubation ; c'est, malgré toutes les précautions prises de sa part pour les acher, un animal quelconque (cet animal étant parfois l'homme), qui vient subtiliser ses œufs pour s'en nourrir. Aussi, il y a de cela bien des siècles, a-t-on pensé à couver *artificiellement* les œufs de poulet. Vous avez toutes vu, à l'Exposition de 1878, ces merveilleuses couveuses munies de *régulateur*, à seule fin d'obtenir cette température de 38 à 39° centigrades, que l'on a reconnu être nécessaire à la réussite de l'opération.

Je parie que ce sont ces couveuses qui ont donné l'idée à certains médecins et à M. Tarnier lui-même d'en étendre l'application aux petits poulets *humains*.

Quoi qu'il en soit, à l'une des dernières séances de l'Académie de Médecine, on a vu M. Tarnier arriver avec un poulet, je me trompe, avec un bébé sous chaque bras.

Si le public était intrigué, vous pouvez le penser.

— Ah çà, qu'est-ce que nous veut donc Tarnier avec ces deux mioches, disaient les honorables académiciens en se promenant dans la salle des Pas-Perdus.

Tarnier riait dans sa barbe, de ce bon rire large et franc qu'ont les gens de la Côte-d'Or égarés sur l'asphalte de Paris.

Quand la salle fut au complet, mon éminent confrère se dirigea vers la tribune, l'un de ses poupards, non plus sous le bras cette fois, mais dans les bras :

« Messieurs, dit-il, voyez cet enfant : il a été apporté de la Ville à la Maternité le 23 mai, le troisième jour après sa naissance. Son poids, qui, au premier instant, était de *1100 grammes*, était tombé alors à 1.000 grammes (1) On l'introduisit

1. Nous rappelons à nos lectrices à ce sujet qu'immédiatement après sa naissance, l'enfant perd de son poids sous l'influence de l'évacuation du méconium et

dans une couveuse, on le gava toutes les heures avec 8 grammes de lait seulement. Dans les intervalles, la nourrice lui faisait tomber dans la bouche quelques gouttes de lait. Il commença à pouvoir téter seul le douzième jour : et cependant on continua encore à le gaver pendant 4 jours. A partir du 13 juin, il fut nourri exclusivement au sein. Le 5 juillet, il fut retiré de la couveuse. Il pèse actuellement 1.500 grammes.»

Ici M. Tarnier s'arrêta, pendant quelques secondes pour mettre son poupon dans les bras paternels de l'huissier de service. En ayant reçu le second, il continua ainsi :

« Voyez maintenant celle-ci, car cette mignonne petite personne est une demoiselle. C'est même une jumelle, née le 8 juin à la Maternité, au sixième mois de grossesse de sa mère. Son poids, au moment de sa naissance n'était que de 1.029 grammes, c'est-à-dire le poids moyen d'un enfant d'un peu plus de 5 mois. Tout faisait croire, en effet, que le récit de la mère était exact et que cet enfant n'avait pas plus de six mois. Sa chair était comme transparente, comme gélatineuse : c'était un petit être qui paraissait à peine formé. Comme il est arrivé à celui de tout à l'heure, le poids descendit rapidement jusqu'à 850 grammes.

« Cette respectable petite personne avait été placée dans la couveuse, et, toutes les heures, pendant les quatre premiers jours, on la gavait avec 8 grammes de lait. Du 12 juin au 5 juillet, on ne pratiqua le *gavage* que toutes les trois heures avec seize grammes de lait, et dans l'intervalle on faisait tomber quelques gouttes de lait dans la bouche.

« A partir du 5 juillet cette enfant téta ; le 20 juillet on la retira de la couveuse. Aujourd'hui elle a 6 semaines ; elle ne pèse encore que *955*

grammes. Mais elle a pris des forces et il faut espérer qu'elle vivra »

Que dites-vous de cela ? mes chères lectrices. N'est-ce pas que c'est beau de faire revenir ainsi à la vie de pauvres petits avortons, de pauvres petits grelotteux, condamnés presque fatalement à la mort.

Il faut avouer qu'il y a des gens qui ne sont jamais contents. Deux membres très distingués de l'honorable Compagnie, MM. Blot et Féréol, ont argué à leur collègue qu'on pouvait arriver au même résultat en entourant les bébés de ouate et de bouteilles d'eau chaude et en leur faisant verser d'heure en heure dans la bouche une seule cuillerée de lait de femme.

Ce à quoi M. Tarnier a répondu très justement qu'avant l'application de la couveuse à l'hygiène infantile, on parvenait sans doute à élever des enfants nés avant terme : mais en quelles minimes proportions et avec combien de difficultés ! Et puis, combien infidèle est la ouate, qui, au demeurant ne change pas la température de l'air respiré par l'enfant ! Parlez-nous de la couveuse sous ce rapport : c'est un appareil toujours égal et uniforme dans son action.

Voilà qui est donc bien entendu, M. Tarnier, en systématisant l'emploi de la couveuse, vient de rendre un service inappréciable à l'hygiène infantile. Comme l'a parfaitement dit le D' Bergeron, qui présidait cette séance, on ne saurait trop remercier M. Tarnier d'avoir appelé l'attention sur des procédés d'élevage susceptibles de conserver à la France quelques enfants de plus.

Quand on est pauvre, comme nous le sommes, à ce point de vue, il n'y a pas de petites économies, ni de petits bénéfices. Voilà à quelles extrémités, au point de vue de la population, nous sommes aujourd'hui réduits en France.

Ayant l'intention de revenir dans quelque temps sur cet intéressant sujet de l'élevage des enfants nés avant terme et sur la description de la couveuse *humaine*, je ne vous en dis pas plus long aujourd'hui, mes chères lectrices. J'ai voulu seulement vous faire toucher du doigt l'un des côtés les plus actuels de l'hygiène infantile.   D' CARADEC.

---

de l'urine, ainsi que par les éliminations qui se font par la peau et les poumons. Cette diminution de poids se poursuit pendant les trois ou quatre premiers jours de la vie : elle est, en moyenne, de 113 grammes pour le premier jour, et en tout, de 200 à 300 grammes ; elle cesse à partir du troisième ou du quatrième jour : l'enfant commence alors à augmenter de poids ; il atteint de nouveau son poids initial le dixième jour. (N.D.L.R.)

MÉDECINE MATERNELLE

LE FURONCLE

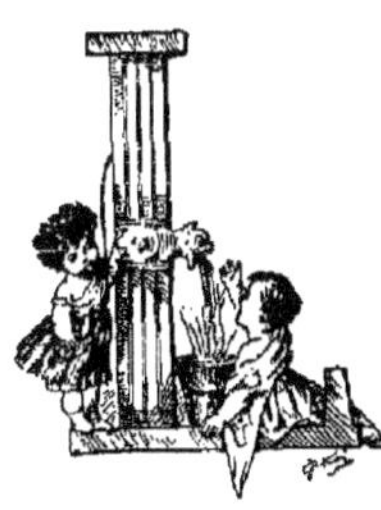

E *furoncle* ou *clou* est un accident très fréquent dans la première et dans la seconde enfance. C'est un de ces incidents morbides que les mères n'hésitent pas à traiter elles-mêmes, avec une assurance et un aplomb qui me surprennent : ce en quoi elles ont parfaitement tort ; car non seulement la maladie peut se prolonger indéfiniment entre leurs mains, mais encore elle peut se compliquer et donner lieu consécutivement à un étalage plus ou moins désagréable de cicatrices rayonnées et mates.

Ces réserves étant faites, il me semble utile de faire connaître aux mères de famille dans quelles conditions paraissent les furoncles, comment ils se présentent à l'œil, comment ils doivent être prévenus et comment on doit les traiter en attendant le médecin.

Neuf fois sur dix, le furoncle apparaît chez les enfants dont l'alimentation est forcée et de beaucoup supérieure aux nécessités et aux exigences de l'organisme. Il se rencontre surtout chez ceux qui, de bonne heure, sont soumis au régime *dit* d'engraissement et de richesse, dans lequel figurent le vin, le café noir, les viandes noires et faisandées, et d'une manière générale tous les aliments azotés. On signale aussi sa présence chez les bébés à qui on donne le biberon, sans soins et sans précautions, à intervalles si rapprochés qu'ils n'ont pas le temps d'assimiler convenablement le lait.

On le voit venir encore chez les enfants doués d'une certaine forme de tempérament *dit arthritique*, qui ont dans leurs antécédents un ou plusieurs parents goutteux. Dans ce cas le furoncle est précédé d'autres signes sur lesquels je dirai un mot tout à l'heure.

****

Quelle que soit la cause qui le provoque, le furoncle se distingue facilement de toute autre éruption. Il est constitué par une tumeur circonscrite, d'abord très dure, puis de plus en plus molle et se terminant par un petit point blanc qui est le prélude de la sortie d'un flocon mortifié (*bourbillon*).

Il arrive souvent que ces furoncles sont en très grand nombre et s'étalent successivement sur une région, de manière à se perpétuer indéfiniment. On dirait, et le fait a été vérifié expérimentalement, que leur contenu, doué de propriétés virulentes et septiques, s'inocule par semis successifs.

****

Quelques détails maintenant sur la manière de prévenir les furoncles.

L'hygiène a ici une importance toute particulière. Je résume en quelques lignes les éléments dont elle se compose.

Soumettre l'enfant à une alimentation rigoureusement proportionnée à son système dentaire, à son âge, et surtout à son tempérament. En pareil cas le tempérament arthritique s'annonce dès le plus jeune âge, par des signes irrécusables, qui ne peuvent tromper l'œil maternel. On s'aperçoit que l'enfant a souvent ses drapeaux parsemés de grandes plaques rouges. Si on regarde au fond du vase de nuit, et je dirai en passant qu'il est toujours utile de faire uriner l'enfant dans un vase séparé, on voit des grains rouges qui roulent comme du sable. On remarque que pendant ces crises l'enfant est dolent, somnolent, quelquefois triste, sans appétence pour le sein et pour les aliments qu'on lui présente. Si on lui fait tirer la langue, on la voit blanche et sèche. — Cet état de santé est très fin et très délicat ; il passe souvent inaperçu des médecins ; les mères vivant en contact constant avec leurs enfants, étudiant toutes leurs réactions, doivent apprendre à le reconnaître pour attirer sur lui l'attention du médecin. Si cette attention n'est pas attirée à temps et si les troubles de désassimilation ne sont pas enrayés de bonne heure, on voit paraître à l'horizon une série de manifestations morbides, et parmi elles les croûtes laiteuses et les furoncles.

Les enfants dotés de ce tempérament doivent être sevrés tard, doivent être laissés longtemps au lait. Quand la dentition est complétée, il convient de les nourrir de poissons, de viandes blanches, de laitages et de légumes légers. D'une manière générale on leur donnera peu à manger et on les fera toujours rester sur leur appétit.

On ne leur donnera presque pas de viande noire (mouton et bœuf) : quand on leur en servira on la hachera, on la pilera, on la réduira en purée, afin qu'elle soit presque fluidifiée et dans les meilleures conditions d'absorption possibles. Le vin pur sera sévèrement interdit, le café noir aussi. On leur coupera leur vin de temps à autre avec de l'eau de Vals, ou avec de l'eau de Vichy, ou bien, ce qui est moins coûteux et vaut tout autant, on mettra une bonne pincée de bicarbonate de soude dans chaque timbale d'eau et de vin.

Pour prévenir l'apparition des furoncles chez les enfants doués de ce tempérament on leur fera faire beaucoup d'exercice et, dès que leur âge le permettra, on les soumettra à un entraînement progressif par la gymnastique.

Les soins de la peau ont chez eux une importance et une valeur toute particulière : car de son intégrité et de sa vitalité dépend souvent l'exact fonctionnement et l'énergie d'absorption des organes digestifs. Les frictions sèches, jointes aux lotions aromatiques froides, doivent intervenir méthodiquement pour assurer le bon état du revêtement cutané.

Il faut bien veiller à la liberté du ventre chez ces enfants et avoir recours, le cas échéant, à toute la série des laxatifs légers.

J'arrive maintenant au traitement des furoncles et je rappelle ce fait : que le contenu du furoncle a une propriété virulente, qu'inoculé il se reproduit identiquement lui-même et que par conséquent il est de toute nécessité, *de le soigner de bonne heure et de le soigner intelligemment.*

Les mères de famille se garderont donc avec soin de toutes ces pommades, et de tous ces arcanes qu'on conserve religieusement dans certaines familles, de ces remèdes de commères et de portières, de ces onguents dits maturatifs, qui agissent à peu près comme cautères sur une jambe de bois. Leur intervention se bornera à tremper la partie enflammée dans un bain émollient et à la recouvrir de cataplasmes phéniqués. On aura soin de ne pas laisser traîner les épingles servant au pensement ; car, si un autre enfant de la famille se piquait avec l'une d'elles, il courrait grand risque de s'inoculer la maladie. Le moment venu, les mères de famille laisseront le médecin ouvrir l'abcès furonculeux avec une lancette, se persuadant bien que la cicatrice produite de ce chef sera beaucoup plus limitée, beaucoup mieux circonscrite que si l'abcès s'ouvrait spontanément, usant, décollant peu à peu la peau et semant des furoncles tout autour de lui.

Dr CRIMAIL,
Chirurgien en chef de l'Hôtel-Dieu de Pontoise.

L'HYGIÈNE ET LA MÉDECINE MATERNELLE DE LA TÊTE

CHEZ LES ENFANTS [1]

J'ai terminé l'article précédent en promettant de compléter le sujet par l'étude de l'hygiène de la tête pendant les maladies. Je vais le faire aujourd'hui et je terminerai par la description des maladies qui peuvent affecter le cuir chevelu.

2° Hygiène de la tête pendant les maladies.

Je n'ai pas besoin de faire à mes lectrices une description de l'état des cheveux chez un

[1]. Voir le numéro de juillet.

enfant pendant une longue maladie. Collés par la sueur, emmêlés et mis en désordre par les mouvements incessants, ils deviennent bientôt une gêne et une souffrance pour le petit malade. C'est au début de la maladie, alors que les forces n'ont pas encore baissé, qu'on peut prévenir ces inconvénients.

Je conseille d'enfermer la chevelure des fillettes dans une résille à mailles, tout en veillant à ce que l'élastique contentif ne comprime pas trop la tête. Pour les petits garçons, j'ai l'habitude de faire donner de larges coups de ciseau, de manière à ce que l'air puisse y circuler pendant la maladie.

Doit-on peigner un enfant malade ?

En pareille matière, tout dépend de la longueur et de la gravité de la maladie.

Si l'enfant est plongé dans une prostration complète, si la maladie dure déjà depuis un certain temps, ce serait vraiment folie d'ajouter un élément de faiblesse à tous ceux qui existent déjà. Mais si l'enfant conserve des forces relatives, s'il continue à s'alimenter un peu, si la maladie est légère et n'a que quelques jours de durée, on peut parfaitement continuer à le peigner tous les jours.

Je suis d'un pays où non seulement il est admis qu'un enfant ne doit pas être peigné pendant une maladie, mais où encore il est de tradition dans les couches populaires de respecter les parasites de la tête. J'ai vu à ce sujet de ces spectacles ignobles et repoussants dont j'épargnerai la description à la délicatesse de mes lectrices. Loin de laisser le champ libre aux parasites, il faut poursuivre leur destruction avec la dernière rigueur. Ce n'est pas le moment de détailler tous les moyens qui sont utilisés en pareil cas. Je rappelle seulement que les soins habituels de propreté, au besoin la projection de la poudre de staphysaigre entre les mèches de cheveux, suffisent pour chasser l'ennemi.

3° *Maladies du cuir chevelu chez les enfants.*

La première en date est cet impétigo (croûtes laiteuses, eczéma impétigineux, etc.), dont je poursuivrai l'étude avec plus de détails quand je traiterai de l'hygiène et des maladies de la face.

Je me contente seulement de détacher du sujet ce qui concerne particulièrement la localisation au cuir chevelu. Dès lors que l'impétigo s'est fixé sur le cuir chevelu, il entrave la nutrition du bulbe, emmêle les cheveux par paquets et prépare la venue des poux.

Le traitement qui convient en pareil cas consiste à recouvrir la tête de l'enfant d'un bonnet de taffetas gommé ciré, doublé intérieurement de toile fine. L'application de ce bonnet pendant un jour détermine à la surface de la tête un bain de vapeur qui ramollit les croûtes et en prépare la chute. Quand on connaît bien le maniement de ce bonnet, on réussit à arrêter l'impétigo au début.

Il est une affection qui dans le monde est souvent confondue avec l'*impétigo*, c'est la *teigne*. Dieu en préserve vos enfants, mes chères lectrices ! mais comme il peut se faire qu'en dépit de toutes les précautions ils en soient atteints, je vais en quelques lignes vous décrire cette maladie et vous dire quels moyens vous devez lui opposer.

Je viens de dire que le public profane confondait souvent *impétigo* et *teigne*. Je ne veux pas exposer à mes lectrices les caractères différentiels de l'une et l'autre affection ; de ces caractères j'en retiens un seul, que je trouve indiqué dans les *Odeurs du corps humain* de mon distingué confrère le Dr Monin. « Dans la *teigne faveuse*, dit-il, la tête sent l'*urine de chat* ; dans l'*impétigo* elle rappelle la senteur du *lait tourné*. »

Il y a plusieurs espèces de teigne : mais la plus commune chez les enfants est la teigne *faveuse*. Pourquoi faveuse ? Parce qu'elle consiste en un semis de petits godets (*favus*) juxtaposés, constitués par une couronne épidermique, avec dépression centrale qui, lorsqu'elle tombe sous l'influence d'un cataplasme ou d'un bain de vapeur, laisse voir le derme (partie essentielle de la peau) irrité et enflammé.

Ce qu'il est vraiment curieux de constater c'est que ces godets ne sont autre chose qu'un ramassis de champignons auxquels les savants ont donné le nom d'*Achorion Schœnleinii*.... *Schœnleinii* du nom de *Schœnlein* (de Berlin), qui a découvert le champignon en question.

Toutes les lectrices de ce journal savent à quel point l'attention est attirée aujourd'hui sur les maladies parasitaires et microbiennes. Toutes les fois que sur un point quelconque du corps on découvre l'existence de parasites, on peut affirmer qu'il y a là une affection contagieuse. — Inversement, quand une maladie est contagieuse, on est en droit de rechercher le parasite ou le microbe qui en est le point de départ. On ne le trouve pas tout de suite, car volontiers il se dérobe aux investigations : mais étant donnée la direction actuelle de la science et les résultats déjà obtenus dans cette voie, on peut affirmer qu'on le trouvera un jour.

La teigne faveuse n'échappe pas à ces conditions. C'est une maladie *parasitaire*, c'est une maladie *contagieuse* et *transmissible* au premier chef. Un courant d'air arrive, cueille sur la tête du petit teigneux des spores de champignons, les dépose délicatement sur la tête de votre enfant et il n'en faut pas plus pour que la maladie y prenne racine. Seulement nous touchons ici du doigt l'importance de l'hygiène et des soins quotidiens.

Si la tête de l'enfant est soignée et tenue en bon état, ces spores peuvent bien ébaucher un commencement de développement, peuvent bien laisser leur signature, là où ils ont passé : mais jamais, au grand jamais, ils n'arriveront à constituer cette calotte infecte et hideuse qu'on voit chez quelques pauvres petits malheureux. C'est chez les enfants abandonnés, vivant dans la malpropreté, chez qui avec un soin jaloux on respecte crasse et poux, qu'on voit fleurir la teigne dans toute sa beauté. Notre époque a la passion de l'égalité ; mais vraiment ce serait pousser cette égalité un peu loin que de laisser jouer vos mignons avec ces petits malpropres ou avec ces malades. L'école, quand elle n'est pas surveillée, joue ici un rôle vraiment désastreux, je dois le dire. Voilà pourquoi il serait à désirer que l'institution des médecins-inspecteurs se généralisât dans toutes les villes.

Que doivent savoir les jeunes mères au sujet du traitemnt de la teigne?

Assez, pour ne pas s'égarer sur une fausse piste, pour ne pas se remettre à des commères ou à des charlatans vulgaires du soin de guérir cette affection. Elles doivent bien se mettre dans la tête que c'est une vraie bataille qu'elles vont livrer pour l'anéantissement de ce végétal incommode.

L'un des premiers moyens consiste à découvrir l'ennemi et à le mettre à nu derrière les obstacles où il se cache. Ces obstacles, ce sont les cheveux imbriqués les uns dans les autres, ce sont les croûtes stratifiées qui souvent les englobent. Les cheveux, on commence par les couper. Quant aux croûtes, on les fait tomber soit avec une douche de vapeur, soit avec un cataplasme, soit avec un bonnet de toile gommé ciré. — Dès lors, l'ennemi est à nu et on peut aller de l'avant. Ce serait se lancer sur une fausse piste que d'avoir recours à quelqu'un de ces onguents, de ces pommades ou de ces eaux préconisées à la quatrième page des journaux pour la guérison de la teigne. Quand les croûtes sont tombées, voici le traitement qui est suivi dans notre grand hôpital Saint-Louis ou à l'hôpital des Enfants malades. Deux fois par jour on lave la tête de l'enfant à l'eau chaude et au savon noir, puis on la mouille avec une solution de sublimé à 1 gramme pour 250 grammes d'eau et on la revêt de pommade au turbith minéral. Mais ce n'est pas tout. Il faut encore, il faut surtout avoir recours à l'épilation, et c'est ici vraiment que les mères peuvent intervenir intelligemment dans le traitement et aider l'action médicale.

Il existe deux méthodes pour faire l'épilation:

L'une est celle de la *calotte*. Elle consiste à couper les cheveux aussi ras que possible et à revêtir la tête d'un emplâtre de poix de Bourgogne. De cette manière les cheveux se trouvent captifs dans cette calotte. Il ne reste plus qu'à la faire tomber et qu'à entraîner les cheveux avec elle.

Par la description que je viens d'en faire, on voit que c'est là un procédé infidèle, brutal et douloureux, qui n'est plus employé que dans quelques hôpitaux de petite ville où le progrès ne pénètre que lentement.

La seule méthode d'*épilation* qui doive aujourd'hui être employée est celle de l'épilation à la *pince*. Elle consiste à isoler chaque cheveu *malade* ou *suspect* et à l'arracher d'un coup sec. Les mères, quand on leur a montré la manière de faire, ont une adresse et une légèreté de main précieuse à utiliser. Cette épilation à la pince ne doit pas se faire tous les jours, mais seulement à des distances espacées, par exemple tous les 12 ou 15 jours.

Une bonne précaution que j'indique en terminant, est de recouvrir la tête des petits teigneux d'un bonnet de toile. Si on ne prend pas ce soin, la coiffe ou l'intérieur des chapeaux s'incrus-

tent de champignons qui resèment la maladie.....
et c'est perpétuellement à recommencer.

A côté du traitement externe, il est utile
d'instituer un traitement général qui soutiendra
les forces du petit être. L'huile de foie de
morue, les vins fortifiants et reconstituants,
les arsenicaux en font les frais. Je n'insiste pas,
le terrain sur lequel j'entre dans le moment
étant de la compétence exclusive du médecin.

Pityriasis.

Le pityriasis que je vais étudier maintenant
n'a rien de l'aspect repoussant des maladies
précédentes ; mais c'est une affection désagréable entraînant à sa suite des gênes et des
malaises. Qu'est-ce que le *pityriasis ?*

Mes lectrices ne sont pas obligées de savoir
le grec : aussi elles me permettront de leur
donner l'étymologie du mot *pityriasis*. Il est
dérivé du substantif grec πιτυρον qui signifie
son. Le terme n'est pas mal choisi, le pityriasis
étant essentiellement constitué par de petites
squames ou écailles se détachant du cuir chevelu sous forme de lamelles ou de poussières
analogues à celles du son ou de la farine. En
général ces lamelles ou ces poussières tombent
sous l'influence du grattage : car c'est un des
caractères du pityriasis, qu'il est essentiellement démangeant. Il y a plusieurs variétés de
pityriasis : mais on n'en rencontre guère qu'une
seule chez les enfants : c'est le *pityriasis blanc*
simple, que dans le public on appelle généralement *dartre farineuse.*

Les jeunes mères m'écrivent souvent dans
des cas semblables pour me demander s'il n'y
a pas probabilité que les cheveux de l'enfant
tomberont. Je leur réponds qu'il est très fréquent de voir le phénomène se produire, le
cheveu devenant sec, grêle et cassant, mais je
me hâte en même temps de les rassurer,
attendu qu'il y a une telle vitalité chez les
enfants que les cheveux ne tardent pas à repousser avec vigueur.

Au point de vue de l'époque d'apparition du
pityriasis, je souligne ce fait curieux qu'il survient surtout au moment de la première et de
la seconde dentition.

Comment le traiter ?

Les mères doivent intervenir dans le traitement et savoir dans quelle mesure elles doivent
user de l'outillage servant à l'entretien et à la
toilette de la chevelure.

Je répète que les cheveux dans le pityriasis
sont secs et cassants, et j'ajoute que leurs raci-
nes sont adhérentes aux pellicules, ce qui fait
que le cheveu tombe au moindre tiraillement.
On comprend tout de suite que ce n'est pas le
cas d'employer le peigne fin qui en râtissant le
cuir chevelu pourrait bien aussi du même coup
râtisser les cheveux. Du démêloir lui-même on
ne se servira qu'avec grande précaution. C'est
la brosse qui sera le plus utile pour éparpiller
les pellicules et nettoyer la surface de la tête,
à condition de s'en servir avec douceur.

Restent maintenant les soins médicamenteux.

Comme bien l'on pense, on a inventé à ce
sujet une foule de pommades et d'eaux plus ou
moins merveilleuses sur lesquelles j'aime mieux
faire le silence.

Je ne connais qu'un moyen de débarrasser
la tête des enfants de ces vilaines pellicules,
c'est de séparer la chevelure en mèches et de
frotter légèrement le cuir chevelu avec une
solution alcaline, ayant par exemple la formule
suivante :

Sous-carbonate de soude ou de potasse.   4 gr.
Eau de mélisse.   10
Eau 500

Je viens de passer en revue tout ce que les
mères doivent connaître au sujet de l'hygiène
et des maladies du cuir chevelu. Ce que j'ai fait
pour la tête, je le ferai bientôt pour la face qui,
elle aussi, prête à des considérations d'hygiène
très intéressantes.

Dr CARADEC.

LE PAYEMENT DU SALAIRE DES NOURRICES [1]

II

Rapport en main, je vais maintenant examiner le taux approximatif des sommes réclamées.

à grossir ce chiffre, il en est qui ont dépassé l'âge de deux ans et qui ont continué à rester chez leur éleveuse, que les réclamations por-

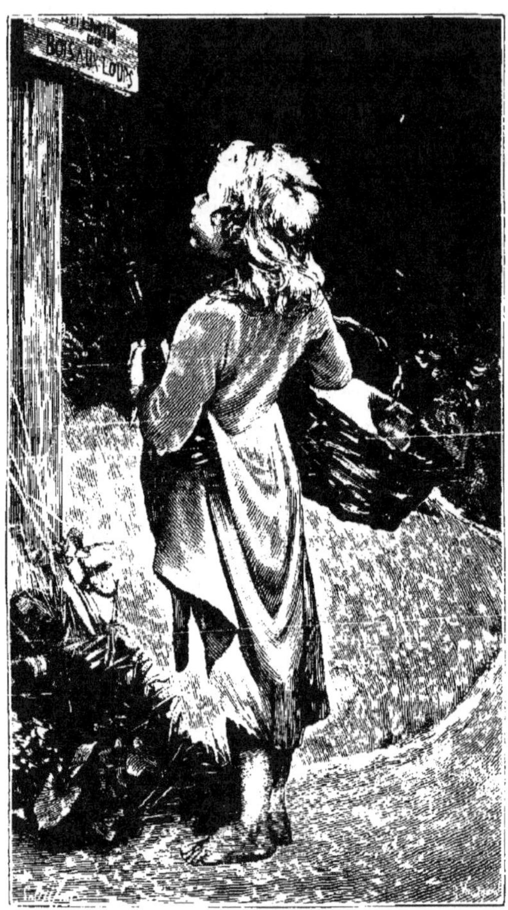

Expoliation, dessin de Scott (?).

M. le préfet de police l'évalue à 250,000 francs environ par an pour le département de la Seine, tout en faisant observer que, parmi les enfants dont les mois de pension impayés ont contribué

tent parfois sur des frais de maladie et d'inhumation. Mais la plus forte partie de la somme consiste surtout en des mois de nourrice échus.

1. Voir numéro d'août.

et le plus souvent encore il ne s'agit pas d'une dette ancienne, mais d'une dette courante. ... nombre de ... dont le taux s'élève à 500 francs ... par an et même ...

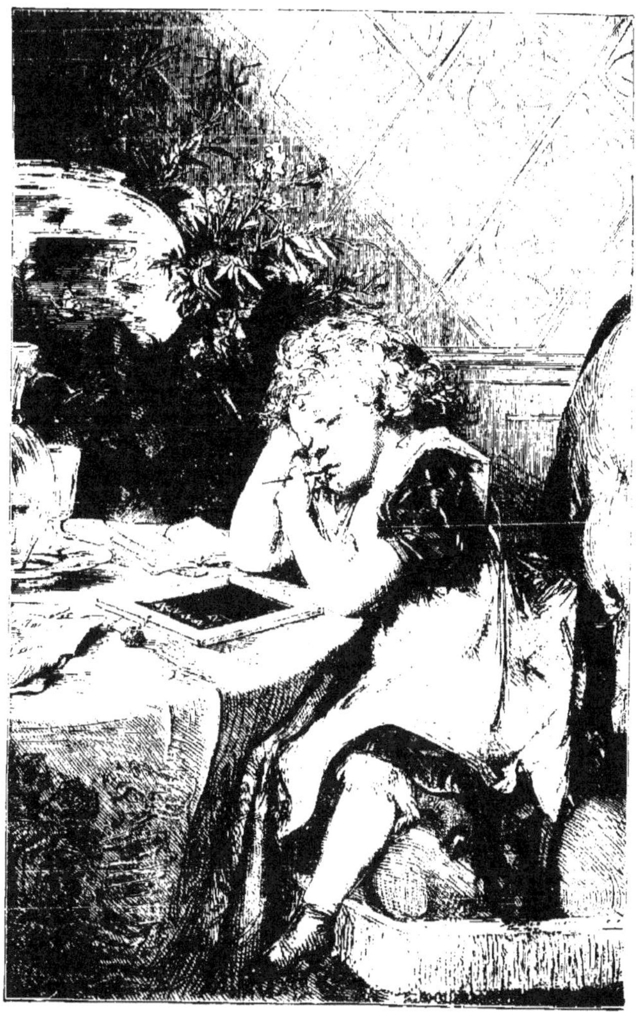

Belle inédit, dessin de ***.

en ce sens que l'enfant est toujours cher à sa nourrice et que la dette s'augmente ainsi chaque jour sur les tableaux statistiques dressés par la préfecture. Je vois qu'il y a au-dessus de 500 francs. Voilà pour ... à la charge des nourrices. Il faut avouer que, dans des conditions semblables, elles ... à déployer une patience vraiment ...

III

Il est curieux de connaître l'état civil des enfants dont les parents sont l'objet de réclamations. Il y a là une plaie sociale qu'il est nécessaire de mettre à nu.

Sur les 905 enfants ayant fait l'objet de réclamations à la préfecture, on compte :

308 enfants légitimes, soit 34,03 0/0.
597 enfants naturels, soit 65,97 0/0.
Total 905 enfants.

La proportion est à peu près celle de 1 à 2, c'est-à-dire que le tiers des enfants est de source légitime et les 2/3 de source illégitime. Cette constatation a une grande importance. Un enfant naturel, d'après ces chiffres, est un enfant abandonné qui recevra d'autant moins de soins et aura d'autant plus de chances de mourir que la nourrice recevra moins d'argent.

Si maintenant on recherche quelle est la profession de la mère, on voit que sur 558 il y a *454 domestiques ou* journalières. Le rapport trace à ce sujet un tableau vraiment émouvant de la situation de la *fille-mère domestique*. Les personnes qui suivent cet exposé me permettront de le leur mettre sous les yeux.

Il est très rare que la *fille-mère* domestique soit une Parisienne ; presque toujours au contraire elle est originaire d'un département éloigné. Comme elle appartient le plus souvent encore à une famille chargée d'enfants, ses parents l'ont envoyée très jeune à Paris. Dès son arrivée à Paris, cette fille se trouve livrée à elle-même, sans appui, sans aide ; son inexpérience des choses de la vie en fait une proie facile et peu de mois s'écoulent avant que sa vertu n'ait succombé. Le défaut d'aptitude, d'autre part, l'empêche de trouver des places suffisamment rémunératrices ou de conserver celles que peuvent lui procurer les agences. Sa situation devient encore plus difficile quand il ne lui est plus possible de dissimuler sa position ; repoussée généralement, elle végète plusieurs mois et épuise les modiques économies qu'elle a pu faire.

Son premier soin, aussitôt accouchée, est de chercher à mettre son enfant en nourrice, car comment pourrait-elle travailler, si elle le conservait auprès d'elle. Comme elle *n'a pas d'état*, qu'elle *n'a appris aucun métier*, il faudra que, aussitôt rétablie, elle se replace domestique. A

ce moment de la naissance, où il faut pourvoir d'urgence aux besoins de l'enfant, l'aide de l'assistance publique ne lui fait généralement pas défaut et, grâce aux secours de cette administration, elle peut trouver immédiatement une nourrice, payer le voyage et le premier mois. Le second mois de pension devrait être aussi payé *d'avance*, mais comme il lui a été difficile pendant ce court délai de se rétablir et de se replacer, elle obtient généralement de la nourrice que les mois ne seront plus payés désormais *qu'à l'échéance*, ce qui lui donne le temps de se replacer et de gagner.

Toutes, il est vrai, ne sont pas ainsi privilégiées ; beaucoup de ces pauvres filles, ayant dissimulé trop longtemps leur grossesse, ont eu des couches laborieuses qui les retiennent longtemps à l'hôpital, et, quand elles en sortent, maladives quelquefois pour toute leur vie, elles ne sont plus en état de se livrer à un travail assidu et fatigant et sont obligées à tout instant d'abandonner les places peu avantageuses qu'elles se procurent. Le paiement des mois de pension cesse alors d'une façon à peu près absolue. De temps à autre cependant, la nourrice reçoit un acompte de 5 ou 10 francs, accompagné de promesses qui raniment chez elle l'espoir d'être plus régulièrement payée à l'avenir et la décident à patienter et à conserver encore l'enfant. Toutefois, comme ces promesses sont rarement suivies d'effet, la nourrice finit par se lasser, et c'est alors qu'elle écrit à l'administration qui ne peut que constater l'exactitude de la situation.

J'ai supposé dans cet exposé que la *fille-mère domestique* éprouvait quelque affection pour son enfant et était toute disposée à pourvoir à ses besoins ; qu'elle était abandonnée par le père, ce qui est le cas le plus général, et que la maladie, car le chômage n'existe guère pour elle, l'empêchait seule de gagner un salaire régulier et suffisant. La situation devient plus critique encore si cette fille n'a pas été éclairée par une première faute et si l'inconduite vient s'ajouter à la maladie. Qu'en résulte-t-il ? De nouveaux enfants naissent, et, à moins que la mère ne prenne le parti de les placer à l'hospice immédiatement après leur naissance, les charges augmentent hors de proportion. Souvent alors, pour échapper aux réclamations pressantes de la nourrice, elle disparaît, se cache sous de faux noms et l'administration doit parfois s'avouer impuissante à découvrir ses traces. L'enfant pendant ce temps continue à rester à la charge de la nourrice, et ce n'est que grâce à la charité de cette femme, qu'il ne manque pas des choses les plus indispensables à la vie.

On le voit, l'enfant, dont la mère, placée en condition, n'est pas suffisamment apte à gagner un fort salaire, est exposé à ce que sa pension ne soit jamais régulièrement payée, et il est par conséquent exposé à souffrir dans un âge où les soins les plus minutieux sont nécessaires à son existence.

Cette situation de l'enfant dont la mère *fille-mère* est *domestique*, est aussi, [à peu de chose près, la situation de l'enfant dont la mère, *fille-mère*, est *ouvrière*.

La *fille-mère ouvrière* est généralement originaire de Paris ; souvent elle est orpheline ou bien elle vit séparée de sa famille. La modicité de son salaire, variant de 2 à 3 francs par jour au plus, est déjà un grand obstacle ; il faut, en effet, que sur ce faible gain elle pourvoie à tous ses besoins..... Combien la situation est mauvaise si la mère vit seule, si la maladie, le chômage viennent tarir ses ressources. Le chômage ! voilà le plus souvent la réponse que fait l'ouvrière à qui des mois de nourrice sont réclamés.

Il faut le dire aussi, l'ouvrier parisien est peu prévoyant, peu enclin à l'épargne. Paris offre trop de plaisirs de tout genre pour qu'il ne se laisse pas aller à dépenser son gain au fur et à mesure ; aussi, la maladie et le manque de travail le prennent-ils généralement au dépourvu. A plus forte raison, en sera-t-il de même pour l'ouvrière qui a les mêmes aspirations sans avoir les mêmes ressources.

IV

Il me faudrait de longues pages pour exposer les moyens à mettre en œuvre pour remédier à une situation déplorable. Ne voulant pas abuser de la patience des lecteurs et lectrices de ce journal, je me contente de résumer ceux qui me paraissent vraiment pratiques.

Une réforme à accomplir immédiatement consisterait à faire allouer directement aux nourrices le secours qui actuellement est accordé aux filles-mères indigentes. N'est-il pas étrange vraiment que ce secours dans le département de la Seine soit accordé directement aux filles-mères qui le dissipent et le détournent de son objet?

Dans son rapport, M. le préfet de police propose d'accorder l'assistance judiciaire aux nourrices qui auraient des réclamations pécuniaires à produire. Ce serait là, en effet, une mesure utile à prendre, car les nourrices s'adressent bien rarement à la justice en raison même des frais dont elles ont à faire l'avance. Seulement je me demande si, même avec le système proposé par M. Camescasse, elles recourront souvent à la voie judiciaire. Il faut avoir vécu dans la campagne pour savoir combien l'inertie de ces femmes est grande. Elles n'ont pas assez de paroles à leur disposition pour maudire leurs débiteurs ; mais quant à faire un pas ou à tenter quelques démarches pour rentrer dans leur argent, elles en sont complètement incapables. Il me semblerait donc préférable que ce fût le maire de la commune qui, après enquête, portât plainte en leur lieu et place.

En y réfléchissant, le maire serait-il bien le meilleur intermédiaire entre la nourrice et la justice? Dans l'état actuel des choses, beaucoup de maires de petites communes connaissent si mal les droits et devoirs de leurs administrées et commettent de telles hérésies légales qu'ils pourraient lancer les nourrices sur de fausses pistes. Pourquoi ne se fonderait-il pas une *Société pour le recouvrement du salaire des nourrices*, comme il en existe déjà pour la *protection de l'enfance*, ou la propagation de *l'allaitement maternel?* Cette société, moyennant une faible retenue sur le salaire dû, prendrait à sa charge la dette de la nourrice et en poursuivrait le recouvrement devant les tribunaux. Je fais appel à cet égard à tous les gens de bonne volonté pour la constitution de cette société dans le département de la Seine.

Je le répète une dernière fois. Assurer la régularité du payement du salaire, c'est prendre la défense de l'enfant lui-même, c'est lui procurer des soins constants.

ALBERT MEURGÉ,
Avocat à la Cour d'appel de Paris.

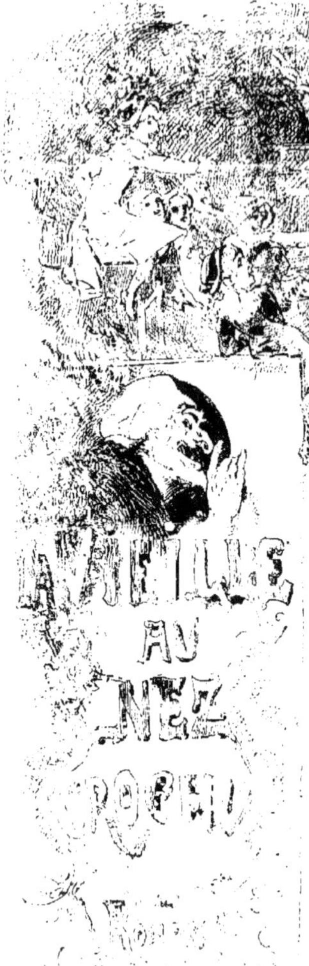

LA RONDE, *tournant et chantant.*

Entendez-vous la vieille,
La vieille au nez crochu,
Criant par sa fenêtre :
J'ai vu ! j'ai vu ! j'ai vu !

LE GROUPE, *chantant.*

Qu'avez-vous vu, la vieille,
La vieille au nez crochu ?

LA VIEILLE, *parlant en faisant la grosse voix.*

J'ai vu mademoiselle Amélie qui avait les cheveux ébouriffés.

LA RONDE, *battant et chantant.*

Ah ! ah ! ah !
Entrez dans la ronde,
Pour qu'on vous y gronde,

La ronde s'arrête. La petite fille désignée se détache du groupe et entre dans la ronde.

LA RONDE, *tournant et chantant.*

Ah ! ah ! ah !
La belle, vous repentez-vous ?

La petite fille s'incline à droite et à gauche et en[...] ses mains sur sa poitrine, d'un air de contrition.

LA RONDE

Ah ! ah ! ah !
Vous pouvez danser avec nous.

La petite fille se mêle à la ronde de qui tourne plus vite [...]

LA RONDE, *tournant.*

Entendez-vous la vieille,
La vieille au nez crochu ? etc.

LE GROUPE

Qu'avez-vous vu, la vieille ? etc.

LA VIEILLE

J'ai vu mademoiselle Marguerite qui mangeait des confitures en cachette.

LA RONDE

Ah ! ah ! ah !
Entrez dans la ronde, etc.

Pour exécuter cette ronde il faut être sept au moins. Les petites filles se réunissent et forment un groupe qui chante et ne danse pas et une ronde qui chante et qui danse. Une des petites filles, montée sur un tabouret ou sur une chaise, joue le rôle de la vieille. Chaque petite [...] pâle ronde et mais[...] ment. La vieille désigne [...] de ses compagnes qui est dans le groupe. Lorsque le groupe est épuisé, les petites filles qui s'amusent [...] en commençant [...] à leur tour par la vieille. La ronde se termine quand toutes les personnes [...] appelées et quand chacune a rempli ce rôle de vieille.

La vieille peut varier ses accusations suivant sa fantaisie et suivant les petits défauts qu'elle a remarqués chez ses camarades. Ainsi elle peut dire :

J'ai vu mademoiselle... qui ne voulait danser à la ronde,
J'ai vu mademoiselle... qui battait sa bonne,
J'ai vu mademoiselle... qui faisait des grimaces, etc.

[...] pourtant le tact qu'elle [...] de dire des choses [...] camarades, car les jeux ne doivent jamais [...] et [...] la tristerie.

Louise Girard.

VARICE, HÉMORRHOIDES CHEZ LES FEMMES ENCEINTES

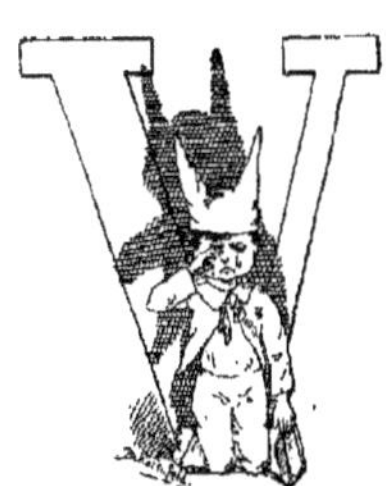

ARICES, hémorrhoïdes ! Voilà des choses dont on parle peu, mais dont on souffre beaucoup. Rien ne rend expansif comme la douleur ; cependant il est de ces misères qui excluent toute confidence et qu'on n'étale, même sous les yeux du médecin, qu'avec répugnance. Ainsi le veut la nature exquise et délicate de la femme, avant tout soucieuse du respect qu'on lui doit.

Pour toutes ces raisons, et bien d'autres encore, j'ai résolu, mes chères lectrices, de répondre à votre appel tacite, en vous entretenant aujourd'hui de ces sortes d'affections. Je m'adresse surtout à vous toutes, qui achetez si cher le bonheur d'être mères ; à vous qu'un phénomène complètement physiologique prédispose à toutes les maladies.

Que faut-il en effet pour rompre l'équilibre des fonctions organiques pendant la grossesse ? Un écart de régime, des aliments indigestes, des vêtements trop légers ou trop serrés, etc. Être enceinte, c'est être suspendue aux lois de l'hygiène comme un danseur sur la corde au balancier.

A merveille ! excellent docteur ; nous comprenons très bien l'importance de tous vos préceptes. Mais comment les concilier de nos jours avec l'égoïsme de ceux qui nous entourent, les ridicules de la mode, les exigences de la société ? Nous ne sommes plus à l'heureux temps où la femme enceinte était l'objet d'un culte spécial. Je le déplore comme vous, jeunes mères ; et je réponds, sans hésiter, que vous avez le droit et le devoir de rompre en visière avec notre civilisation. Veiller sur votre propre santé, c'est aussi sauvegarder celle de votre enfant. Je ne connais rien au monde pour ma part, qui puisse primer cette obligation.

Vos souffrances soit physiques, soit morales, ont le fâcheux effet de réagir sur le développement régulier du petit être. Si vos efforts pour les prévenir sont infructueux quand, par exemple, elles dérivent d'une prédisposition constitutionnelle antérieure, comme la pléthore veineuse ou l'anémie, vous pouvez du moins, par des moyens appropriés, en pallier les pernicieux inconvénients. Ce sont ces moyens que je veux vous indiquer, en ce qui concerne les *varices* et les *hémorrhoïdes*.

Mais avant d'entrer dans ces détails, il est essentiel que je vous dise en deux mots la raison anatomique de ces affections, et les causes qui les produisent.

A l'état normal, le tissu des veines est surtout constitué par des fibres élastiques formant dans le calibre du vaisseau des replis appelés valvules, dirigés du côté du cœur, ou, pour mieux dire, dans le sens de la circulation du sang. Qu'un obstacle vienne à interrompre cette circulation, les valvules empêcheront le cours rétrograde et la dilatation des veines se produira. Cette dilatation est permanente ou momentanée, suivant que l'obstacle résiste ou cède aux efforts des fibres élastiques. Dans le premier cas, il y a varices et hémorrhoïdes, si le cours du sang est intercepté au-dessus des veines de l'abdomen ; dans le second, l'accident est passager. Mais il peut, par de fréquentes récidives, devenir définitif. Il est donc de la plus haute importance de favoriser la circulation régulière du sang dans les veines. Les varices, une fois constituées, peuvent, en se rompant, donner lieu à des hémorrhagies très dangereuses, les hémorrhoïdes en s'étranglant, causer des douleurs violentes et altérer profondément la santé. Les cas de cette gravité sont heureusement fort rares. En revanche les varices et les hémorrhoïdes s'observent fréquemment pendant la grossesse. S'ils ne sont pas toujours très périlleux, ces accidents placent la femme enceinte dans des conditions de quasi-infirmité, par la gêne qu'ils apportent à la marche, par les douleurs qu'ils éveillent.

Hâtez-vous donc, sitôt que les varices apparaissent, de revêtir les membres où elles siègent d'un bas élastique modérément serré. Vous essaierez ce bas, le matin, quand les membres sont dégorgés par le décubitus dorsal. Leur action n'est efficace qu'autant qu'ils embrassent l'extrémité inférieure du pied jusqu'au-dessus des points où les veines sont dilatées. Par cette compression légère et permanente, vous conserverez aux fibres élastiques des vaisseaux leur tonicité, tout en régularisant la circulation ; jusqu'à ce qu'enfin l'accouchement vous débarrasse complètement de cette incommodité. La plupart du temps, en effet, les varices des membres inférieurs sont dues à la compression exercée sur les gros troncs veineux du bassin par le développement de l'utérus gravide.

II. Les hémorrhoïdes font courir deux dangers à la femme enceinte : où elles l'épuisent par des pertes de sang réitérées ; ou elles sont si douloureuses pendant l'exonération de l'intestin, que les malades retardent, autant que possible, d'accomplir un acte essentiel à leur santé. A ce double point de vue elles méritent une attention particulière. L'anémie expose la mère aux véritables accidents de l'éclampsie, et le fœtus à la mort par défaut de nutrition. La constipation entretient l'embarras gastrique et s'accompagne le plus souvent de désordres nerveux, susceptibles de provoquer l'avortement. Aucune de vous, n'est-ce pas, ne voudrait être exposée à d'aussi périlleuses conséquences ? N'auriez-vous même à redouter que la fatigue d'une tension incessante, d'une chaleur incommode dans la région périnéale, ne seriez-vous pas heureuses d'en être délivrées ?

Mais prenez garde : ne croyez pas, mes chères lectrices, que je vais vous offrir les moyens de vous guérir radicalement. Une intervention définitive est toujours une opération grave que le médecin n'accepte qu'en face des plus sérieux périls. Le traitement palliatif au contraire, le seul à employer dans presque tous les cas, n'incombe qu'à vous seules. Vous pouvez en suivre toutes les indications, sans que vos manœuvres éveillent chez vos meilleures amies le soupçon de vos malaises ; heureuse chance, car l'esprit humain a sans cesse des tendances à se réjouir des maux d'autrui.

Que faut-il donc faire ?

Mon Dieu ! mesdames, des choses simples et faciles : suivre strictement un régime doux ; vous abstenir de boissons excitantes, d'une alimentation trop copieuse ; lotionner matin et soir avec de l'eau froide la région douloureuse ; vous plonger fréquemment dans les bains à peine tièdes pendant l'hiver, presque froids pendant l'été ; éviter scrupuleusement la constipation au moyen de lavements émollients et de purgatifs très doux, comme la poudre laxative de Rocher, l'huile de ricin, l'apozème Lemaire, etc. ; au lieu de coussins mous et percés, quand vous resterez longtemps assises, vous servir de sièges élastiques légèrement convexes qui soutiennent mieux la région anale ; réserver les cataplasmes, les pommades de belladone, et les lotions narcotiques pour les cas où vous auriez des tumeurs engorgées et douloureuses. Si le flux hémorrhoïdal est abondant, le modérer par le repos absolu, la diète, la position horizontale, les boissons froides et acidulées, les bains de siège et les lavements froids. Tels sont les moyens à votre portée, Mais si les tumeurs hémorrhoïdales sont volumineuses, poussées hors de l'anus, menacent de s'étrangler, n'hésitez pas, quoiqu'il en coûte à votre pudeur, à appeler votre médecin. Une perte de temps serait une faute ; les choses pourraient, livrées à elles-mêmes, devenir assez graves pour nécessiter une consultation de plusieurs confrères.

Dr SABAIL.
Médecin consultant aux eaux de Saint-Sauveur.

HYGIÈNE INFANTILE
SCROFULE ET LYMPHATISME

La correspondance adressée à mon excellent directeur et ami, le Dr Caradec, renferme depuis quelque temps un certain nombre de lettres de jeunes mères qui demandent à être éclairées sur la différence qui existe entre la scrofule et le lymphatisme, sur la nature de ces deux manières d'être, sur le genre de traitement qui convient à l'une et à l'autre.

Je me suis chargé bien volontiers de répondre à ces desiderata et dans les articles qui vont suivre les jeunes mères trouveront, j'aime du moins à l'espérer, tout ce qu'elles doivent savoir à cet égard.

Le Français né malin aime naturellement la clarté et a une véritable passion pour la reproduction verbale ou écrite du sens exact des choses. Comment se fait-il donc qu'à chaque instant dans le langage courant on confonde ces deux termes : *lymphatisme* et *scrofule*.

Est-ce donc que ces deux mots expriment le même état constitutionnel ?

Pas précisément.

Quelques mots d'explication sont ici nécessaires.

Le *lymphatisme* est l'état, la manière d'être d'un individu qui est mûr pour la scrofule.

On ne peut pas dire que le lymphatique soit un malade : mais on peut affirmer qu'il est sur le point de l'être et qu'il est dans un état intermédiaire à la santé et à la maladie.

La *scrofule*, au contraire, est une maladie et une maladie bien caractérisée, quoique diverse dans ses formes, ses manifestations et ses localisations.

La distinction que je viens d'établir a son importance au point de vue de la suite que comportent ces deux états.

Le *lymphatique* surveillé, soumis à une hygiène convenable, peut se maintenir en état de santé. Sans doute étant doué d'une certaine modalité de constitution, il aura des moments de défaillance : mais enfin, avec des soins appropriés, il réagira et somme toute, se maintiendra dans une situation aussi satisfaisante que possible. La puberté venue, il arrive, dans un certain nombre de cas, que la santé se modifie, la forme de la constitution change, et que si une hygiène rationnelle est maintenue, la santé s'assooit sur une base solide.

Le *scrofuleux* n'est plus cela du tout. Sans doute, avec une hygiène particulière et des soins médicaux que nous ferons connaître en temps et lieu, on peut généralement améliorer sa santé et lui rendre la vie supportable : mais au fond il est et reste inguérissable. « *Que voulez-vous, c'est dans le sang* », dit le peuple dans son langage expressif et coloré. « La scrofule, dit le professeur Hardy, dure autant que la vie : *on naît scrofuleux et on meurt scrofuleux*, la maladie constitutionnelle ne s'éteignant qu'avec l'individu. »

Ceci dit, je vais essayer de présenter à mes lectrices un tableau aussi saisissant que possible de ce qu'est le lymphatique et de ce qu'est le scrofuleux.

Quelle est d'abord la physionomie de l'enfant lymphatique, autrement dit prédisposé à la scrofule ?

Voici les attributs que la plupart des auteurs spéciaux lui accordent :

L'enfant *lymphatique* a en général de l'embonpoint, mais on sent que cet embonpoint est constitué par un envahissement de graisse au détriment des muscles. Il a des yeux bleus, humides, très saillants, largement fendus ; les cils sont longs, le visage est arrondi, la peau est fine et satinée.

C'est là ce qu'on appelle la *beauté lymphatique*. Ce type est-il toujours réalisé ? Il faudrait se garder de le croire. La vérité est que le plus souvent, quand le tempérament lymphatique est accentué, le nez est gros, plus ou moins épaté, les lèvres, surtout la supérieure sont tuméfiées, la mâchoire supérieure est large, la tête est grosse, le cou est long, les dents sont blanches comme des amandes, dit-on ; ce qui est vrai au début, mais ce qui ne l'est plus dans sa suite, car elles s'écaillent, noircissent, se carient et tombent prématurément. Joignez à cela que la poitrine est souvent étroite et aplatie, les épaules remontées, le ventre développé et les membres maigres. Il est temps de nous arrêter ; poussé à ce degré, le lymphatisme, avouons-le, est bien près de la scrofule et il faudra peu de chose pour mettre le feu aux poudres et déterminer les accidents strumeux proprement dits.

Du côté de l'intelligence, on a dit que le lymphatique était en général vif et emporté. « *Mauvaise tête et bon cœur* », dit-on volontiers d'eux. Cela peut bien être vrai pour les lymphatiques au premier degré ou pour les lymphatiques bruns qui se rencontrent plus fréquemment qu'on ne pense, surtout dans le Midi. Mais quand le lymphatisme est prononcé, bien tranché dans ses lignes, quand on a affaire aux sujets blonds, le caractère est autre. Ceux-ci, en général, sont mous, indolents, indifférents à ce qui se passe autour d'eux, peu susceptibles d'écarts d'imagination, peu disposés aux exercices violents.

Dans un prochain article, je m'occuperai des différentes localisations de la scrofule.

Dr G. Lefebvre,
Médecin-inspecteur des écoles.

CHRONIQUE

Voici à l'appui de l'article de notre rédacteur en chef sur la dépopulation de la France (n° d'août) quelques chiffres qui intéresseront nos lecteurs. Ils sont empruntés à un article de M. Grad, député au Reichstag, qui a paru dernièrement dans la *Revue des Deux Mondes*. M. Grad établit comme suit l'excédent des naissances sur les décès dans un certain nombre de pays :

Années.	Excédent en France.	Excédent en Allemagne
1872.	172.936	431.305
1873.	101.176	473.824
1874.	172.943	561.044
1875.	105.913	552.019
1876.	132.608	624.074
1877.	142.620	594.858
1878.	98.141 (!)	556.473 (!)
1879.	96.674	592.098
1880.	61.940	522.970
1881.	108.229	525.758

En résumé, on constate que l'accroissement annuel moyen du nombre d'habitants depuis 50 ans est de 95.039 en France, tandis qu'il est de 182.424 en Allemagne, et que pendant la dernière décade, tandis qu'en France on comptait une progression de 121.829 habitants seulement, elle atteignait 431.850 individus en Allemagne sans parler des émigrants. Inutile, n'est-ce pas, d'ajouter des commentaires ?

Un certain nombre de nos lectrices nous interrogent sur la disposition législative, concernant l'élevage aux frais de l'État du septième enfant d'une famille. Voici en réponse le texte même de la disposition budgétaire adoptée par le Parlement et qui a, dès maintenant, force de loi :

« Une bourse sera concédée dans un établissement secondaire ou d'enseignement primaire supérieur, ou dans une école professionnelle, industrielle, commerciale ou agricole de l'État, à l'enfant, âgé de neuf ans révolus au moins, appartenant à un père de famille ayant sept enfants *vivants,* qui sera désigné par celui-ci.

Toutefois, cette bourse ne pourra être concédée qu'après que la situation nécessiteuse de la famille aura été constatée et que l'enfant aura subi les examens préalables exigés par les règlements en vigueur pour l'obtention des bourses de l'État dans les établissements susdésignés. »

Un crédit de 400.000 francs a été ouvert pour exécution de cet article.

En conséquence, les pères de famille, désireux de jouir du bénéfice de cet article du budget, peuvent faire valoir leurs droits auprès du ministre de l'instruction publique auquel ils devront s'adresser. Ils trouveront au ministère tous les renseignements qui leur seront nécessaires.

CORRESPONDANCE

M^mo L..., *Limoges.* — La commande en question vous sera envoyée.

M. Her.... Inspecteur des établissements de bienfaisance, M. ... (Lozère). — Merci de votre brochure très intéressante et très instructive.

Mme la comtesse de Rouget V..... Paris. — La poudre *Rocher* remédiera à toutes ces misères d'âge critique.

Mme Ler... — *Marseille.* Pour répondre à la demande formulée par un grand nombre de lectrices, nous avons l'intention de publier de temps à autre un courrier bibliographique. Votre désir sera ainsi satisfait.

M^mo de L..., *Allier.* — Nous serons toujours très heureux de suivre les inspirations de nos lectrices, quand elles nous paraîtront justes. Je crains seulement que nous ne comprenions pas comme vous l'introduction d'une chronique dans le corps du journal ; si nous n'en avons pas publié jusqu'ici, c'est qu'il nous a semblé inutile de reproduire les faits-divers déjà lus dans d'autres journaux. Autre chose, par exemple, est de donner asile aux nouvelles se rapportant aux grands intérêts physiques, moraux ou intellectuels de l'enfance. Il y a là matière à une chronique très intéressante, et nous nous préoccupons de donner satisfaction à nos lecteurs sous ce rapport.

AVIS AUX EDITEURS

Tout Ouvrage ou toute Publication dont il sera envoyé deux exemplaires au Bureau du Journal sera mentionné et analysé s'il y a lieu.

Gérant : Dr G. LEFEBVRE.   Paris, Imp. de la Soc. de Typ — NOIZETTE, 8, r. Campagne-Première.

LA MÈRE ET L'ENFANT

Journal illustré de la première enfance

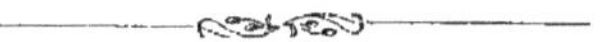

CAUSERIE DU DOCTEUR

L'ALLAITEMENT PAR LES ANIMAUX

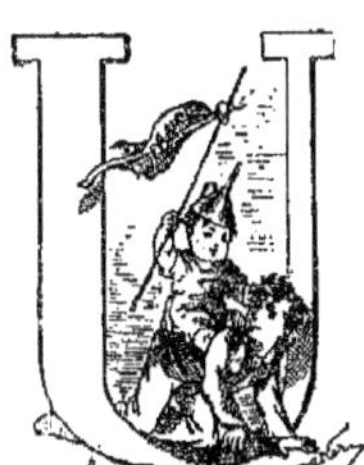

UN certain nombre de vous, mes chères lectrices, m'avez écrit pour me demander mon avis sur la question de l'*allaitement par les animaux*.

Je vais vous répondre dans cette causerie. Je n'ai pas l'intention de faire ici de l'érudition; cependant je ne puis m'empêcher de vous rappeler que l'allaitement par les animaux est d'origine très ancienne. Je lisais dernièrement que dans les ruines de Pompéï on avait trouvé des maquettes représentant des enfants suspendus au pis d'une chèvre. Ai-je besoin de vous rappeler la touchante légende des fondateurs de Rome, Romulus et Rémus, nourris par une louve?

Ce n'est évidemment pas à cette bête carnassière que vous vous adresserez, mes chères lectrices, pour nourrir vos enfants. Vous aurez recours, comme on le fait toujours, soit à l'ânesse, soit plus souvent encore à la chèvre.

L'une et l'autre ont leurs détracteurs et leurs partisans. L'ânesse, disent les uns, est sobre, sobre à tel point qu'on peut lui donner le fromage le plus sec, le foin le plus avarié, sans qu'elle se plaigne et fasse la mauvaise tête, elle qui pourtant est sujette aux entêtements que vous savez. Voyez la chèvre à côté : c'est une gourmande, une friande qui aime les bons morceaux, à qui il faut des pousses jeunes et délicates et qui se trouve très mal par conséquent de la vie des villes. Et puis quelle différence dans la quantité de lait sécrété par l'une et par l'autre! Là où une ânesse donne par jour 5 à 6 litres de lait, la chèvre en donnera seulement deux à trois.

D'accord, répondent les autres. L'ânesse se contente de peu en fait de nourriture, elle mange tous les résidus qu'on lui sert, comme si c'était pâture excellente. Croyez-vous donc que ce soit une si excellente habitude que cela? et quel lait, mon Dieu, semblable alimentation peut-elle donner? Et puis vous nous parlez des défauts de la chèvre? On croirait vraiment que l'ânesse est une personne aimable et tout de sucre confite. La vérité, quoi que vous disiez, est qu'elle a un caractère atroce, toujours récalcitrante, maussade et entêtée. Joignez à cela que le lait d'ânesse, très bon dans les premiers mois de l'année, a des qualités nutritives très inférieures dans la suite et qu'à partir du troisième mois le lait de chèvre lui est bien supérieur. Témoin l'analyse suivante que je mets sous les yeux des aimables lectrices de ce journal pour qu'elles connaissent toutes les pièces du procès:

COMPOSITION DU LAIT DE

	Femme.	Anesse.	Chèvre.	Vache.
Eau	88,6.	90,5.	82,0.	87,4.
Beurre.	2,6.	1,4.	4,5.	4,0.
Sucre de lait .	4,9.	6,4.	4,5.	5,0.
Caséine	3.9.	1,7.	9,0.	3,6.

.

La vérité, où est-elle dans ce conflit d'opinions?

Je vais la rechercher avec vous, chères lectrices.

Il est incontestable qu'il est excessivement difficile, excessivement coûteux dans une grande ville de se procurer soit du lait d'ânesse, soit du lait de chèvre, en quantité suffisante du moins pour nourrir un bébé. Sous ce rapport les enfants pauvres sont vraiment plus favorisés que ceux de la petite bourgeoisie, toujours obligée de compter avec sa bourse. Depuis quelques années, le regretté D' Parrot, médecin de l'hospice des enfants assistés, voyant combien forte dans son service était la mortalité des enfants nourris au lait de vache, demanda à l'administration l'autorisation de soumettre ces pauvres bébés à l'usage du lait de chèvre et d'ânesse. Je dois dire que l'expérience fut de telle sorte que bientôt on renonça complètement aux chèvres et on ne garda que les ânesses. Il me revient que la mortalité par diarrhée a beaucoup diminué à l'hospice des enfants assistés depuis que ces mesures radicales ont été prises. Ce qui a été fait à l'hospice de la rue Denfert devrait, soit dit en passant, être imité partout où les bébés sont réunis. Je signale le fait en particulier à l'homme éminent qui préside la Société des crèches. Puisque l'ânesse est si facile en fait de nourriture, je voudrais qu'on en attachât une ou deux à chaque crèche. Les bébés des crèches auraient ainsi un lait cent fois supérieur à celui dont on se sert actuellement dans ces établissements.

Si, à la ville, il est difficile, pour ne pas dire impossible au petit bourgeois d'élever un enfant à la chèvre ou à l'ânesse, à la campagne le système est possible à réaliser ; j'en ai vu, ces temps derniers, quelques exemples bien vivants et bien probants.

Il n'y a qu'une manière d'utiliser le lait d'ânesse, c'est de le donner à la tasse ou au biberon : mais, et c'est là un avantage notable, il est facile de mettre l'enfant directement au pis de la chèvre. C'est même merveilleux comme les deux êtres se font, s'habituent et s'adaptent l'un à l'autre ! La chèvre se fait douce et obéissante, elle qui d'ordinaire est si vive et si pétulante : avec des précautions exquises, elle s'approche du bébé, se couche d'elle-même sur le côté et présente sa mamelle gonflée au petit être couché sur un coussin. Je ne sais pas où j'ai lu qu'au moment du sevrage la chèvre nourrice suivait la tête basse la voiture qui emporte son nourrisson à

la promenade. Si c'est vrai, voilà qui est bien touchant.

Mes correspondantes m'interrogent sur quelques dangers qu'entraînent les chèvres avec elles.

Il y a celui des cornes qui peuvent blesser l'enfant. J'ai dit avec quelles précautions maternelles le gracieux animal s'approchait de son nourrisson. Si on redoute quelque difficulté de ce côté, qu'est-ce qui empêche du reste de choisir des animaux sans cornes ?

Il y a aussi l'odeur de ces animaux qui n'est rien moins qu'agréable. Rassurez-vous, mes chères lectrices. Cette odeur est très faible chez la chèvre blanche et elle s'atténue encore quand on soigne l'animal et qu'on fait tous les matins la toilette de son poil.

Il y a enfin l'influence qu'aurait le lait de chèvre sur le caractère des enfants. De ce que la chèvre est vive et pétulante, on conclut que le nourrisson peut devenir coléreux, bilieux, rageur et emporté : c'est là un préjugé. Au fond la chèvre est bonne fille et je connais — mon Dieu que vais-je écrire ?... ma foi tant pis, — je connais, dis-je, bien des nourrices enjuponnées qui ne la valent pas sous le rapport du caractère et de la fidélité au nourrisson.

*
* *

Je conclus, mes chères lectrices, en vous disant : Nourrissez vous-mêmes vos enfants ; mais si vous ne pouvez le faire, l'élevage à la chèvre sera une ressource qui ne sera pas à dédaigner. Seulement il ne sera possible à réaliser qu'à la campagne, là où été comme hiver on peut faire brouter la chèvre et la laisser en liberté. Autant que possible vous choisirez une chèvre sans cornes. La race a une petite importance. C'est ainsi que celle du Mont-Dore est excellente laitière. Vous choisirez, si possible, un animal doux et facile. Vous vous informerez si elle a mis bas depuis peu de temps, et vous tâcherez d'en trouver une qui ait déjà fait un élève. Au fond les chèvres sont comme vous autres, mes chères lectrices, elles sont mères d'autant plus intelligentes, d'autant plus soigneuses qu'elles ont déjà nourri des petits et fait des expériences.

D' CARADEC.

MÉDECINE MATERNELLE

SCROFULE ET LYMPHATISME CHEZ LES ENFANTS

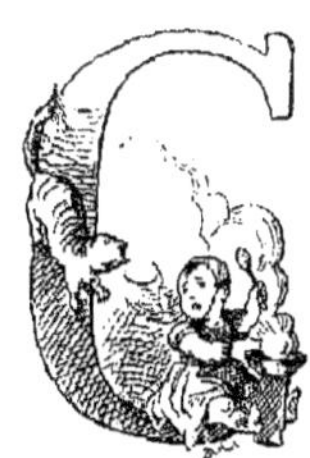

CETTE peinture du lymphatisme ayant été esquissée à larges traits (1), je vais m'occuper d'indiquer aux jeunes mères par quels accidents se dévoile à l'œil la scrofule. Je ne traiterai bien entendu que des premiers accidents : car, une fois que cette maladie constitutionnelle a étendu sa lèpre sur l'organisme tout entier, il n'y a plus qu'à s'en remettre au médecin sans chercher à comprendre. Quand l'enfant est arrivé à ce degré, il vaut mieux fermer les yeux que les ouvrir : car l'avenir qui s'ouvre comme un gouffre pour ces malheureux est si sombre et si triste que le cœur d'une mère ne peut qu'en être déchiré.

Les premières manifestations de la scrofule portent sur les yeux, le nez, les oreilles, la peau et les glandes.

*
* *

Du côté des *yeux* il est fréquent de voir ces enfants atteints de rougeur du rebord ciliaire. Chez eux les paupières sont souvent collées le matin par une matière visqueuse, *de la cire*, disent les bonnes femmes, et il faut développer un certain effort pour les écarter. Cet état constitue ce qu'on appelle la *blépharite ciliaire*.

Un degré de plus et non seulement la paupière, mais aussi l'œil est atteint. Ici les manifestations varient. C'est tantôt un bouton (pustule) qui se développe, tantôt c'est une ulcération qui se creuse de plus en plus. Je n'insiste pas dans le moment. A l'occasion du traitement nous verrons quels sont les moyens qui peuvent être employés par les mères pour prévenir le développement de l'affection ou pour l'arrêter dans sa marche.

*
* *

L'*oreille* est aussi le siège favori des manifestations de la scrofule. Je ne veux pas empiéter

à ce sujet sur mon très distingué confrère le Dr Barafoux qui, avec une compétence indiscutable, s'est chargé d'exposer ici aux lectrices de *la Mère et l'Enfant* l'hygiène de l'oreille et le retentissement qu'ont les maladies sur elle : cependant je ne puis m'empêcher de rappeler aux jeunes mères que beaucoup de maux d'oreille chez les enfants se relient à l'affection scrofuleuse ; qu'en particulier les écoulements généralement purulents et fétides qui se font par le conduit auditif sont dus à cette diathèse. Ces écoulements d'oreille sont le désespoir des mères, et à juste raison. Il y a vraiment quelque chose de répugnant dans ce pus fétide que porte continuellement l'enfant avec lui, sans qu'on puisse en masquer l'odeur.

Il arrive parfois que ce maudit écoulement diminue brusquement ou même se tarit tout à fait. Grande alors est la joie des parents. Hélas ! cette joie est de courte durée. Bientôt les douleurs revenant plus aiguës que jamais, on s'aperçoit que cette diminution ou cet arrêt dans la sécrétion provient tout simplement de ce que le pus est arrêté par des amas de croûtes épaisses. Au lieu de s'écouler à l'extérieur comme par une soupape de sûreté, il chemine vers l'intérieur, se répand dans toutes les parties qui aboutissent à la caisse et perfore la membrane du tympan. Une surdité plus ou moins forte est la conséquence de ces désastres qu'on eût pu éviter dans la plupart des cas si on ne se fût bercé d'un faux espoir. D'une manière générale les mères doivent se défier d'un écoulement qui diminue ou s'arrête aussi brusquement. Il faut qu'elles se pénètrent bien de cette idée que la guérison n'arrive que lentement et progressivement, à qui sait attendre l'effet des soins intelligents, administrés par un médecin compétent.

*
* *

Du côté du *nez*, la scrofule se dévoile aussi par un certain nombre de manifestations. On dit souvent des enfants qui ont ce tempérament qu'ils sont *enrhumés*. La vérité est que ce

<hr>

1. Voir numéro de septembre.

n'est pas un rhume ordinaire, celui qui donne lieu à un écoulement prolongé de l'intérieur du nez, celui qui survient sans raison appréciable, sous l'influence de la cause la plus légère et la plus insignifiante, celui qui revient à tous moments par le froid comme par le chaud, par le sec comme par l'humide. Ce n'est pas une besogne délicate que d'examiner le pus qui sort du nez dans ces conditions : mais est-ce que, quand il s'agit de ses enfants, la mère ne doit pas laisser de côté ses délicatesses de petite maîtresse et ses répugnances de pensionnaire ? Est-ce qu'elle ne doit pas s'habituer à vaincre tous ses dégoûts en admettant qu'elle puisse en avoir à l'égard de ce petit corps détaché d'elle-même ? Ainsi voilà qui est convenu ; elle observera les caractères de la sécrétion qui se forme dans ce cas, afin de s'inquiéter à temps et de consulter le médecin. La *morve* qui s'écoule alors est en général plus claire que celle d'un rhume de cerveau ordinaire, et surtout elle donne lieu à des croûtes jaunâtres beaucoup plus épaisses, beaucoup plus difficiles à détacher, qui obstruent quelquefois complètement l'orifice des fosses nasales. C'est à cet écoulement profondément irritant et à ces concrétions épaisses qu'est dû chez ces enfants l'épaississement, le gonflement, la rougeur et parfois l'excoriation des orifices du nez.

(*A suivre.*) Dʳ G. LEFEBVRE,

Médecin-inspecteur des écoles municipales de Paris.

COMMENT ON ADMINISTRE UNE POTION A UN ENFANT

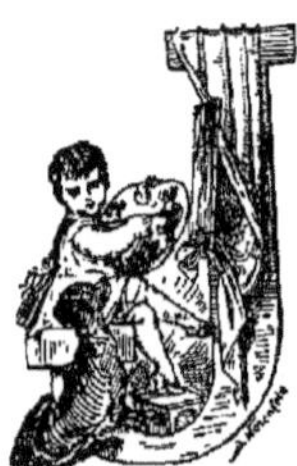

E reprends aujourd'hui dans ce journal les études de médecine maternelle que j'avais inaugurées dans la *Jeune Mère*.

Ces études de médecine maternelle me semblent un complément indispensable de l'instruction des jeunes mères. A quoi sert, en effet, d'appeler un médecin si, lui parti, on ne sait pas comment se servir des médicaments qu'il a prescrits ?

— Docteur, c'est bien toute la potion que vous m'avez dit de donner en un jour ?

— Mais non, madame, je vous ai dit en trois jours.

— Docteur, c'est bien une cuillerée à bouche, toutes les deux heures, qu'il fallait donner, n'est-ce pas ?

— Erreur, madame, je vous ai dit une cuillerée à café et ainsi de suite.

Pour éviter et conjurer toutes ces erreurs, je recommande aux jeunes mères de demander à leur médecin de détailler et expliquer sa prescription, sur une feuille spéciale qui doit rester à domicile, à moins qu'elles ne préfèrent écrire sous sa dictée.

Les potions, considérées au point de vue de la médecine maternelle se divisent en deux classes:
1ᵃ *Celles que le pharmacien prépare ;*
2ᵉ *Celles qu'on prépare soi-même à la maison.*

⁎

Je n'ai pas grand' chose à dire des potions que le pharmacien prépare. C'est de leur administration seule que les mères ont à se préoccuper. On les donne en général par cuillerées soit à bouche, soit à café, suivant l'âge de l'enfant : ce procédé est préférable à celui qui consiste à les donner à la bouteille même, par gorgées forcément inégales. On a soin de ne pas remplir complètement la cuiller, afin de ne pas en jeter dans le cou ou sur la poitrine du bébé, ce qui en hiver pourrait amener des refroidissements. On est quitte pour revenir deux fois à la charge, au lieu d'une. Pour procéder avec plus de commodité, on fait lever l'enfant sur son séant, s'il est assez fort. S'il est trop faible, de la main gauche on relève les oreillers de manière à l'appuyer pendant que, de la main droite, on donne à boire.

Il y a des substances qui ne se dissolvent pas dans le véhicule de la potion et se précipitent au fond de la bouteille dès qu'on la laisse au repos. Le kermès, la magnésie sont dans ce cas. Je sais que, pour obtenir leur incorporation, on a soin de les suspendre avec un jaune d'œuf ou une solution de gomme arabique ; mais, si fine que soit la suspension, il y a toujours une partie de la poudre qui se dépose. Il faut donc avoir soin de secouer la bouteille chaque fois qu'on s'en sert. Il importe aussi de bien retenir que les potions renfermant du sucre, des sirops, sont très disposées à fermenter pendant l'été : aussi, si l'on veut les conserver pendant la chaleur, doit-on les plonger dans un vase rempli d'eau froide. — Avoir soin aussi de bien boucher la bouteille, chaque fois qu'on s'en est servi, surtout si la potion contient des substances volatiles.

Un petit conseil en terminant : Ne pas faire renouveler éternellement la potion, car à chaque jour suffit sa peine, et il peut se présenter des indications qui exigent qu'on fasse feu d'un autre bord ; sans compter qu'en continuant à donner à l'enfant des substances souvent très actives, comme la digitale ou le salicylate de soude, par exemple, on peut arriver à déterminer des phénomènes d'empoisonnement.

Ce qui fait que les jeunes mères doivent s'abstenir de recommencer une potion sans l'avis du médecin.

* *

J'arrive maintenant aux potions qui se font à la maison. Mes lectrices peuvent comprendre que celles-ci sont élémentaires : car enfin, si la loi a entouré de tant de garanties l'exécution des prescriptions médicales, ce n'est pas pour tolérer de personnes ignorantes l'exercice d'un art délicat et difficile. C'est seulement dans le cas où les jeunes mères seront à la campagne, loin de tout secours médical, où elles se trouveront en face d'un événement subit, comme une syncope, une hémorrhagie, c'est dans ces cas seuls qu'elles seront autorisées à préparer une potion *simple*.

Il est bon que les jeunes mères sachent qu'il existe trois espèces de potions :

1° Les *loochs*,

2° Les *juleps*,

3° Les *potions*, proprement dites.

1° Les *loochs* sont des potions de consistance un peu supérieure à celle des sirops.

Il est nécessaire que les jeunes mères connaissent la manière de préparer deux de ces loochs, pour parer à toutes les éventualités.

Le *looch blanc*, qui est d'un si grand usage, quand l'enfant tousse, se prépare comme suit.

Il faut d'abord réunir les substances suivantes dans les proportions indiquées :

Amandes douces.	30 grammes
Amandes amères.	2 —
Sucre blanc.	30 —
Eau de fleur d'oranger.	10 —
Eau commune	120 —
Poudre de gomme adragante.	5 décigr.

Pour tirer parti de ces substances qui, comme on le voit, sont inoffensives, il faut avoir un mortier en marbre et un pilon à sa disposition. On met ses amandes, la presque totalité du sucre et l'eau commune au fond de son mortier ; on pile et on repile : on a ainsi une émulsion (1) qu'on passe. La gomme adragante est triturée avec le reste du sucre : on délaye la poudre obtenue avec une petite quantité d'émulsion ; on bat vivement et longtemps ; on ajoute enfin peu à peu le reste de l'émulsion et l'eau de fleur d'oranger.

Un second *looch*, que les jeunes mères doivent savoir préparer, c'est le *looch huileux*, qui est si utile pour purger les enfants.

Voici les éléments dont il se compose :

Gomme arabique.	15 grammes
Huile d'amandes douces.	15 —
Sirop de gomme ou de nerprun.	30 —
Eau commune.	100 —
Eau de fleur d'oranger.	15 —

On commence par préparer un *mucilage* (2) avec la gomme et deux fois son poids d'eau : on ajoute l'huile par petites parties, et, quand elle est bien divisée par une trituration prolongée dans le mortier, on délaye avec le reste des liquides.

On peut remplacer l'huile d'amandes douces par l'*huile de ricin*, suivant les proportions en relation avec l'âge de l'enfant. On réussit ainsi à faire prendre ce médicament à des enfants qui la refusent, dans du café noir, du lait, etc.

Une de mes lectrices m'a écrit dernièrement pour me demander comment se préparait le

---

1. On donne le nom d'*émulsions* à des liquides d'apparence *laiteuse*, préparés au moyen des semences oléagineuses, comme les amandes, et de l'eau.

2. On donne le nom de *mucilages* à des produits de consistance molle, se rapprochant des substances gommeuses.

sirop d'orgeat. Voici la réponse à sa question. Le sirop *d'orgeat* ou *d'amande* n'est autre chose qu'un looch qu'il est très bon de donner aux enfants, dans les cas de toux ou d'angine légère.

On le prépare de la manière suivante :

Amandes douces.	500 grammes
— *amères.*	150 —
Eau.	3.000 —
Sucre.	1.625 —
Eau de fleur d'oranger.	250 —

On sépare les pellicules des amandes au moyen de l'eau bouillante, et on les pile dans un mortier de marbre avec 75 parties de sucre et 725 parties d'eau, jusqu'à ce qu'elles soient réduites en pâte très fine. On délaye soigneusement la pâte dans les 1500 parties d'eau restantes, et l'on passe avec expression à travers une toile serrée. On ajoute à l'émulsion le reste du sucre grossièrement concassé, et l'on fait dissoudre au bain-marie ; on mêle l'eau de fleur d'oranger, et l'on passe de nouveau à travers une toile. Le sirop est abandonné au refroidissement dans un vase couvert, et, pour terminer, introduit dans des bouteilles bien sèches que l'on bouche exactement et que l'on tient couchées à la cave.

Cette manipulation paraît très compliquée ; mais au fond elle est très simple. Le meilleur sirop d'orgeat est sans contredit celui qui se prépare ainsi dans les familles.

2° Les *juleps* sont des potions habituellement composées d'un sirop et d'une eau distillée médicamenteuse. Jamais il n'y entre de poudres ni de substances huileuses capables de troubler leur transparence. Le type du julep, c'est le *julep gommeux*. Les mères doivent savoir le préparer, car il intervient souvent dans la médecine maternelle.

Voici sa composition :

Poudre de gomme arabique.	10 grammes
Eau de fleur d'oranger.	10 —
Sirop simple.	30 —
Eau commune.	100 —

On mêle sa gomme et son eau peu à peu dans un mortier en marbre et on ajoute, toujours en triturant, son sirop et son eau de fleur d'oranger qui, étant volatile, doit n'être introduite qu'à la fin.

Bien entendu, on peut varier la composition de ce julep en substituant à l'eau de fleur d'oran-ger une autre eau aromatique, comme l'eau de tilleul, de mélisse, et en remplaçant le sirop de sucre par un sirop émollient : sirop de nymphæa, de violettes, de coquelicots, etc.

3° Les *potions* sont les préparations qui ne sont ni des juleps ni des loochs. Comme elles contiennent des substances actives (extraits, teintures, poudres, etc.), elles doivent être préparées par le pharmacien seul ; cependant il est quelques formules que les mères doivent connaître : par exemple, la potion *à l'éther*, pour donner dans le cas de convulsions, de troubles nerveux chez les enfants ; la potion *cordiale* et *reconstituante*, qui servira à combattre la faiblesse, et l'alanguissement des fonctions ; la potion *hémostatique*, qu'il faut savoir diriger immédiatement contre les hémorrhagies.

Rien de plus simple que la préparation de la potion à l'*éther*. Dans une fiole contenant environ 130 grammes d'eau sucrée, on verse un nombre de gouttes d'éther proportionnel à l'âge de l'enfant. Comme l'éther est très volatil, il faut avoir soin de bien boucher sa bouteille ; mieux vaut un bouchon à l'émeri qu'un bouchon de liège. Une précaution très importante, c'est de ne pas rapprocher une lumière de la bouteille renfermant l'éther ; car il pourrait prendre feu et déterminer des accidents graves.

Tout aussi facile à faire est la potion *cordiale*. On peut en varier la formule à l'infini. Voici un type : On prépare un verre d'eau sucrée et on y ajoute un nombre de cuillerées à café de rhum, de cognac, d'eau-de-vie, de kirsch, de malaga, de vin d'Espagne, proportionnel à l'âge de l'enfant.

Pour préparer la potion *hémostatique* qu'on donne en attendant le médecin, dans le cas de crachement de sang, de saignement de nez, etc., chez l'enfant, on se sert non plus d'un verre d'eau sucrée, mais d'un verre d'eau simple dans lequel on verse une quantité de gouttes de perchlorure de fer relative à l'âge de l'enfant.

D'après ce que je viens de dire, les lectrices de ce journal voient dans quelles limites elles peuvent se mouvoir sur le terrain des potions. Quelque réservée que doive être leur intervention en pareille matière, elle n'en est pas moins réelle. Nous avons tâché de faire leur instruction à cet égard.   Dʳ CARADEC.

TYPES PARISIENS

TANTE AURORE

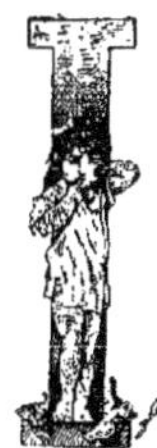
L m'est resté de mon extrême jeunesse certains souvenirs ineffaçables. On sait combien la mémoire des enfants est prompte à s'emparer des faits étranges ou des images extraordinaires qui ont pu frapper leurs regards. Or, parmi ces souvenirs, il en est un vivant dans mon esprit, comme s'il datait d'hier.

J'avais six ans ; un jour, ma mère m'emmena à l'église Saint-Séverin.

L'immense et sombre nef était presque déserte. Je souffrais alors d'un rhume, et, la fraîcheur de l'église aidant, je fis entendre une petite toux.

Notre prière achevée, et comme nous nous disposions à sortir, une ombre se dressa devant nous. C'était une grande femme, sèche comme un échalas et droite comme un I. Coiffée d'un chapeau Directoire, comme on recommence à en porter de nos jours, drapée dans un vaste châle à ramages, la main droite appuyée sur une longue canne ; elle fixait sur moi son œil gris.

Je vois encore les longs tire-bouchons blancs pendant des deux côtés de ses joues décharnées.

Cette subite apparition, jointe à une certaine terreur que j'éprouvais toujours quand j'entrais le soir dans une église, même avec quelqu'un, me fit frissonner.

Je me serrai près de ma mère.

— Madame, fit gravement cette étrange personne, votre fils vient de tousser. C'est porter une grave atteinte au respect que l'on doit à Dieu dans son temple. J'espère que ce fait ne se renouvellera plus.

— Mon fils est enrhumé, madame, repartit ma mère, qui ne paraissait nullement étonnée ; il n'y a pas de sa faute ! soyez assurée qu'il n'y a eu de sa part aucune mauvaise intention !

— Je veux bien le croire, madame !

Et, s'inclinant légèrement, la vieille dame alla reprendre sa place sur son prie-Dieu.

*
* *

En sortant, ma mère souriait ; moi, j'étais tout ému et si tremblant, que je n'osai demander aucune explication. J'avais évidemment commis quelque chose d'épouvantable ; mais alors, pourquoi ma mère ne m'avait-elle pas réprimandé ? Je n'avais pas compris du tout les paroles de la femme au grand chapeau.

*
* *

Le soir, comme ma frayeur était un peu dissipée, je confiai mon aventure à ma cousine Berthe.

Elle avait huit ans, ma cousine ; mais je la jugeais si sage et si raisonnable, que j'allais la consulter dans tous les cas embarrassants. C'était mon oracle.

— Écoute, me dit-elle après m'avoir entendu, c'est *tante Aurore* que tu as vue. Elle ne veut pas qu'on tousse à l'Église. C'est parce que je toussais, qu'elle est venue dire à maman, l'autre jour, que je me moquais d'elle. Je tousse quand même, mais quand elle est loin, parce que, vois-tu, ajouta-t-elle en se penchant à mon oreille d'un petit air mystérieux, *je crois qu'il n'y a pas à se fier à cette vieille-là.*

— Je le crois aussi, répondis-je vivement, de l'air de quelqu'un que l'expérience a convaincu.

Telle fut ma première entrevue avec tante Aurore.

*
* *

Deux ou trois ans plus tard, comme j'étais en vacances, le facteur apporta, un matin, une lettre de faire part, et, sur le vélin bordé de noir et imprimé en gothiques, je lus :

« Vous êtes prié d'assister au convoi, service
« et enterrement de *vénérable, discrète* et *scien-*
« *tifique* personne

» Messire Enguerrand-Louis-Henry de Ville-
« gontier de Saint-Romain, prêtre, chanoine
« honoraire, chevalier de l'ordre royal de
« Saint-Louis,

« Décédé, muni des sacrements de notre mère
« la sainte Église, dans sa quatre-vingt-unième
« année, etc.

« De la part de Mme la marquise Marguerite
« Yolande de Villegontier de Saint-Romain, sa
« belle-sœur. »   « *Priez pour lui.* »

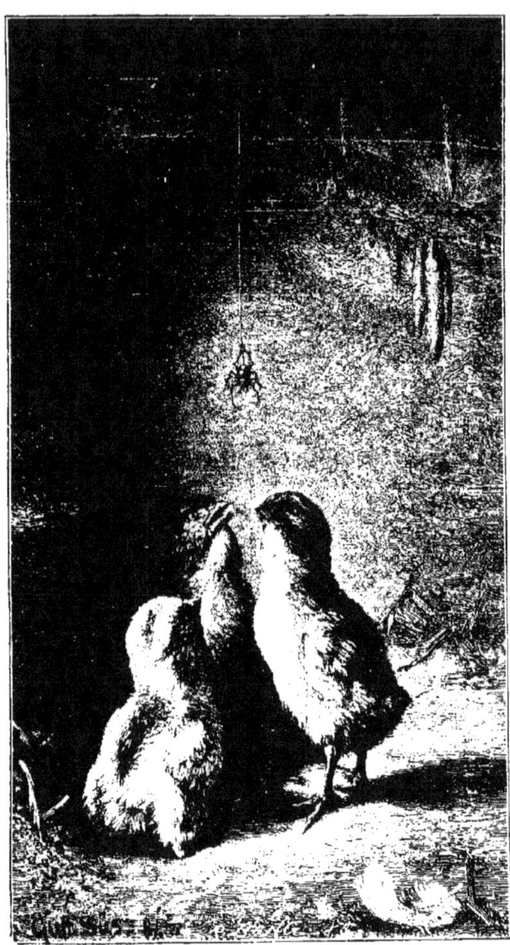

Trio de poussins, composition par GUSTAVE SUR.

J'étais d'autant plus intrigué, que je ne me souvenais nullement d'avoir jamais entendu parler de la marquise de Villegontier.

.·.

J'assistai le lendemain au service avec mes parents. Une foule assez nombreuse se pressait derrière un catafalque de cinquième classe. L'office terminé, ma mère me prit par la main :

— Viens saluer la marquise, me dit-elle.

Et quel ne fut pas mon étonnement, en re-

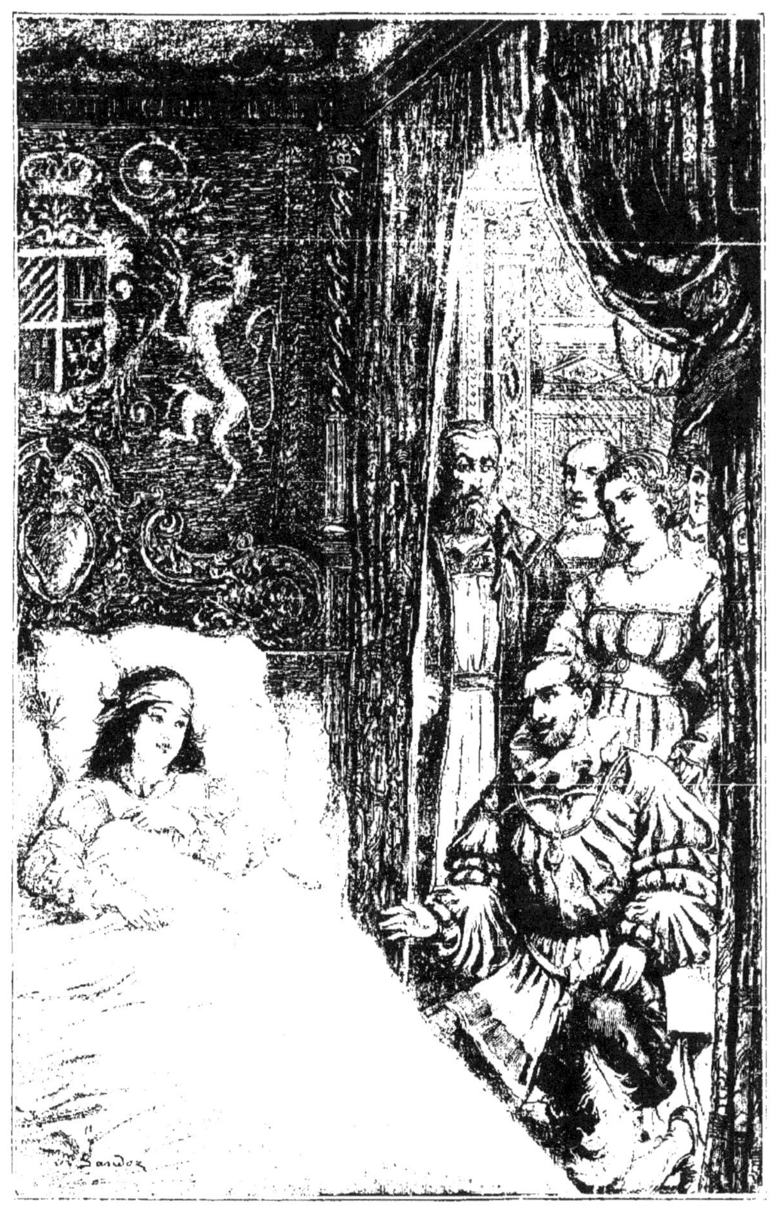

La petite princesse malade, XVe siècle, composition de A. SANDOZ.

connaissant cette femme que je voyais dans tous mes rêves : « Tante Aurore. » C'était bien elle.

Seulement, le chapeau Directoire était recouvert d'un crêpe, et un châle noir remplaçait le châle à ramages. Je m'inclinai profondément.

Dans ce moment même, je ressentis ce qu'on appelle vulgairement un chat dans la gorge. Par un phénomène aussi inexplicable que la « sympathie du bâillement », et qui fait que tout le monde bâille quand une personne a bâillé, la toux d'il y a trois ans me revenait avec la vue de tante Aurore, à qui décidément j'attribuais une ressemblance diabolique !

Je sentais que, si j'ouvrais la bouche, j'allais tousser. J'étais perdu. Je me tins à quatre, serrant frénétiquement les lèvres. Ce qui me chatouillait le plus la gorge, c'était ce diable d'œil gris fixé sur moi. Il ne s'en fallut de rien. Je frémis encore quand j'y pense.

Enfin, la grande taille de la marquise se courba légèrement, puis elle reprit son immobilité de statue.

Je passai ; j'étais sauvé.

Cette seconde rencontre n'était guère faite, vous l'avouerez, pour effacer l'impression de la première.

*
* *

Elle est morte, la pauvre tante Aurore.

Elle était, depuis la mort de son beau-frère le chanoine, la dernière héritière de la maison de Villegontier. Peu de gens connaissaient son vrai nom. On l'avait familièrement surnommée tante Aurore, à cause de sa préférence pour les couleurs voyantes.

On apercevait à une demi-lieue sa robe rose et les fleurs jaunes de son grand châle.

On savait seulement son titre par sa vieille domestique, qui ne parlait toujours qu'avec la plus grande vénération, de « madame la marquise ». Pour le reste, la vieille était aussi impénétrable que sa maîtresse.

Très vieille, quoique très verte, tante Aurore, qui avait vu la Révolution, habitait depuis trente ans et plus un petit appartement, rue Saint-Jacques, et vivait modestement d'une pension viagère, dernier débris de l'opulence de sa famille. Chose étrange, elle n'avait point de parents ! Du moins, on ne lui en connut pas, et personne ne vint, après sa mort, réclamer son maigre héritage.

*
* *

Tante Aurore passait à l'église une partie de son temps ; elle avait entrepris une guerre acharnée contre les gens enrhumés.

Malgré ce travers, tout le monde, dans la rue, la saluait respectueusement. On chuchotait bien son nom sur son passage, mais très bas : car son grand air imposait, et on la craignait, sans trop savoir pourquoi.

Jamais on n'avait vu sourire tante Aurore. Les mamans disaient à leurs enfants: « Si vous n'êtes pas sage, je le dirai à tante Aurore. »

Elles les menaçaient de tante Aurore comme autrefois les Sarrasines menaçaient de Barberousse, et les petits, effrayés, se taisaient.

Cependant, quelqu'un se départit une fois du respect général, et, à la porte d'un marchand de journaux, l'on vit apparaître, un beau jour, gravé et enluminé, le portrait de tante Aurore.

Tante Aurore vint à passer. Les couleurs éclatantes avaient le don d'attirer ses regards. Elle s'arrêta. Mais elle continua sa route, sans qu'un muscle de son visage eût bougé.

Elle ne s'était pas reconnue.

Oscar Méténier.

CHRONIQUE

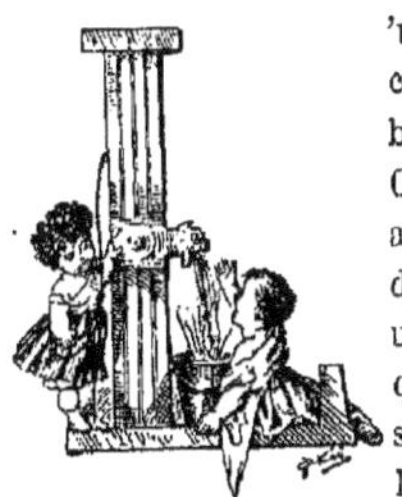

'UN de nos éminents collaborateurs, M. Albert Meurgé, avocat à la Cour d'appel de Paris, a publié dernièrement dans *la Mère et l'Enfant* un article très remarqué sur le payement du salaire des nourrices. Il a mis hors de doute ce fait que les enfants sont d'autant mieux soignés par leurs nourrices que celles-ci reçoivent un salaire plus régulier.

Au sujet du salaire des nourrices recrutées par le service des enfants, nous trouvons des détails très intéressants dans le rapport du très distingué inspecteur de la Lozère. M. Hermantier fait remarquer avec raison que les familles donnant aujourd'hui aux nourrices de 20 à 25 francs par mois, le service des enfants assistés, en n'accordant que 14 francs, est exposé ou à ne pas trouver des nourrices en nombre suffisant ou à ne recruter que des femmes tarées, déjà refusées par les familles, ayant de vieux laits impropres à un bon nourrissage. M. Hermantier propose de porter ce salaire à 16 francs pour la première année et à 14 fr. pour la deuxième. Il semble que c'est là un taux encore bien inférieur aux nécessités de la situation.

Il est vraiment triste de penser que les départements gaspillent tant d'argent en entreprises d'une utilité douteuse et se montrent d'une parcimonie déplorable à l'égard de services aussi importants que celui des enfants assistés et de la protection de l'enfance.

* *

Il se fait dans le moment une croisade contre l'usage de la jarretière. Nous trouvons à ce sujet quelques considérations instructives dans un article du Dᵣ *Schmit* (*Journal d'hygiène*): « Les jarretières qu'on fabriquait autrefois, dit-il, produisaient déjà une striction d'autant plus énergique qu'elles étaient appliquées depuis plus longtemps. A ce premier facteur est venu s'en ajouter un autre, aujourd'hui que la gomme élastique entre dans la confection des jarretières : la chaleur a une remarquable action sur cette substance, son élasticité croît avec la température. Il est hors de doute que la jarretière dont on se sert aujourd'hui provoque souvent de la douleur, et par sa pression continue au-dessous du genou, et par la traction constante qu'elle exerce sur la jambe toujours sollicitée en haut et en dehors. Pour échapper à cette douleur, pour diminuer cette traction, que font les enfants? *ils rejettent le pied en dehors et placent de préférence la jambe dans la même direction.* Cette tendance vicieuse, tous les jours accrue, finit par s'imprimer dans le squelette qui se déforme bientôt, et la déviation du membre s'accuse.

Est-il préférable de placer la jarretière au-dessus du genou? Certes ! mais l'avantage n'est pas aussi grand qu'on pourrait le supposer, car le ruban élastique détermine souvent chez les enfants une gêne notable de la circulation en retour et parfois des varices. Ce qu'il y a de mieux est de doubler la jarretière de flanelle (jamais de toile ou de tissu tricoté), de lui donner une largeur d'au moins deux ou trois doigts et de la placer au-dessus du genou.   Dᵣ DARNAY.

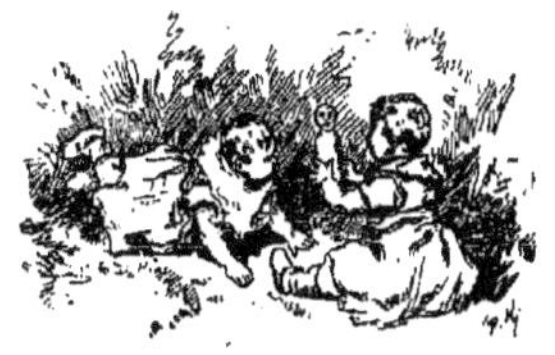

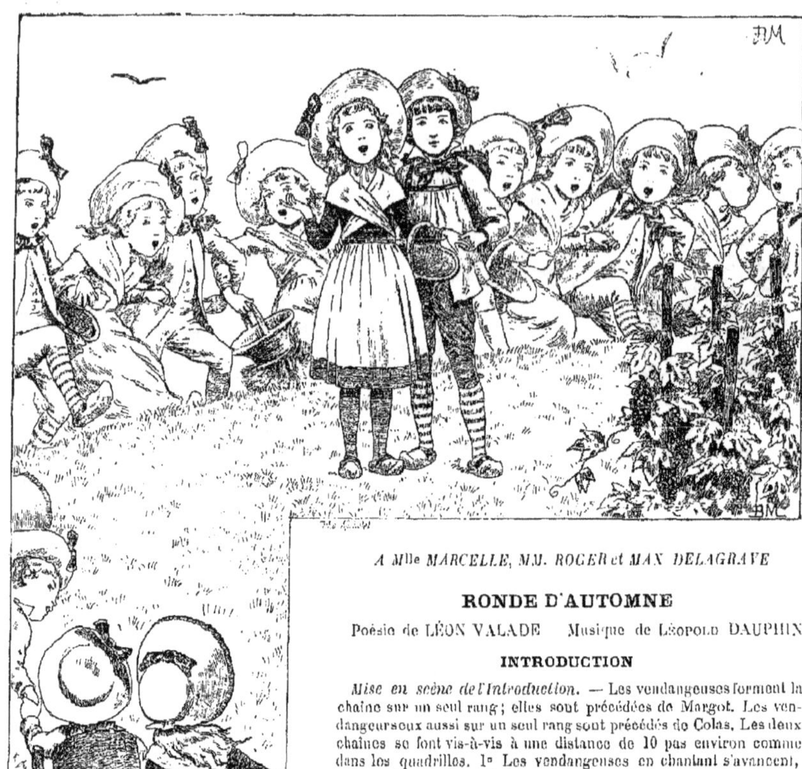

A Mlle MARCELLE, MM. ROGER et MAX DELAGRAVE

RONDE D'AUTOMNE

Poésie de LÉON VALADE   Musique de Léopold DAUPHIN

INTRODUCTION

Mise en scène de l'Introduction. — Les vendangeuses forment la chaîne sur un seul rang ; elles sont précédées de Margot. Les vendangeurs eux aussi sur un seul rang sont précédés de Colas. Les deux chaînes se font vis-à-vis à une distance de 10 pas environ comme dans les quadrilles. 1° Les vendangeuses en chantant s'avancent, puis reculent de 4 pas. 2° Les vendangeurs font de même à leur tour. 3° Pendant les 8 dernières mesures du petit chœur les chaînes restent en place, tandis que Colas et Margot vont l'un vers l'autre, se rencontrent, tournent une fois en se donnant la main et finalement vont se placer, lui à la tête des vendangeuses, elle à la tête des vendangeurs. 4° Alors, pendant la ritournelle les deux chaînes évoluent gracieusement en serpentant, puis s'entremêlent ; chaque danseur prend une danseuse. Les couples forment un cercle autour de Colas et de Margot.

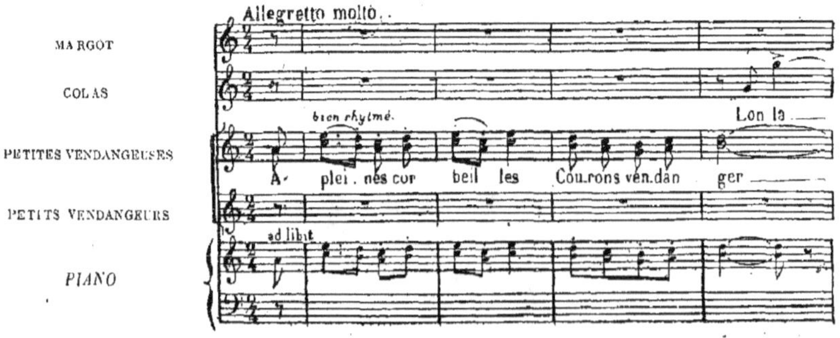

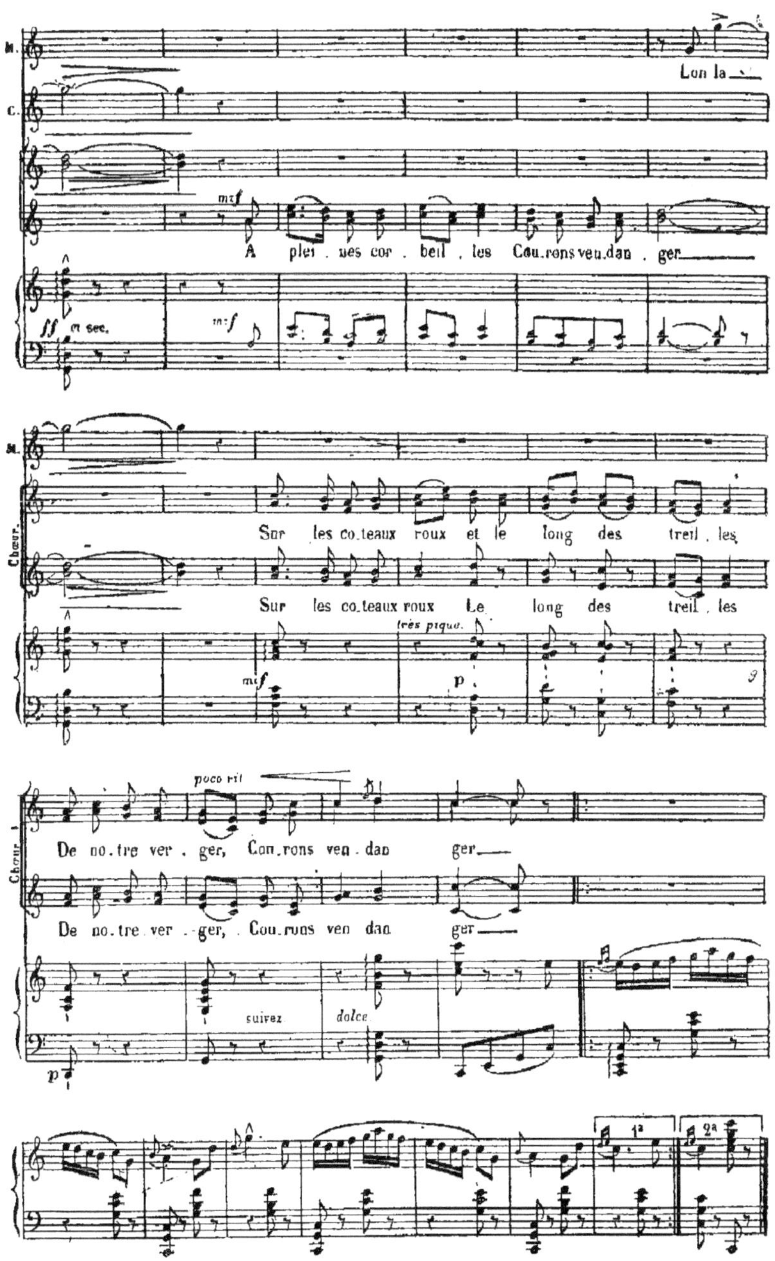
Lon la
A plei . nes cor . beil . les Cou . rons ven . dan . ger
Sur les co . teaux roux et le long des treil . les
Sur les co . teaux roux Le long des treil . les
De no . tre ver . ger, Cou . rons ven . dan . ger
De no . tre ver . ger, Cou . rons ven . dan . ger

RONDE

Mise en scène de la Ronde. — Après l'Introduction, une chaine unique s'est reformée en cercle autour de Colas et de Margot... Chaque vendangeuse est entre deux vendangeurs. Pendant les couplets, la chaine se balance sur place; ce n'est qu'après le tradéri déra dansé de Margot et de Colas que la ronde se met en branle.

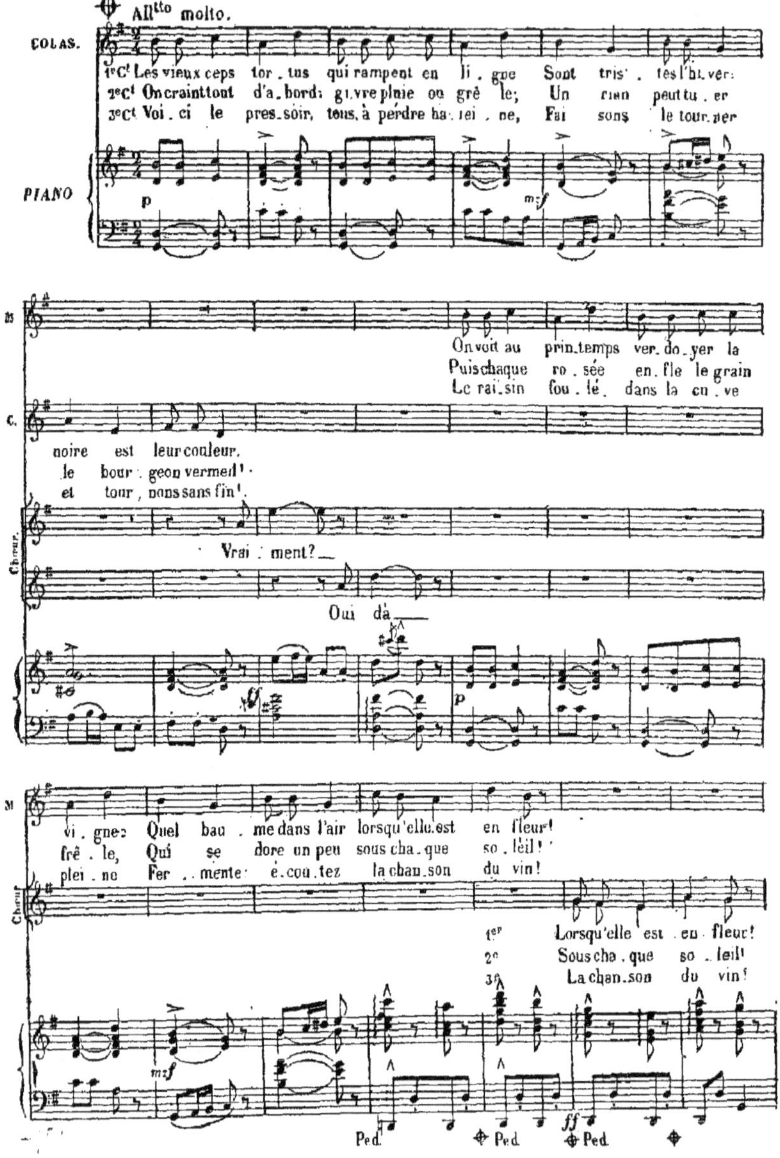

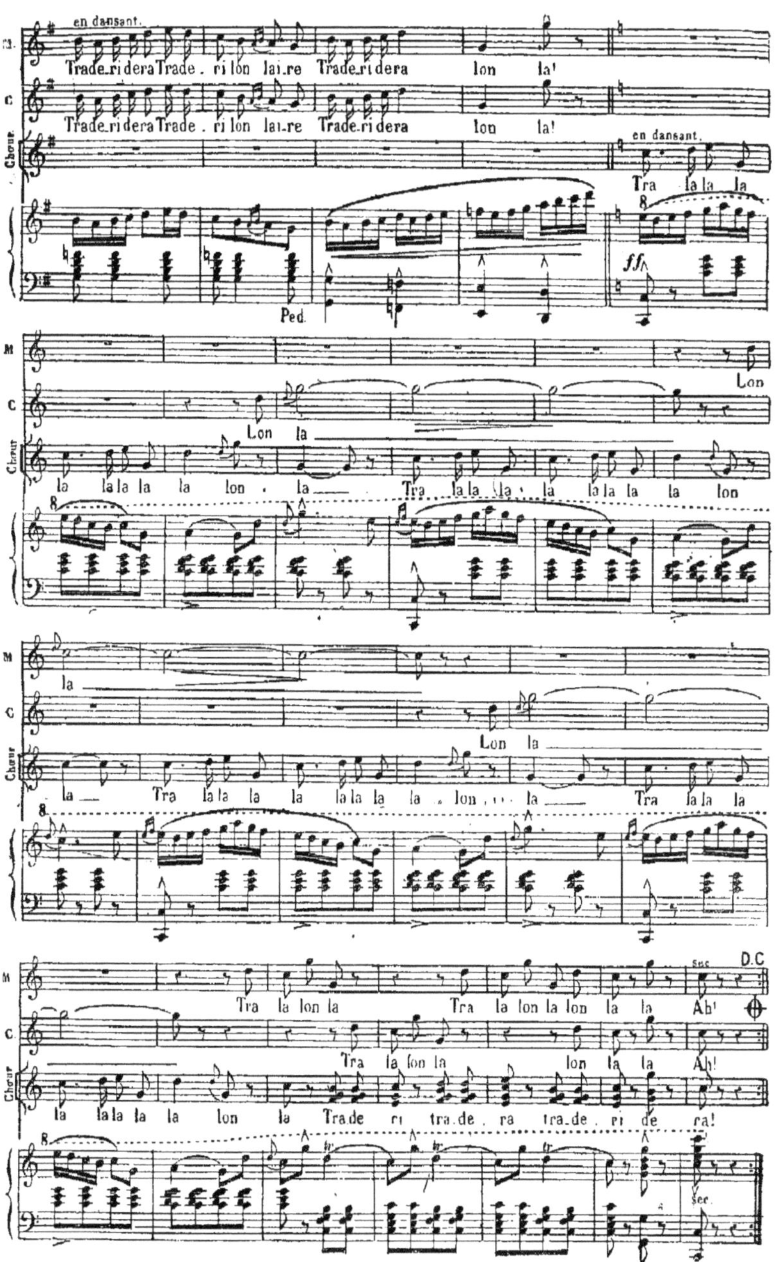
en dansant.
Trade_ri dera Trade _ ri lon lai_re Trade_ri dera   lon   la'
Trade_ri dera Trade . ri lon lai_re Trade_ri dera   lon   la!
en dansant.
Tra la la la
Ped.
Lon
Lon   la
la   la la la   la   lon . la   Tra la la la la la la la la lon
la
Lon la
la   Tra la la la   la   la la la   la . lon . la   Tra la la la
Tra   la lon la   Tra   la lon la lon   la   la   Ah!   D.C
Tra   la lon la   lon   la   la   Ah!
la   la la la   la   lon   la   Trade ri tra_de_ ra tra_de_ ri de   ra!

BIBLIOGRAPHIE

Les idées du grand Mirabeau en matière d'hygiène infantile. — Par le Dr Th. Caradec, médecin de l'Hôpital civil de Brest (1).

Notre excellent rédacteur en chef et ami vient de publier un travail très original sur ce sujet. Il a extrait de la correspondance de Mirabeau avec Sophie de Monnin la partie concernant l'hygiène infantile et même l'hygiène de la grossesse. Pourquoi il l'a fait, il le dit en excellents termes : « *D'abord parce que les principes proclamés par Mirabeau en matière d'éducation physique des enfants sont ceux de la véritable hygiène, ceux que nous nous efforçons encore aujourd'hui de faire pénétrer dans les masses ; ensuite parce que ces grandes vérités sont exprimées par lui avec un feu, une verve et un goût littéraire qui en doublent la valeur, de même que la taille et le montage d'un diamant en décuplent le prix, en faisant briller une à une ses facettes et en donnant à son feu un éclat extraordinaire.* »

Je voudrais tout citer dans cette brochure qui se lit d'un bout à l'autre comme un roman. Obligé de me borner, je veux du moins reproduire une très jolie page, toute d'actualité, qui servira de leçon aux lectrices de ce journal ; « Les bonnes femmes, celles dont tu sais tant de secrets, s'imaginent de la meilleure foi du monde que les enfants n'ont point de chaleur et elles les étouffent pour qu'ils n'aient point

1. En vente chez l'auteur, 46, rue d'Aiguillon, Brest. Envoi *franco*, 40 centimes.

froid. Il arrive de là ce qui, pour nous autres arrive aussi : c'est qu'au moment où un enfant élevé ainsi prend l'air, il est enrhumé ou a des coliques. Tu sais bien que les gens continuellement enrhumés sont ceux qui se couvrent ; et moi qui ai toujours pensé ainsi, j'en ai fait une rude épreuve. Toute ma vie j'ai nagé comme un poisson ; tu n'ignores pas que je chassais des journées entières d'hiver dans les marais de Franche-Comté, où il faut marcher en bas de fil et en escarpins pour ne pas s'engloutir, jamais je n'ai eu un rhume. Ici, où je suis forcé à mener une vie très renfermée, je ne saurais sortir sans revenir enroué et sentir ma poitrine se fendre. L'enfant qu'on couvre trop, sera frileux et délicat le reste de sa vie. En général, ma Sophie-Gabriel, le froid n'enrhume que parce qu'on a eu chaud auparavant. Il faut donc accoutumer les enfants par degrés à l'air ; et sans les élever, comme ce charmant fou de Lauraguais, dans les quatre éléments, il ne faut les tenir ni renfermés ni chaudement habillés. J'ai toujours vu que les enfants renfermés marchaient tard et faisaient difficilement leurs dents ; et c'est une bénédiction que de voir nos petis paysans se battre en chemise sur la neige. »

N'est-ce pas que ce passage est joli, et rappelle par le style la marquise de Sévigné? Le reste est à l'avenant, et aussi lestement troussé : aussi ne puis-je que recommander à mes lectrices de se procurer cette brochure amusante et instructive.   Dr G. LEFEBVRE

CORRESPONDANCE

Bordeaux, le 4 septembre 1885.

Monsieur le docteur,

Je suis mère d'un bébé à qui je suis obligée, par ordre du médecin, de faire avaler presque tous les mois de l'huile de ricin. Malheureusement ce diable d'enfant entre chaque fois en révolte contre ce médicament. N'y aurait-il pas un moyen facile, pratique, de le lui faire prendre, un moyen autre que le café noir ou le lait, seuls usités jusqu'ici?... Je crois qu'en me répondant par la voie du journal vous rendrez service à toutes les mères de famille.

Agréez, monsieur le docteur, etc., etc.

      Alice DE CHAT...

Je n'ai pas l'intention aujourd'hui de traiter la question très importante de la constipation chez les enfants ; mais je réponds très volontiers à la question de Mme de Chât... On trouvera plus haut une formule d'émulsion à l'huile de ricin qui en masque presque complètement le goût. Voici une autre recette :

On partage une orange en deux et on en sépare les pépins ; l'une des moitiés pressée donne un jus que l'on recueille dans une tasse à café. On verse au-dessus de ce jus l'huile avec précaution, puis on la recouvre du jus de l'autre moitié de l'orange. Il se produit alors ce phénomène singulier que l'huile de ricin restant emprisonnée entre les deux couches de jus d'orange, sa saveur n'est pas perçue.

Puisque je parle de l'huile de ricin, je critique la manie qu'ont certains médecins d'en prescrire de fortes doses (30 grammes, 40 grammes et au delà). La dose maximum que je prescris est 10 grammes. Seulement, j'ai bien soin de recommander aux parents de ne pas laisser boire l'enfant et surtout de ne pas le laisser manger. Avec ces précautions on obtient un effet certain et à peu de frais.

      T. C.

. *Gérant :* Dr G. LEFEBVRE.   Paris, Imp. de la Soc. de Typ — NoizETTE, 8, r. Campagne-Première.

LA MÈRE ET L'ENFANT

Journal illustré de la première enfance

CAUSERIE DU DOCTEUR

LE D' DIET ET LE D' BEEFSTEAK

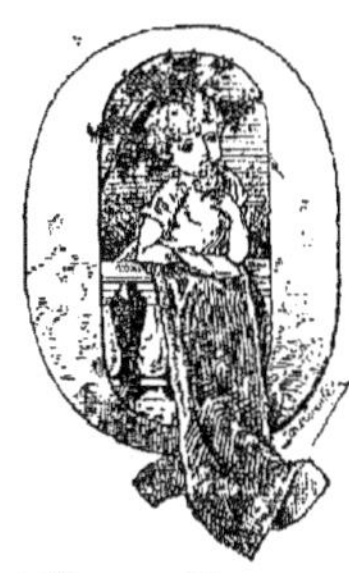

Qu'est-ce que le Dr *Diet?* allez-vous me demander, mes bien chères lectrices.

C'est un monsieur qui a eu ses jours de gloire, de grandeur, qui a été porté aux nues par une génération tout entière, puis peu à peu, par une de ces réactions communes à l'humanité, a vu son crédit s'affaiblir, son renom diminuer et son étoile pâlir devant une puissance nouvelle.

Le Dr *Diet*, pour l'appeler de son vrai nom, c'est tout simplement la diète. La puissance nouvelle à laquelle je fais allusion plus haut, c'est le Dr *Beefsteak*.

Il ne vous semblera peut-être pas inutile, mes chères lectrices, de connaître quelle est la raison pour laquelle l'un des systèmes a disparu pour faire place à un autre opposé. Vraiment c'est à se demander quelle rage de changement a notre malheureuse humanité pour renverser ainsi ses idoles de la veille.

Il ne faudrait pas toutefois taxer d'illogisme et de versatilité toute révolution qui se fait dans les doctrines et les idées médicales. Sans doute la vogue a son rôle dans les systèmes hygiéniques ou médicamenteux auxquels se voue l'humanité. C'est le mot de ce médecin sceptique : « Hâtez-vous d'user de ce médicament *pendant qu'il guérit.* » Dans l'espèce ce passage d'un régime alimentaire à un autre correspond à des états sociaux différents les uns des autres. Il y a de cela un siècle, les esprits cultivés étaient dominés par la méthode de l'endurcis-

sement si magistralement exposée par Loock à la fin du XVIe siècle : aussi les générations qui poussaient au soleil étaient-elles vigoureuses et fortes. Tout à coup l'orage qui couvait depuis de longues années éclate. Tout ce qu'il y a de viril dans la nation est appelé à vivre de la vie des camps. C'est alors que Napoléon Ier exerce sur la France ces grandes saignées qui l'anémient et l'appauvrissent. Combien de pauvres jeunes gens, la joie et l'espérance de leur famille, ont semé alors leurs cadavres sur les routes de l'Europe ! Combien plus encore sont revenus au pays natal avec des santés affaiblies, des tares constitutionnelles et des germes de déchéance organique qu'ils ont ensuite communiqués à leurs descendants ! Quand on dénombre les pertes qu'a entraînées une guerre après elle, on aligne à peu près en bon ordre l'argent dépensé pour ne pas dire gaspillé, les hommes tués, etc...; mais ce qu'on oublie de faire figurer, et de fait c'est impossible, ce sont ces chocs en retour qui, pendant de longues années, vont bouleverser l'ordre social, vont ébranler les assises du pays, affaiblir et tarir ses sources vives, créer une génération de grelotteux, épuisés et appauvris. A une pareille génération née vers l'époque de la Restauration, il eût fallu une éducation forte et vigoureuse qui remît du sang dans ses veines et de l'acier dans ses muscles. Malheureusement ce fut l'époque où, la domination militaire détendant sa compression, on se laissa aller dans l'élevage des enfants à des pratiques amollissantes. Un malheur ne vient jamais seul. A l'horizon scientifique parut un homme d'une puissance intellectuelle considérable, mettant au service des paradoxes les plus dangereux le talent le plus vigoureux qui se soit peut-être jamais vu. Avec une foi et une chaleur d'apôtre, Broussais prêcha la doctrine de la diète et des saignées coup sur coup. S'il eût été seul à la prêcher, il n'y eût eu que demi-mal ; mais son talent de parole était si brillant, ses déductions si séduisantes dans leur simplicité, que la génération médicale de l'époque se jeta tout entière à corps perdu dans le système et l'appliqua *in animâ vili*. Ce fut le règne de la lancette : triste règne en vérité qui mit le sceau à l'œuvre sanglante de Napoléon Ier et acheva d'épuiser le pays.

Comment s'étonner maintenant qu'après ces flots de sang répandu, après cet épuisement et cet assèchement méthodique de la nation, la génération qui a suivi ait réagi violemment contre ces folies médicales, ait envoyé au diable diète, sangsues et lancettes et leur ait opposé les toniques et les fortifiants pour refaire les constitutions délabrées ?

Nous voici au règne du beefsteak, du jus de viande, de la viande crue, du vin généreux, etc... Arrêtons-nous un peu ici et jetons un coup d'œil sur les résultats qu'a produits en hygiène infantile ce système, appliqué déjà depuis un certain nombre d'années. Que vaut la génération qui, prise au berceau, a été élevée par cette méthode soi-disant *régénératrice* ?

Elle est chétive, délicate et frêle. Résultat singulier en vérité et conclusion bien peu encourageante, si on les met en regard des efforts qui ont été accumulés et des sacrifices qui ont été faits pour doter l'enfant d'une constitution saine et vigoureuse !

Serait-ce donc que ce qui est fortifiant pour l'homme adulte ne l'est pas au même degré et au même titre pour l'enfant ?

Comment en douter ? Comme le dit parfaitement un proverbe français : *On n'est pas nourri par ce qu'on mange, mais par ce qu'on digère.* Or, pour être digérée, la viande a besoin de rencontrer dans le tube digestif, et particulièrement dans l'estomac, des sucs glandulaires qui la transforment et la liquéfient. Chez l'enfant, et surtout chez le bébé, le système glandulaire est à l'état d'ébauche ; conséquemment les sécrétions sont faibles et peu abondantes. D'après cette constitution anatomique sur laquelle je n'insiste pas auprès de vous, mes chères lectrices, vous voyez vous-mêmes que, mis dans cet estomac mal préparé et mal armé, le plus petit bol de viande ne peut tarder à produire des troubles, entre lesquels les plus fréquents sont la diarrhée et les vomissements, ces deux modes qu'emploie la nature pour éliminer ce qu'elle sent être nuisible. Je n'ai pas besoin de vous rappeler, mes chères lectrices, l'influence fâcheuse qu'ont les vomissements et la diarrhée sur la constitution des enfants. La conséquence forcée en est l'amaigrissement et l'athrepsie : de sorte, en résumé, que des aliments donnés pour fortifier et engraisser le bébé n'aboutissent qu'à l'affaiblir et à ruiner sa constitution. Un aliment qui, comme le beefsteak, pour l'appeler par son nom, produit ces résultats, un aliment semblable est jugé.

Je ne veux pas, mes chères lectrices, que vous interprétiez mal ma pensée et que vous croyiez que systématiquement je repousse la viande du régime des enfants. Non, ce n'est pas là ce que je veux dire : seulement je tiens à ce qu'il soit bien entendu et bien précisé qu'elle n'entrera pas dans la composition de leurs repas avant l'âge de vingt ou vingt-deux mois au plus tôt, et encore accessoirement, en petite quantité, sous une forme hachée menu, presque réduite en purée. J'interdis absolument de leur donner la viande crue et même la viande saignante qui si souvent leur donnent des vers et développent en eux le ténia. En cela, je reste fidèle à la doctrine de mon regretté ami, le Dr Brochard, qui ne cessait de s'élever avec force contre le régime *incendiaire* auquel on condamne les enfants. Pour eux, je préfère de beaucoup les viandes blanches (poulet et veau) aux viandes noires (bœuf, mouton, etc.), qui ont des qualités nutritives supérieures aux nécessités et aux exigences de leur constitution.

En un mot, j'ai une estime toute relative pour le Dr Beefsteak et ses congénères ; je n'ai que rarement recours à ses lumières chez les jeunes enfants.

Et le Dr *Diet* ?

A son égard, il faut distinguer.

Le Dr *Diet* ne doit pas être appelé indistinctement en consultation auprès de tous les enfants.

Il en est qui, chétifs, délicats, nerveux, faciles à déprimer et à affaisser, se trouveraient très mal de ses prescriptions. Ceux-ci ont besoin d'être soutenus et d'être nourris, sous peine de les voir tomber dans l'accablement et l'adynamie complète, sous peine d'assister chez eux, après les maladies, à des convalescences interminables.

A côté de ces enfants, il en est de robustes et vigoureux, chez qui le tempérament sanguin s'accuse déjà par des signes irrécusables et montre son puissant et énergique relief. On assiste ici à des explosions de fièvre qui étonnent et inquiètent ; ce sont des *charlatans de fièvre*, comme dit d'eux quelque part Fonssagrives. Chez eux, les voies digestives souffrent et s'embarrassent vite, le dégoût pour les aliments s'accuse rapidement et la langue devient blanche et pâteuse.

Ce serait vraiment folie que de nourrir ces enfants, que de continuer à leur donner un régime substantiel, surtout de la viande. C'est bien ici le cas d'appeler à la rescousse le Dr *Diet* avec ses alliés naturels, un bon petit purgatif ou un aimable vomitif. Le coup de balai ayant été donné ainsi proprement dans l'intestin ou dans l'estomac, quelquefois dans les deux à la fois, les organes digestifs s'étant reposés par une inactivité de quelques jours, la santé revient petit à petit à ces enfants.

Vous voyez, mes chères lectrices, combien il est important que vous connaissiez le tempérament de vos chers petits. De cette connaissance dépend la ligne de conduite qu'on suivra à leur égard, l'hygiène ou la médication qu'on leur appliquera. C'est ce qui m'a engagé à établir les mérites comparés du Dr *Diet* et du Dr *Beefsteak* et à greffer un chapitre d'histoire rétrospective sur un chapitre d'une actualité très vivante.

Dr CARADEC.

MÉDECINE MATERNELLE

SCROFULE ET LYMPHATISME CHEZ LES ENFANTS (1)

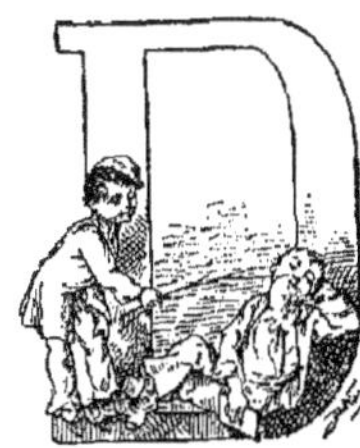

Ans les numéros précédents nous avons passé successivement en revue le retentissement de la scrofule sur les oreilles, le nez et les yeux. Disons maintenant quelques mots de la manière dont elle influence la peau.

Voyez la main d'un enfant scrofuleux, même pendant ces jours charmants du mois de mai où le soleil pénètre d'une douce chaleur tous les êtres de la création : elle est froide cette main ; elle est gonflée, rouge, violette même, envahie par les engelures.

Une des manifestations les plus désagréables de la diathèse scrofuleuse sur la peau, ce sont les *croûtes laiteuses*. La rédaction du journal reviendra souvent sur ce sujet qu'elle considère comme capital dans la vie des enfants. Déjà l'un de nos collaborateurs, le Dr Baratoux, a effleuré le sujet en parlant de l'oreille. Notre rédacteur en chef, de son côté, s'en est occupé incidemment en traitant des maladies de la tête chez les enfants. La question sera un jour abordée sous toutes ses faces. Pour le moment, dans cette revue générale des accidents scrofuleux de l'enfance, nous ne pouvons qu'établir la relation des croûtes laiteuses ou impétigineuses avec la scrofule : relation qui n'est pas constante, mais qui cependant se présente assez souvent pour qu'il y ait lieu de la retenir et de la fixer dans l'esprit.

Au-dessous de la peau siègent dans certaines régions de petits organes qui ont leur rôle à remplir dans la circulation lymphatique : ce sont les *glandes* ou *ganglions lymphatiques*. Dans l'état habituel de santé ces organes ne se voient ni ne se sentent. Mais qu'une petite blessure, une petite excoriation survienne sur le terrain qu'ils desservent, immédiatement on constate qu'ils augmentent de volume et ils révèlent leur présence sous la forme d'une ou plusieurs tumeurs arrondies, très mobiles, roulant et se dérobant sous les doigts. Même en l'absence de toute lésion de la peau, on voit

---

1. Voir numéros précédents.

ces ganglions se développer : ceci a lieu chez les enfants scrofuleux. Le peuple, dans son langage énergique, les traite d'*écrouelles* et les mères de famille les considèrent comme des stigmates honteux, presque infamants. Cette opinion vient de ce qu'à l'existence de ces glandes se rattache l'idée d'*humeurs froides*. Cette manière de voir n'est pas complètement exacte, l'évolution et la marche de ces ganglions différant essentiellement suivant les enfants qui en sont porteurs. Ou, en effet, sous l'influence d'une hygiène favorable, on les voit disparaître, fondre progressivement, sans laisser d'autre trace après eux qu'une induration qui à la longue finit par faire corps avec les tissus ; ou au contraire ils s'enflamment, deviennent chauds, douloureux, usant et amincissant peu à peu la peau jusqu'à l'ouvrir et l'ulcérer. Par l'ouverture ou les ouvertures ainsi produites s'écoule un pus clair, mal lié, d'odeur fétide, et du coup voilà les humeurs froides constituées. On pourrait croire que la fièvre doit s'éveiller alors vive et forte. Eh bien, pas du tout. En général ces pauvres enfants, surtout quand ils vivent dans la misère, ne ressentent aucune réaction fébrile.

Je viens de passer en revue un certain nombre des manifestations scrofuleuses, et je n'ai pris que celles dont la connaissance est nécessaire aux mères de famille. Il en est beaucoup d'autres. Mais comme elles siègent dans la profondeur des tissus, comme elles ont un caractère grave et qu'elles exigent un traitement compliqué, pouvant être entrepris par le médecin seul, je n'en parle pas ici.

⁂

Causes de la scrofule

Il n'est pas de mère qui, voyant son enfant livré aux ravages de la diathèse scrofuleuse, ne pose avec une douloureuse angoisse cette question au médecin :

« Je vous en supplie, docteur, dites-moi pourquoi mon enfant est dans un pareil état. »

Ah ! pourquoi ? Grosse question s'il en fut, épineuse et ardue, dont nous n'exposerons que les résultats acquis pour ne pas embrouiller nos lectrices. Grosse question, car de sa solution dépend le moyen de prévenir la maladie.

Depuis bien longtemps, les savants se sont préoccupés de savoir en quoi consistait le vice scrofuleux. Je fais grâce à mes lectrices de toutes les divagations qui ont été émises à ce sujet ; mais je ne puis m'empêcher d'arrêter au passage cette opinion déjà ancienne qui veut que la scrofule soit due à un virus. Évidemment cette opinion n'a plus cours aujourd'hui dans le public médical ; mais ainsi qu'il en est de toutes les erreurs passées et de toutes les doctrines qui ont eu leurs jours de splendeur et de décadence, il en est resté quelque chose dans le peuple. C'est ainsi que, s'inspirant de cette idée d'un *virus*, beaucoup de personnes croient à la contagiosité de la scrofule.

Et comment en serait-il autrement, alors qu'il y a quelques siècles cette contagiosité a été défendue par les médecins les plus éminents, alors que le moyen âge, qui n'était pas tendre pour les infirmes et les déshérités, chassait de tous lieux les scrofuleux, tout comme des pestiférés ?

Eh bien, il faut laisser là ces vieilles idées et ces erreurs d'un autre âge. Sachez bien, mères de famille qui me lisez, que l'affection scrofuleuse n'est nullement contagieuse et que, *toute coquetterie mise à part*, il n'y a aucun danger à laisser votre enfant jouer avec d'autres atteints d'engorgements ganglionnaires ou d'humeurs froides, voire même à les faire boire dans le même verre.

Cependant, allez-vous me dire peut-être, l'une des preuves qui semblent militer en faveur de l'existence d'un vice scrofuleux, c'est la transmission de l'affection des parents aux enfants. Cette transmissibilité est incontestable ; mais y a-t-il besoin vraiment pour l'expliquer d'avoir recours à l'existence hypothétique d'un vice ou, comme disaient les anciens, d'un levain scrofuleux ? Ne suffit-il pas d'admettre que les parents scrofuleux, que ce soit le père ou la mère, lèguent à leurs enfants une constitution appauvrie, disposée à toutes les déchéances organiques, à toutes les faiblesses constitutionnelles ?

Dans ces natures appauvries, toutes les misères physiologiques, toutes les formes nutritives vicieuses peuvent se développer et s'étendre, comme ces plantes parasites qui sans vigueur poussent sur un terrain maigre et stérile.

Je me hâte de corriger ce que je viens de dire en ajoutant que l'hérédité, toute considérable qu'elle soit en cette matière, n'est cependant pas absolument fatale et qu'il est des conditions favorables de milieu et d'hygiène qui, plus fortes qu'elle, peuvent la contrebalancer; de même aussi qu'il est des circonstances qui, pesant douloureusement sur ces pauvres victimes, viennent hâter et assurer l'éclosion de la diathèse.

Examiner ces circonstances, énumérer ces causes, c'est désigner du doigt aux mères l'ennemi qu'il faut vaincre et terrasser.

La première en ligne de cause, c'est l'alimentation: car enfin, de toutes les influences que subit l'enfant, la plus considérable, la plus durable certainement est celle du régime alimentaire auquel il est soumis. Le sevrage prématuré, la mauvaise et défectueuse administration du biberon, surtout l'alimentation prématurée, l'usage de ces maudites bouillies collantes et mal cuites, sont des conditions préparatoires excellentes pour la scrofule.

Après l'action nocive des aliments, il y a l'air que les enfants respirent et concurremment la zone climatérique dans laquelle ils vivent. Il est aujourd'hui parfaitement établi que les enfants qui vivent dans des vallées étroites et resserrées ou dans les pays froids où le soleil se montre avec avarice, sont disposés non seulement à la scrofule, mais encore à son frère, le *crétinisme*. C'est dans le même ordre d'idées qu'on peut ranger aussi l'habitation dans laquelle l'enfant passe la moitié de sa vie, la scrofule aimant à se montrer chez les petits êtres qui séjournent dans un logement humide, privé d'air, de lumière et de soleil.

Encore vient la scrofule chez les enfants qui font un exercice insuffisant. Les *candidats à la scrofule*, suivant la très pittoresque expression de mon distingué confrère le Dr Droixhe (d'Huy), sont des êtres essentiellement languissants, essentiellement torpides : et il est indispensable qu'un exercice intelligent vienne réveiller leurs réactions, imprimer une stimulation à leurs échanges physiologiques.

Telles sont les principales causes qui peuvent amener le développement de la scrofule. Dans un prochain et dernier article, je m'occuperai des moyens de prévenir et de traiter l'affection.

Dr G. LEFEBVRE,
Médecin-inspecteur des Écoles municipales
de la ville de Paris.

BARCELONNETTE

Berce-moi, maman, car sonne la cloche,
Maman, berce-moi, c'est déjà la nuit.
Do do, l'enfant do ; mon heure s'approche ;
Je vais m'en aller vers le ciel qui luit.
Vers le ciel qui luit d'étoiles sans nombre
Je vais m'en aller, porté dans les bras
Du grand chérubin au sourire sombre...
Apaise-toi, cloche, en sonnant mon glas.
Le grand chérubin tend ses ailes blanches ;
Un frisson parcourt la terre et les cieux ;
Il fait s'agiter les fleurs dans les branches
Et briller là-haut les astres en feux.
Elles m'ont souri, les belles étoiles,
Tandis que les fleurs penchaient tristement :
Tu mettras des fleurs sur mes chastes voiles,

Quand tu couvriras ton petit enfant.
Un baiser, maman. Je veux que tu veilles,
Encore un baiser. Je t'aime, tu vois...
Mais un bruit confus vient à mes oreilles,
Comme un chœur lointain d'enfantines voix.
C'est l'essaim vermeil des têtes ailées
Qui me fait là-haut signe de venir,
De rayons faisant de belles allées...
Mais je ne veux pas, maman, moi, partir !
Défends-moi, maman. J'ai froid... Je me serre
Contre ton doux sein, contre ta chaleur.
Tu peux empêcher, toi, que l'on m'enterre !
Je t'ai pris ton lait ; donne-moi ton cœur...

ACH. MAFFRE DE BAUGE.

LES PRÉCAUTIONS A PRENDRE

CONTRE LA FIÈVRE TYPHOIDE

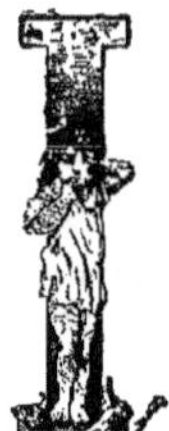

IL est beaucoup question depuis quelques semaines de fièvre typhoïde. La correspondance que nous avons avec les abonnées de toutes les parties de la France indique l'existence de foyers épidémiques, exerçant de grands ravages sur les enfants. Pour rendre service aux mères de famille, nous croyons ne pouvoir mieux faire que de reproduire la partie du travail de notre très distingué collaborateur le Dʳ Grellety, concernant les précautions hygiéniques à prendre contre la fièvre typhoïde (1).

T. C.

1° Lorsqu'un malade est reconnu atteint de fièvre typhoïde, il convient de l'isoler autant que possible des autres habitants de la maison.

2° Si le malade reste en son domicile, sa chambre sera à l'écart, sans communication immédiate avec d'autres pièces habitées. — L'occlusion des issues, à l'aide de portières ou de rideaux imprégnés d'une solution désinfectante, ne peut que rendre des services restreints : l'évacuation des chambres voisines est une mesure préférable.

3° On doit écarter les meubles, les objets d'une imprégnation facile qui ne sont pas d'une absolue nécessité : — ils diminuent le cube d'air respirable, peuvent devenir un danger, et demandent plus tard à être désinfectés ou détruits. — Les rideaux et tentures en particulier seront supprimés dès le début.

4° Il faut faire du feu dans la chambre, à moins qu'elle ne soit trop chaude et que la sai-

son ne contre-indique tout calorique ; mais la température ne devra pas être trop élevée. — Même en hiver, il sera nécessaire de renouveler l'air, surtout au moment des visites, qui, d'ailleurs, seront aussi restreintes que possible.

5° Le lit choisi de préférence sera en fer, peu élevé, sans baldaquin ni rideaux. — Il sera fait, si la chose est possible, tous les jours, ou du moins secoué et aéré d'un côté, pendant que le malade est placé de l'autre (1). Les draps et les linges seront changés fréquemment et trempés de suite, avant d'être envoyés à la lessive, dans une solution de chlorure de zinc ou d'acide phénique (dix à vingt grammes par litre).

Une cuillerée de chlorure de chaux dans un seau d'eau remplirait le même effet.

6° Il faudra neutraliser les évacuations du malade au moment où elles sortent du corps, et, dans ce but, les recevoir dans des vases contenant, par avance, une certaine quantité de liquide désinfectant : solution de couperose verte, de sulfate de cuivre, de chlorure de chaux

7° Le vase doit être enlevé, dès que le malade en a fait usage. Au lieu de le placer imprudemment sous le lit, il faut le porter aux latrines et le nettoyer très largement.

8° Il est bon de laver, chaque jour, la figure du malade, son cou, ses membres, avec de l'eau tiède et du savon. Le dos et le siège doivent être tenus secs et nets ; toutes les fois qu'une des parties saillantes, ou exposées au contact permanent du linge, devient rouge et sensible, il faut la saupoudrer d'amidon, de tannin, la couvrir d'un enduit protecteur (ouate, collodion riciné) et prévenir le médecin.

9° Les parents et les gardes n'approcheront pas le malade avant d'avoir pris quelque ali-

---

1. Ce travail, qui a eu un grand retentissement, a été édité par la Société française d'hygiène et est intitulé : « Des précautions hygiéniques et prophylactiques à prendre contre la fièvre typhoïde. » (T. C.)

1. Cette manière de faire doit être étendue à toutes les maladies (N. D. L. R.)

ment, solide ou liquide. Ces dernières devraient toujours porter par-dessus leurs vêtements une sorte de houppelande en tissu facile à laver, afin de protéger leurs vêtements de toute souillure profonde. Tout visiteur agirait sagement en se lavant les mains avec une solution de thymol à 2 pour 1,000. — Cela devient indispensable pour ceux qui soignent le malade, lorsque leurs mains ont été contaminées.

10° Il faut enlever régulièrement les poussières qui recouvrent le sol ou les murs et brûler les produits du balayage dans la cheminée : le feu est le purificateur par excellence.

11° Il sera utile, au moment de ce nettoyage, de projeter dans l'appartement un nuage d'une solution de *Phénol-Bobœuf*, de thymol ou d'acide phénique. Avec les pulvérisateurs qui sont si répandus aujourd'hui, pour les soins de toilette, la chose sera très facile à exécuter (1).

12° Il faut éviter de boire de l'eau pure, lorsqu'on a la plus légère crainte qu'elle ait été souillée. En la faisant bouillir, on la rendra plus acceptable.

13° En cas de décès, le cadavre doit être lavé avec une solution forte de chlorure de zinc 5 à 10 pour 100) et enveloppé dans un drap humecté avec le même liquide. Il sera recouvert de sciure de bois fortement phéniquée. Le cercueil hermétiquement fermé devra rester dans la chambre où s'est terminée la maladie jusqu'au moment de la levée du corps.

14° Lors du départ ou de la guérison du malade, on place dans la pièce, sur un lit de sable, une terrine contenant quelques charbons allumés, sur lesquels on met une quantité de soufre concassé proportionnelle à la capacité du local :

---

1. Le vaporisateur *Bobœuf*, qui devrait se trouver dans toutes les familles, peut rendre à cet égard les plus grands services (N. D. L. R.)

20 grammes par mètre cube. Les matelas et les couvertures seront spécialement exposés à ces vapeurs. La chambre reste fermée pendant 24 heures. Passé ce délai, les objets de literie et vêtements doivent être nettoyés avec le plus grand soin. L'appartement doit être largement lessivé à l'eau phéniquée (20 grammes par litre d'eau) et aéré pendant plusieurs jours avant d'être réhabité.

Les gens riches feront bien de faire gratter et blanchir les murailles, de changer les papiers, refaire les peintures.

15° Les tissus mal teints de laine ou de soie, qui sont altérés par l'acide sulfureux, pourront être passés à l'étuve. Avec une température dépassant cent degrés, on ne détruira pas ces étoffes, et on détruit avec sûreté les germes morbides. — En versant de l'eau sur de la chaux non éteinte, on obtient un dégagement considérable de chaleur, qui peut surtout être mis à profit à la campagne. Espérons que nos grands centres de population seront bientôt tous munis d'étuves publiques, qui permettront d'épurer les objets suspects.

16° Les matelas, qui sont très souvent le réceptacle de germes dangereux, doivent être traités par la vapeur ou l'air sec à 110° centigrades, avant d'être soumis au cardage banal et à l'épuration illusoire dont on se contente trop souvent.

17° Le contenu des paillasses doit être détruit par le feu : les enveloppes doivent être nettoyées à l'eau bouillante.

18° On devra projeter dans les cabinets, à travers le tuyau de descente, une solution concentrée de sulfate de fer de 5 kilos pour 50 kilos d'eau. — Les cabinets proprement dits et les tables de nuit seront désinfectés en y faisant brûler du soufre.

Dr GRELLETY (de Vichy).

HYGIÈNE INFANTILE

LA NOURRITURE DES VACHES LAITIÈRES

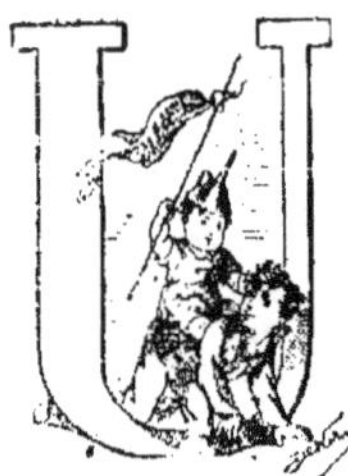

UN certain nombre de mes lectrices m'ont écrit pour me demander des renseignements étendus sur la nourriture des vaches laitières. La question est importante, en effet, soit qu'on habite la campagne, soit qu'on habite la ville. A la campagne on a l'animal sous les yeux et sous la main ; on peut donc, si on est instruit suffisamment, se mettre dans les meilleures conditions pour avoir du bon lait, et je n'ai pas besoin de dire combien ce point importe si on élève l'enfant au biberon ou si, tout simplement, on aide le sein de ce moyen. A la ville même il est utile, pour contrôler la qualité du lait qu'on vous sert, d'aller à la vacherie prendre connaissance de la nourriture des vaches laitières. Pour éclairer mes lectrices sur ce sujet, je crois ne pouvoir mieux faire que de leur mettre sous les yeux l'article suivant qui a paru dernièrement dans les « *Annales de*

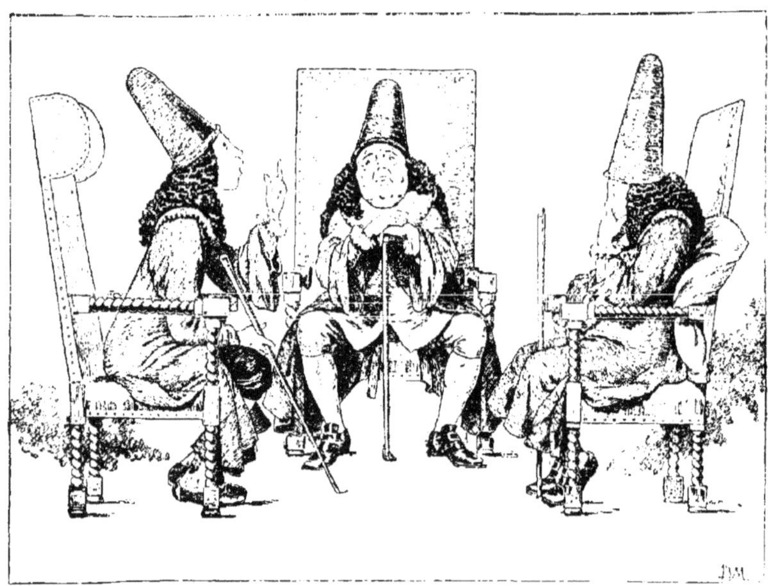

Une consultation sous Louis XIV, dessin de B. de Monvel.

l'Hygiène ». Il est de la main de M. Ch. Girard, directeur du Laboratoire de la Ville de Paris, et est par suite le dernier mot de la question.

T. C.

« La nourriture des vaches laitières est d'une importance capitale pour la production et la qualité du lait. Une nourriture saine et abondante, suffisamment aqueuse, est indispensable pour conserver la santé de la vache et entrete-

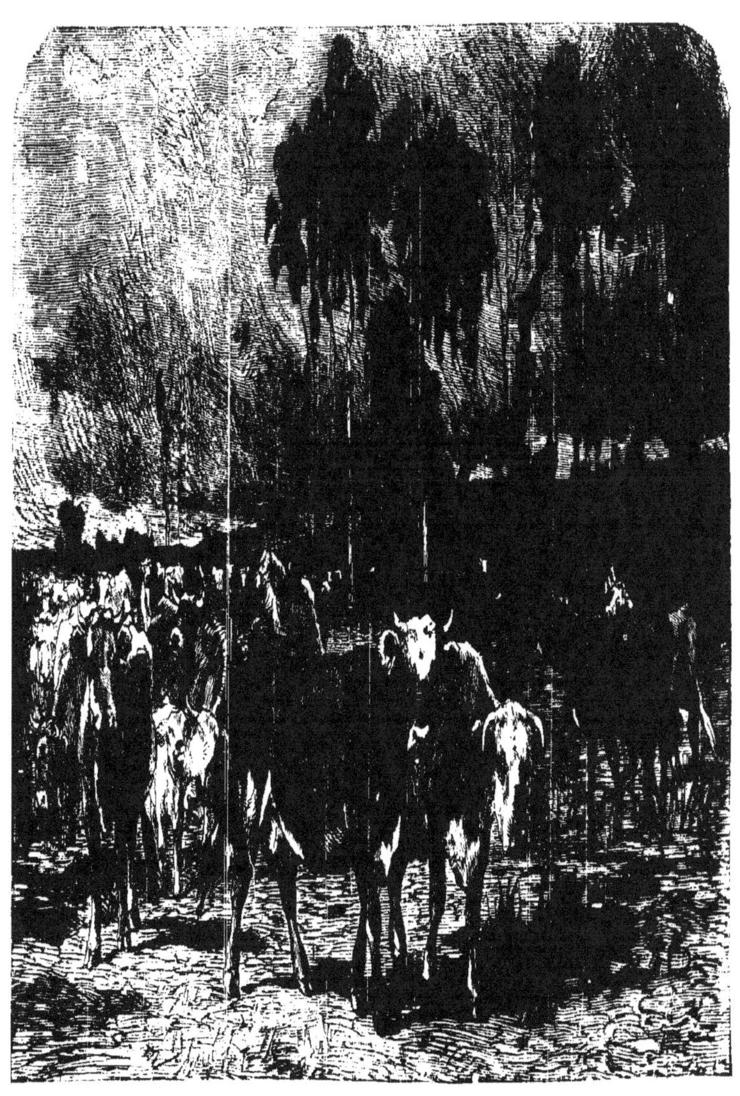

Les vaches laitières. Le pâturage, d'après le tableau de Van Marcke.

nir la santé de ses mamelles. Sans conteste, les vaches laitières produisent le meilleur lait quand elles sont nourries d'herbages verts ; le foin, la paille, les plantes et les graines légumineuses, les graines céréales, en un mot toutes les substances végétales sèches ou vertes donnent un lait de bonne qualité. Les résidus de certaines industries, qui sont quelquefois donnés en nourriture aux vaches laitières, doivent être écartés, tout autant pour leurs propriétés souvent nuisibles que pour le lait médiocre et aqueux qu'ils font produire aux vaches.

En été, la meilleure nourriture est certainement l'herbe verte ; le lait fourni par les vaches qui pâturent dans les herbages a un goût exquis que l'on ne retrouve pas dans celui des vaches nourries à l'étable. Toutes les plantes fourragères peuvent être données indifféremment aux vaches laitières, la vesce, le seigle, l'orge, le blé, l'avoine. La luzerne, le sainfoin, le trèfle, les feuilles d'arbres, de betteraves, de carottes, sont une bonne nourriture : le lait est d'autant meilleur que celle-ci est plus variée.

En hiver, la nourriture préférable est le foin, la paille d'avoine, d'orge et de blé, les menues pailles, les gousses de légumineuses, les siliques de crucifères, les betteraves, les navets, les carottes, les pommes de terre, et quand les fourrages ordinaires manquent ou sont trop chers, on a recours aux issues, au gros son, aux féveroles concassées. Les recoupettes et les remoulages sont aussi quelquefois donnés, mais ces produits sont peu nutritifs. Enfin on nourrit les vaches laitières, pendant l'hiver, et dans certains endroits même pendant l'été, de tourteaux, de drèches et de pulpes.

Pour donner abondamment du lait de bonne qualité, les vaches ont besoin d'être bien nourries, les aliments doivent être copieux, suffisamment aqueux et d'une digestion facile ; leur pouvoir nutritif doit être tel que la vache n'engraisse pas, sans quoi la quantité journalière du lait diminue rapidement. Une nourriture trop sèche donne un lait crémeux et peu abondant ; une nourriture trop aqueuse le donne abondant, mais peu riche en beurre et caséine.

Il est reconnu que les plantes à odeur forte, le thym, le serpolet, la lavande, la mélisse, la camomille, l'absinthe, etc., communiquent leur odeur spéciale au lait ; il en est de même de tous les aliments et de toutes les substances qui résistent aux fonctions digestives de l'estomac : on retrouve dans le lait leurs qualités bonnes ou mauvaises. Aussi doit-on prendre soin d'éviter de donner aux vaches des substances qui pourraient non seulement altérer le lait, mais encore le rendre nuisible.

Ainsi que nous l'avons déjà dit, quand les fourrages sont chers, on donne aux vaches des menues pailles, des cosses de légumineuses, etc.

Mais, quelle que soit la nourriture, il est nécessaire qu'elle contienne toujours la même quantité de substances assimilables et nutritives ; sans quoi la production du lait diminue en même temps que sa qualité devient inférieure. Il faut que la vache ait une ration abondante, car celle qui ne mange pas à son appétit dépérit et donne de mauvais lait.

Dans les campagnes, on donne environ l'équivalent de trois kilogrammes de foin pour 100 kilogrammes du poids vif des vaches. A Paris les nourrisseurs ont intérêt à produire une grande quantité de lait qu'ils vendent très cher. En raison donc des frais qu'occasionne l'entretien d'une vacherie à Paris, ils donnent l'équivalent de cinq kilogrammes de foin par 100 kilogrammes du poids des vaches. De plus, ils recherchent une nourriture très aqueuse ou donnent aux vaches des menues pailles, des remoulages, des eaux de vaisselle, des litières ayant servi aux chevaux, des substances sèches qui poussent les vaches à boire.

En résumé, la nourriture des vaches doit être choisie de façon à activer la sécrétion des mamelles ; elle doit être saine et succulente, variée et abondante, ni trop ni trop peu aqueuse, formée entièrement de substances végétales, n'ayant subi d'autre préparation que le fanage ou la cuisson. Toutes les vaches peuvent être nourries indistinctement avec les aliments énumérés précédemment, les quantités seules varient avec la qualité nutritive de la substance et la race de la vache.

Rendement en lait suivant la race. — Qualité du lait.

Beaucoup de causes modifient le rendement en lait : la nourriture, le temps écoulé depuis l'époque du vêlage, le tempérament de la vache, l'activité de ses mamelles, etc. Le rendement varie surtout d'après le temps où la vache a mis bas ; la production du lait est à son maximum à cette époque, il est relativement aqueux ; sa quantité diminue d'autant plus qu'on s'éloigne davantage de l'époque du vêlage ; il devient alors riche en matières nutritives.

La race de la vache est certainement d'une grande influence sur la production du lait. Les vaches hollandaises et flamandes sont d'excellentes laitières ; la race normande ou picarde peut être rangée parmi celles à qui une alimentation saine et bien suivie profite le mieux ; mais avant tout, ce qu'il faut rechercher chez une vache laitière, c'est une constitution robuste, une poitrine ample et bien développée, un pis volumineux, couvert d'une peau fine, des veines lactées saillantes et variqueuses. Les bonnes vaches donnent du lait pendant dix mois de l'année, et pour chaque race la quantité moyenne est environ la suivante :

	litres par jour	litres par an
Flamande-hollandaise.	15 à 18	5.000
Cotentine, picarde. . .	12 à 15	4.500
Suisse, comtoise, bressane...............	10 à 12	3.300

	litres par jour	litres par an
Cantalaise, pyrénéenne	8 à 10	2.700
Languyolaise, limousine	6 à 8	2.108

Les vaches médiocres de ces différentes races donnent à peu près moitié moins que les moyennes précédentes.

La quantité du lait dépend beaucoup de la nourriture. Les vaches nourries avec des aliments aqueux donnent un lait peu nutritif, pauvre en beurre et en fromage ; les aliments riches en principes gras augmentent la quantité des matières grasses du lait ; toutes les causes qui modifient le rendement agissent aussi sur la qualité, suivant leurs propriétés particulières. Les maladies, surtout celles des glandes mammaires, altèrent le lait et le rendent quelquefois nuisible. Les substances toxiques absorbées en trop petites quantités pour incommoder les vaches, passent dans le lait et peuvent le rendre nuisible, lorsqu'il sert à l'alimentation des nouveau-nés, des malades ou des convalescents.

CH. GIRARD,
Directeur du Laboratoire municipal de Paris.

LA PREMIÈRE BARBE DE ROBIN DES BOIS

M. Jubilant, maire de Miret, avait un fils unique pour lequel, même avant son baptême, toute la famille s'était plu à rêver les plus hautes destinées. Afin que le prénom du futur grand personnage répondît convenablement à la brillante situation pour laquelle il était né, on l'avait choisi distingué et peu répandu.

Il se nommait Robin, et les malins du village, pour lesquels rien n'est sacré, s'étaient permis d'y ajouter... des bois.

Robin des bois, gâté par toute une maisonnée d'oncles, de tantes et de grands-parents, était, à huit ans, un gamin fort désagréable, insupportable pour tout le monde et surtout pour les voisins de son père.

Le vieux perruquier Martin en savait quelque chose, et sa fille, la petite Madeleine, peut-être encore davantage ; il n'y a pas de tours que Robin n'ait inventés pour les taquiner.

Quand le fils de Monsieur le maire voulait rire, c'était Madeleine qui payait les frais de sa gaieté, et ils étaient parfois un peu lourds à supporter.

Madeleine se vengeait comme elle pouvait, en saluant Robin du nom de *bébé*; ce titre, elle s'en était promptement aperçue, avait le don de le mettre en fureur, lui qui se croyait un homme et s'efforçait d'en prendre les allures.

Il fallait le voir le jeudi matin, assis dans son petit fauteuil, les jambes croisées, comme Monsieur son papa, et, comme lui, le cigare à la bouche, décachetant et lisant son journal, pour avoir une idée de l'importance qu'il s'accordait.

Le cigare, à la vérité, était de chocolat, mais si bien choisi qu'il imitait, à s'y méprendre, ceux dont la fumée mettait en fuite les femmes nerveuses aussi bien que les artisons, dans la salle à manger de Monsieur le maire.

Appeler *bébé* un garçon qui possède un fauteuil, un bureau, qui lit un journal et fume un cigare, n'était-ce pas du plus mauvais goût? Aussi, quelle guerre il faisait à ce petit laideron de Madeleine, qui marchait nu-pieds et ne portait que de misérables petites robes écourtées!

Le fils de M. Jubilant pardonnait bien plus volontiers aux rustres qui l'avaient surnommé Robin des bois: c'était presque un titre de noblesse.

Un matin, Madeleine, assise sur le seuil de la boutique de son père, tenait les yeux obstinément tournés vers la porte de la maison Jubilant; rien ne parvenait à la distraire.

Madeleine avait un projet, c'était évident, et il était facile de le voir sur sa figure espiègle.

La porte s'ouvrit enfin, et Robin des bois parut, plus fier encore et plus hautain que de coutume. Il était tout de neuf habillé et portait, pour la première fois, un pantalon descendant jusqu'à la cheville, surmonté d'une veste de drap fin.

Prévenue par les indiscrétions d'une femme de charge, Madeleine était instruite de cette grande transformation.

Dès qu'elle aperçut le jeune Jubilant, elle se leva; puis, prenant son air le plus respectueux, elle lui fit une profonde révérence :

— Bonjour! Monsieur Robin des bois, dit-elle.

— Ah! c'est toi, petite, répondit Robin, sur le ton de la protection. Bon! bon!! Je vois avec plaisir que tu te civilises, ajouta-t-il en écartant de ses lèvres le cigare de chocolat qu'il suçait gravement.

— Il faut bien être poli quand on a l'honneur de parler à un grand Monsieur comme vous, Monsieur Jubilant.

— Parfait! parfait!! dit Robin en faisant mine de secouer avec son petit doigt la cendre de son cigare, geste gracieux, familier à Monsieur le maire. Alors, je ne suis plus pour toi un bébé?

— Oh! Monsieur Robin des bois Jubilant, qui ne se sentirait pris de respect en vous voyant si bien habillé? Comment oserait-on vous donner encore maintenant le nom de *bébé*?

— Bien! petite, très bien! Je constate que tu deviens sage.

Constate était un terme administratif souvent employé par Monsieur le maire, et Robin, qui aimait à copier son père, s'attachait à se servir des mêmes expressions que lui.

— Moi, reprit la malicieuse Madeleine, moi je *constate* qu'on vous prendrait pour M. Jubilant lui-même, si...

— Si....., quoi? répliqua vivement Robin, tout prêt à se fâcher.

— Si, reprit la petite fille, on n'avait pas oublié de vous couper les cheveux, et si on avait enlevé de votre menton les quelques poils malpropres qui vous défigurent.

— Pardieu! petite, tu dis vrai, s'écria le naïf Robin des bois, enchanté qu'on lui parlât de barbe au menton. Ton père est-il chez lui, ma bonne?

— Oui, Monsieur Jubilant, pour vous servir.

— Vite alors! qu'il me tonde, puis qu'il me rase.

Maître Martin, de son échoppe, avait entendu la conversation et compris la malice de la petite Madeleine. Il résolut de s'y associer, car Robin ne lui inspirait pas grande sympathie.

Il le reçut donc comme un client sérieux, et, le traitant avec la plus grande déférence, il le fit asseoir à califourchon sur la meilleure de ses chaises.

— Quelle coiffure Monsieur veut-il adopter? lui demanda-t-il sans sourire.

Robin était fort embarrassé.

— La malcontent? La Titus? reprit le perruquier.

— La Titus! la Titus! s'écria Robin, séduit par le nom d'un empereur, la Titus! c'est plus sérieux et plus distingué.

Dès que le jeune Jubilant se fut prononcé, maître Martin saisit sa plus lourde marmite, en coiffa son client, puis abattit, à grands coups de ciseaux, les belles boucles brunes qui faisaient l'ornement de sa jeune tête.

Le supplice du pot en tête dura trois grands quarts d'heure, qui ne parurent pas longs à la petite Madeleine, tant elle s'amusa des souffrances de son ennemi. Mais la joie de l'enfant fut à son comble lorsque le barbier, toujours sérieux, barbouilla gravement les joues et le menton du patient d'un savon aussi mousseux que peu parfumé.

Dès que cette opération préliminaire fut terminée, maître Martin s'établit sur le seuil de sa porte, jasant avec les passants, sifflant des airs gais et laissant le pauvre Robin pester d'impatience sur sa chaise.

— Imbécile ! qu'attends-tu donc pour me faire la barbe ? cria enfin le fils de Monsieur le maire.

— J'attends qu'elle soit poussée, vénérable monsieur, répondit, sans se déconcerter, maître Martin.

A ces mots, Madeleine partit d'un violent

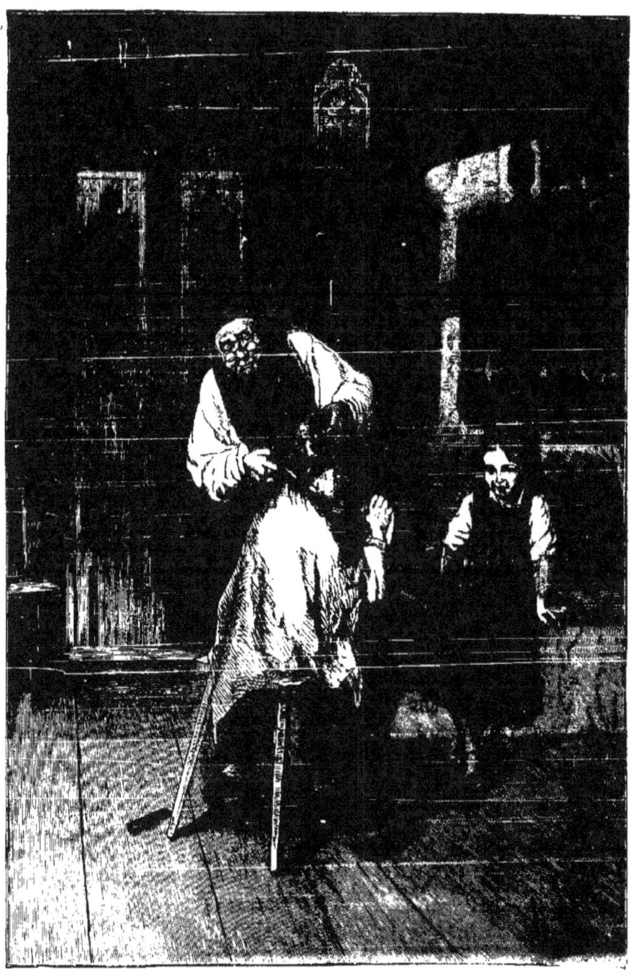

Maître Martin saisit sa plus lourde marmite...

éclat de rire qui ne demeura pas sans écho, plusieurs commères s'étant associées de la meilleure grâce du monde à sa gaieté. Robin honteux s'enfuit, sans même s'être essuyé le menton, et, pendant plusieurs jours, il se tint prudemment enfermé chez lui, car, dans tout le village, il n'était bruit que de la première barbe de Robin des bois.

J. PROTCHU DE VIVILLE.

LES RÉSULTATS DE LA LOI ROUSSEL

DANS LE DÉPARTEMENT DE LA SEINE PENDANT L'ANNÉE 1883

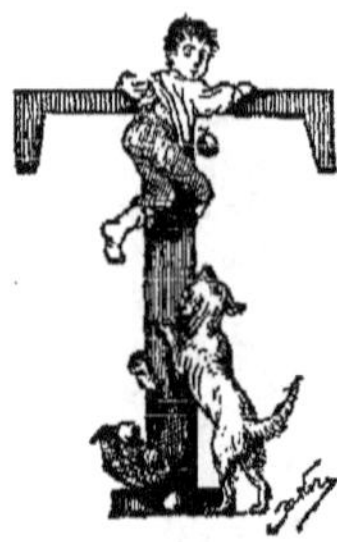

Out le monde sait que, depuis le 23 décembre 1874, les nourrissons qui quittent le domicile de leur mère sont protégés et surveillés par la loi *dite* loi Roussel. Or, depuis cette époque, la mortalité de ces nourrissons a été continuellement en décroissant, et la mortalité moyenne est de 9 p. 100 actuellement.

Les chiffres sont basés sur un nombre assez considérable d'enfants, pour qu'ils puissent donner une idée de l'utilité et même de la nécessité de la loi Roussel.

Au 1er janvier 1883, il y avait placés en nourrice dans le département de la Seine 1.581 enfants ; pendant l'année, il en a été placé 2.870, c'est-à-dire que la loi a protégé en 1883, dans le seul département de la Seine, 4.451 nourrissons. Sur ces 4.451 enfants, il y a eu 414 décès : on veut étudier les causes de ces décès, il est bon de classer ces enfants suivant leur mode d'élevage : or, il y avait 2.311 enfants placés au sein, 1.582 placés en biberon et 558 chez des sevreuses. La mortalité se répartit de la façon suivante : 7,79 0/0 pour les enfants placés au sein, 13, 72 p. 100 pour les enfants élevés au biberon et 3,04 pour les enfants plus âgés en garde ou sevrage, c'est-à-dire que l'élevage au biberon donne une mortalité presque double de l'élevage au sein.

Si on classe les enfants en légitimes et naturels, on trouve que la mortalité des enfants légitimes est de 8, 67 0/0, contre 11, 11 0/0 pour les enfants naturels.

Si on décompose le chiffre de la mortalité en grands groupes médicaux, on trouve sur 100 décès que :

47 fois, la mort est due à des maladies de l'appareil digestif ;
22 fois, du système nerveux ;
21 fois, de l'appareil respiratoire
3 fois, épidémiques ;
1 fois, syphilitiques ;
6 fois, diverses.

Dans les trois premières catégories réunies' la mortalité pour l'élevage au biberon est de 13, 72 0/0 contre 7, 79 0/0.

Les décès causés par maladies épidémiques sont peu nombreux et frappent également les enfants au sein et les enfants au biberon. La variole n'a causé qu'un décès chez un enfant de 44 jours, non vacciné. La loi Roussel ne forçant la nourrice à faire vacciner son nourrisson qu'à trois mois, le décédé était dans les limites légales.

Au point de vue de l'âge des décédés, la mortalité va en décroissant :

Mois de la vie.	Nombre de décès.	
Dans le 1er	63	soit 15 0/0.
2e	63	soit 15 0/0,
3e	45	soit 10 0/0.
4e	29	soit 7 0/0.
5e	26	soit 6 0/0.
6e	25	soit 6 0/0.
Du 7e au 9e	22	
Du 10e au 12e	15	
Du 13e au 15e	8	
Du 16e au 18e	5	
Du 19e au 26e	2	

Les deux premiers mois sont donc frappés d'une façon égale et meurtrière ; puis la mortalité baisse de mois en mois, excepté au 5e et au 6e mois où elle reste stationnaire. Cet effet est dû à des sevrages prématurés et à une alimentation anticipée.

Dans la séance du 17 février 1885, à l'Académie de médecine, le Dr Lagneau, dans son discours sur la diminution de l'accroissement de la population en France, a établi que pour la France la mortalité pendant la période de 1878 à 1882 avait été :

Pour les enfants légitimes, 15,53 0/0 ;
Pour les enfants naturels, 30,49 0/0.

Or, pendant la période de 1881 à 1883, la mortalité dans le service de la protection a été 8,67 0/0 pour les enfants légitimes et 11,11 0/0 pour les enfants naturels.

D'où l'on voit que la loi Roussel a fait baisser de moitié, en dix ans, la mortalité des nourrissons confiés à des étrangères.

Dans le Calvados, sous la direction aussi

savante que zélée du préfet M. Monod, les résultats sont encore meilleurs. Cela n'a rien de surprenant, si on réfléchit que les nourrices de la Normandie sont plus grandement logées que les femmes de Paris, qu'elles ont un air meilleur, un lait plus frais et moins cher.

Dr DEPASSE,
Médecin-inspecteur des enfants du 1er âge (Seine).

CHRONIQUE

L'un des principaux facteurs de la mortalité des nouveau-nés dans les pays industriels tient évidemment à ce que la mère retourne trop tôt à l'usine ou à la manufacture après son accouchement. Par suite l'enfant est laissé dans l'abandon ou confié aux soins précaires d'enfants plus âgés ou de voisines.

La *Société industrielle du Nord de la France*, émue de cette situation, a pensé qu'on pourrait combattre cette cause si puissante de dépopulation en créant, en faveur des mères nourrices qui travaillent dans la grande industrie, des caisses de secours.

Une semblable institution existe dans notre chère Alsace depuis 1862, grâce à l'initiative des grands et infatigables patriotes Dolfus. Elle a eu pour conséquence, dès le début de son fonctionnement, de diminuer de *13 0/0* la mortalité du jeune âge.

J'ai pu me procurer le règlement de l'association des femmes en couches de Mulhouse, qui est en vigueur depuis 1866 ; j'en reproduis les principaux articles.

Art. II. Pour avoir droit au secours, il faudra que l'accouchée ait travaillé au moins pendant dix mois sans interruption dans les établissements des fabricants soussignés.

Art. III. La somme qui sera payée quotidiennement à titre de secours sera équivalente au salaire moyen journalier des 6 mois qui auront précédé le jour où l'ouvrière aura cessé de travailler.

Art. IV. Pour arriver à réunir les fonds nécessaires pour les payements mentionnés, toutes les femmes travaillant dans les établissements des fabricants soussignés, et âgées de 18 à 45 ans, auront à payer 15 centimes par quinzaine. Les fabricants verseront une somme égale pour chacune des femmes employées par eux.

Art. V. Les ouvrières recevront ce secours durant six semaines, à partir du jour qui suivra leurs couches.

Art. VI. Dans le cas où l'enfant mourrait, les secours cesseront, à partir de ce jour, d'être donnés à l'accouchée. Toutefois, les secours donnés ne pourront cesser avant 3 semaines après les couches.

En cas de décès de la mère, les secours continueront si l'enfant vit, et cela jusqu'à l'expiration des six semaines.

Art. VII. Toute ouvrière recevant des secours sera dans l'obligation de cesser tout travail pendant que ces secours lui seront accordés, afin de pouvoir donner à son enfant tous les soins nécessaires. Si cet engagement n'était pas rempli, les secours ne seraient plus délivrés dès le jour où il aurait cessé d'être observé.

Lorsqu'une femme, dans le but de donner des soins à son enfant, reste chez elle et ne retourne pas au travail à l'expiration des six semaines qui ont suivi ses couches, elle pourra continuer à faire partie de l'association en versant une cotisation de 30 centimes par quinzaine. Toutefois, ce n'est qu'aux conditions suivantes que cela pourra avoir lieu : *L'ouvrière allaitera elle-même son enfant*, sinon elle fournira des motifs valables appuyés d'un certificat médical.

Nous ne saurions trop engager tous les chefs des établissements industriels à suivre l'exemple qui leur a été donné par les Dolfus, les Kœchlin, etc. La Société industrielle du Nord a fait une bonne œuvre en transplantant en France cette organisation philanthropique. Nous espérons qu'elle aura de nombreux imitateurs et nous nous ferons un plaisir, le cas échéant, de signaler leurs efforts tendant à diminuer la mortalité des nouveau-nés.

*
* *

Il est question de créer dans les environs de Paris, à la campagne, des établissements où on enverrait les enfants sevrés dépendant de l'Assistance publique.

C'est là évidemment une bonne idée. Seulement il s'agit de la réaliser avec intelligence. Ce serait une erreur par exemple d'entasser les enfants dans des locaux étroits, à une époque où les maladies de l'enfance (rougeole, coqueluche, diphtérie etc.) sont si fréquentes. Il faut avant tout se préoccuper d'assurer à ces petits de l'espace, de l'air et de la lumière.

****

Au moment de mettre sous presse nous apprenons avec regret la mort d'un éminent médecin belge, qui s'était occupé des maladies des femmes et des enfants. M. le Dr Grisar avait publié en particulier des travaux remarquables sur la fièvre puerpérale. Ce savant modeste était un vrai père pour les pauvres et son sympathique dévouement était acquis à la « Mère et l'Enfant. »

CORRESPONDANCE

Je ne puis reproduire ici chaque mois les lettres beaucoup trop aimables et trop flatteuses qui viennent me trouver et m'encourager à poursuivre l'œuvre entreprise. Si je fais aujourd'hui exception pour la lettre qu'on va lire et si je lui donne asile dans mes colonnes, c'est que dans un langage très original elle exprime de grandes vérités hygiéniques que je ne cesse de mettre sous les yeux de mes lectrices ; c'est aussi qu'elle me vient de l'une de ces Parisiennes du Nord, comme on appelle si bien les Russes, qui ont l'instinct et l'intuition de toutes les délicatesses et de tous les raffinements intellectuels.

Mme la comtesse Rostoptchine, qui pas plus tard qu'hier publiait cette œuvre très remarquée, *Yvonne Trois Étoiles*, suit les traces de Mme de Ségur, sa tante si distinguée. Il semble que, dans cette éminente famille, ce soit devenu une tradition de s'occuper de l'âme des enfants et d'écrire pour eux des livres charmants, où la forme est à la hauteur du fond.

J'espère que mes chères lectrices écouteront les conseils de mon aimable correspondante, qu'elles ne se contenteront pas d'être de fines Parisiennes du Sud, mais sauront encore imiter ces Parisiennes du Nord qui *accueillent la fécondité comme une bénédiction et non comme un fléau domestique.*

Voici la lettre de Mme Rostoptchine :

Couvent de la Charité de Saint-Laics,
Auray (Morbihan), 20 octobre 1885.

Monsieur,

Vous soignez le corps des petits enfants; moi qui écris pour eux, je soigne leur âme. Je n'ai pas l'honneur d'être mère, mais j'ai le bonheur d'être tante, c'est-à-dire que sans avoir la responsabilité, je partage les angoisses que ces chers petits êtres causent à leurs parents. Je vous félicite donc sincèrement de vos travaux et permettez-moi d'ajouter de vos succès. Je trouve votre journal « *La Mère et l'Enfant* » si utile, si pratique, si parfait en un mot, que je voudrais le voir obligatoire et imposé à chaque nouvelle mariée. Je suis, monsieur, d'un pays où la fécondité est accueillie comme une bénédiction et non comme un fléau domestique. Il en est ainsi dans toutes les classes de la société depuis le palais de notre chère famille impériale jusqu'à la plus humble cabane, partout l'ange qui préside aux naissances est accueilli par une bénédiction et je puis vous affirmer que c'est l'ange le plus occupé.

Mais s'il naît en Russie beaucoup d'enfants, il en meurt, hélas! beaucoup trop, et bien plus par l'ignorance des mères que par les rigueurs du climat. Là où *l'on ne craint ni le grand air, ni l'eau fraîche*, les enfants vivent et se fortifient. Prêchez, monsieur, prêchez sans relâche la croisade de l'eau fraîche et des ablutions répétées : les enfants propres font les hommes sains et forts. J'ai malheureusement vu trop souvent des mères paresseuses et ignorantes mettre au lit des enfants sales et couverts de linge humide. Qu'arrivait-il? La transpiration arrêtée par la crasse bouchant les pores de la peau restait renfermée dans l'intérieur et devenait le germe de bien des maladies. Je sais ce qu'on dit en pareille occasion pour s'excuser. Le cher amour tombe de sommeil, on ne veut ni l'éveiller, ni le faire pleurer à la vue de l'éponge tutélaire: on le met malpropre dans son berceau et l'on s'étonne quand on l'y retrouve malade.

Je prêche énormément sur ce sujet, mais je n'ai pas qualité pour le faire : une tante est comme un prince consort, toujours à côté du pouvoir et condamné à une contemplation en quelque sorte stérile. J'ai cependant sur certains princes consorts l'avantage d'avoir une plume et vous, monsieur, vous avez un journal très lu et très répandu. Mettons tout cela ensemble et réunissons-nous pour faire pleuvoir sur la tête de tous les petits citoyens et petites citoyennes de France de bonnes et excellentes douches d'une eau froide et salutaire. Purifions le corps, car c'est le réceptacle de l'âme. Lorsque vous me présenterez une population de petits Français robustes, je leur mettrai en mains de bons livres, qui les amuseront en développant la bonne semence, et alors nous pourrons dire que nous n'aurons pas passé inutiles ici-bas.

Recevez, monsieur, l'expression de ma considération la plus distinguée.   C^{sse} L. ROSTOPTCHINE.

Mme L. à Tourcoing. — 1° C'est l'indice même de l'angine ; quelques pastilles au borate de soude de Charlard feront disparaître le tout. — 2° Devons-nous expédier ?

Gérant : Dr G. LEFEBVRE.   Paris, Imp. de la Soc. de Typ. — NOIZETTE, 8, r. Campagne-Première

LA MÈRE ET L'ENFANT

Journal illustré de la première enfance

CAUSERIE DU DOCTEUR

L'HYGIÈNE DES ENFANTS PENDANT L'HIVER

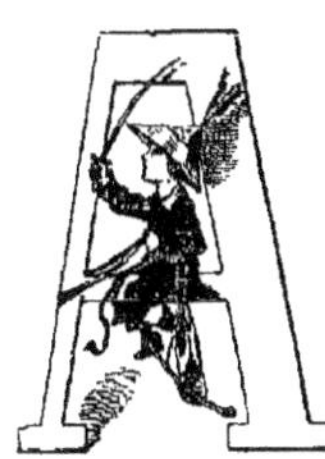

IMEZ-VOUS l'hiver, mes chères lectrices ? Moi, je ne l'aime pas. J'ai horreur des nuages gris que charrie le vent dans un ciel bas. Je déteste le froid qui tend à l'excès toutes les fibres nerveuses de notre être, et c'est tout au plus si la neige qui attache ses aiguilles immaculées au squelette de nos arbres me raccommode avec la nature.

Et puis, l'hiver, c'est la saison où les enfants souffrent, où les enfants meurent ; c'est l'époque où l'inexpérience et l'ignorance des mères font sentir tristement leurs effets. L'été, passe encore. L'enfant, comme l'oiseau, comme les bourgeons des arbres, comme toute la nature en liesse et en joie, ne demande qu'à pousser.

Mais l'hiver, que de dangers vont entourer sa jeune et frêle existence ! Quelle réserve de force et de vigueur il va lui falloir pour résister à tous les ennemis qui conspirent contre lui !

Cette force et cette vigueur, l'éducation actuelle les donne-t-elle ? Hélas, non !

A ces petits il faudrait donner des muscles d'acier et, à la place, on met des nerfs qui vibrent à la moindre impression comme les cordes d'une harpe. Il faudrait les munir d'une peau souple et élastique, qui se mît en harmonie avec le milieu atmosphérique, et on leur en crée une sans résistance, sensible à l'excès, qui ne réagit pas contre les influences extérieures. Il faudrait, devenus bambins, les rompre graduellement à la fatigue et aux exercices physiques pour en faire plus tard des hommes utiles à leur pays, et on les élève si douillettement qu'ils sont incapables du moindre effort. C'est à se demander vraiment si ces petits êtres sont destinés à vivre en plein air dans une société de *dure gehenne*, comme disait déjà Montaigne au XVIe siècle, ou s'ils sont faits pour rester renfermés dans des boîtes bien capitonnées.

Comment, après cela, s'étonner si en se promenant dans un cimetière, comme je le faisais aujourd'hui dans cette sombre journée du 1er novembre, on voit tant de tombes en marbre blanc recouvrant des existences brisées ?

On recueille ce qu'on a semé. Et cependant, si on le voulait, il serait si facile de donner à ces enfants une âme saine dans un corps sain. Mais voilà, on ne veut pas, on ne sait pas ; et plutôt que de vouloir, plutôt que d'apprendre, on préfère les écouter inepties de gens sans expérience et sans instruction.

Au moins, vousautres, mes chères lectrices, ne soyez pas de ces mères imprévoyantes qui, pour élever leurs enfants, se reposent sur le hasard des circonstances et oscillent à tous les vents comme des girouettes. Si vous voulez que la nature ne vous ménage pas de douloureuses surprises, aidez-vous un peu, sachez vous pénétrer de tous ces détails d'éducation qui varient avec le retour de chaque saison.

Dans la *Jeune Mère*, j'ai insisté à plusieurs reprises sur l'hygiène des enfants pendant l'hiver. Je vais y revenir ici en quelques lignes.

L'une des manies les plus enracinées qu'ont les jeunes mères, c'est de trop couvrir leurs enfants pendant l'hiver. Les bébés, je comprends encore qu'on les double, qu'on les enveloppe d'une bonne pelisse ouatée, puisqu'ils ne réagissent pas, qu'ils remuent peu et sur place. Mais les enfants de 7 ans, 9 ans, 12 ans, n'est-ce pas une folie de les couvrir de gilets de flanelle, de les revêtir d'un caleçon de laine comme d'une tunique de Nessus, de leur mettre autour du cou une cravate ou, qui pis est, un cache-nez, de leur planter sur la tête un bonnet d'astrakan et de les accabler d'un pardessus en fourrure ? Tous ces instruments de supplice qui font de la vie des enfants un véritable esclavage doivent être réservés aux pauvres petits grelotteux, aux pauvres petits valétudinaires vivant en serre chaude, qui, pour le dire en passant, ne sont le plus souvent valétudinaires que parce qu'on les a faits tels.

Mais les forts, les robustes, ceux qu'une première éducation a endurcis, que voulez-vous qu'ils fassent de cet entassement de vêtements lourds et incommodes?

Je vous en prie, me mettez pas leur santé à la merci d'une cravate ou d'un pardessus que, dans un moment d'étourderie, vous pouvez oublier à la maison.

Les erreurs qu'on commet en matière de vêtements, on les commet aussi tous les jours en matière de sortie. Ce ne serait pas quelques colonnes de journal, ce serait tout un volume qu'il me faudrait pour raconter toutes les bêtises qui se font à ce sujet. Je connais des parents qui gardent leur bébé à la maison tout l'hiver, s'il a la mauvaise inspiration de naître en novembre ou décembre.

J'en connais d'autres qui ne permettent la sortie que par des temps exceptionnellement, idéalement beaux, quand le soleil brille d'une lumineuse clarté dans un ciel sans nuages. J'en sais qui, dès que le soleil s'obscurcit, se hâtent de faire rentrer leurs enfants. J'en rencontre tous les jours qui paraissent croire que le moindre filet d'air, la brise la plus inoffensive va entraîner la perte de ces petits. Ils vivent ainsi dans des transes et des inquiétudes perpétuelles, sans cesse regardant l'horizon comme sœur Anne, interrogeant le thermomètre pour voir s'il n'a pas baissé d'un degré, flairant dans l'atmosphère quelque vent suspect, préoccupés de la moindre goutte de pluie qui tombe.

Mon Dieu, qu'ils sont ridicules ces parents et que leurs précautions sont bêtes, pardonnez-moi le mot, mes chères lectrices! Ils tournent juste le dos à la vérité. Ils ne voient pas que ces petits êtres, du jour où ils sont campés sur leurs pieds et où ils peuvent courir, ont en eux un calorifère qui vaut mieux que tous les feux de bois du monde. Ils ne voient pas que du moment où ils s'amusent, où leur sang circule, on peut les laisser sous le vent, sous la neige, sous la bise, sous la pluie, sans que mal se produise. Parlez-moi de ces braves petits hommes qui, après s'être trémoussés comme des diablotins, par une journée glaciale d'hiver, rentrent chez eux les mains et les pieds bien chauds, et ne me parlez pas de ces petits grelotteux, affublés de cravates et de cache-nez, noyés dans leurs fourrures, si bien emmitouflés qu'ils n'ont même pas le droit de jouer et qu'ils rentrent chez eux les pieds et les mains froides comme marbre.

Parlons maintenant un peu des fâcheuses conditions dans lesquelles on place les enfants pendant l'hiver, dans nos maisons. A voir nos logements on croirait vraiment que nous vivons à quelques degrés du pôle Nord. Des bourrelets et des rideaux épais aux fenêtres, des tentures aux plis savants pour cacher les portes, des tapis moelleux sous les pieds, dans la cheminée non plus des feux de bois, de ces bons petits feux de bois qu'on entretenait et on tisonnait à son aise en devisant, mais des pyramides de charbon de terre ou de coke en ignition, à la chaleur lourde et malsaine.

Savez-vous qu'on asphyxie là-dedans, mes chères lectrices? Voyons, regardez-moi donc un peu vos enfants. Dans cet air irrespirable ils pâlissent, s'étiolent et s'anémient, ils perdent l'appétit et le sommeil. Si vous voulez suivre ce régime, jolies frileuses que vous êtes, au moins ayez dans votre appartement une chambre pour vos enfants, une chambre mal meublée, sans tentures, sans cheminée, mais large, aérée, lumineuse, où ils puissent s'ébattre quand le mauvais temps leur interdit de sortir.

Ce sera leur chambre à eux, bien à eux; ils pourront, s'il leur plaît, y faire du tapage, y jouer au soldat ou à la madame, sans qu'ils soient exposés à entendre une voix importune leur crier : « Mais tais-toi donc, avec ton tapage tu nous casses la tête ! »

Me voici au bout de ma colonne et il me faut m'arrêter. J'aurais encore cependant bien des choses à dire sur l'hygiène des enfants pendant l'hiver. Nous aurons encore occasion d'y revenir, car c'est là, mes chères lectrices, **un sujet très intéressant et très pratique.**

Dr CARADEC.

MÉDECINE MATERNELLE

SCROFULE ET LYMPHATISME CHEZ LES ENFANTS (1)

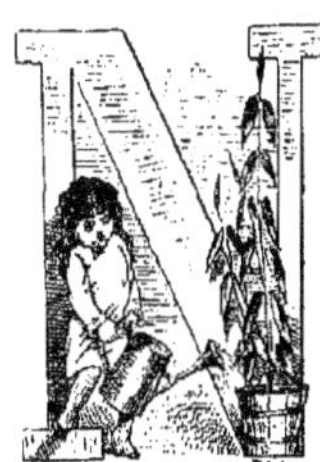

Nous voici arrivés à la partie la plus importante de notre sujet, au traitement de la scrofule.

Ce traitement est double :

Préventif d'abord, *curatif* ensuite.

I. *Préventif*, attendu que prévenir vaut mieux que guérir, comme dit très justement le proverbe.

Il est clair que, si on a en main les moyens d'empêcher le développement de cette diathèse constitutionnelle, il ne faut pas hésiter à les employer. Eh bien, ces moyens on les a. De très loin, il faut les mettre en œuvre, et par très loin je veux dire dès la naissance de l'enfant.

Dès sa naissance et même avant sa naissance on peut prévoir la santé future du bébé. Lui, qu'est-il autre chose en résumé que la résultante des forces de ses parents? Si leur constitution est bien trempée, si leur santé est vigoureuse, tant mieux pour lui : mais si l'un et l'autre, si l'un ou l'autre ont des tares constitutionnelles, si en particulier ils portent en eux des manifestations scrofuleuses, comment veut-on qu'ils n'en héritent pas ?

Aux enfants issus d'une pareille origine ou marqués du sceau du scrofulisme, il faut une hygiène spéciale très soignée et très sévère, qui répare jusqu'à un certain point la faiblesse native de leur constitution.

A ces enfants-là il faut donner une belle et bonne nourrice qui puisse leur fournir un lait d'excellente qualité. C'est dans des cas semblables que la mère étant atteinte de manifestations scrofuleuses accusées, doit bien se garder de nourrir. Si par hasard, pour des raisons dans lesquelles je n'ai pas à entrer, elle était obligée d'allaiter son enfant, il faudrait qu'elle consentît à se mettre à l'usage de l'huile de foie de morue et même de l'ioduro de potassium si le médecin traitant l'exigeait.

Du reste, que ce soit la mère ou que ce soit une mercenaire qui nourrisse, il ne sera nécessaire de commencer l'alimentation solide qu'à partir de cinq à six mois. Je n'ai pas besoin d'insister sur les soins qui doivent être apportés au choix successif des aliments. Qu'on réfléchisse que chez les *candidats à la scrofule*, l'estomac doit être la place forte et la pièce de résistance. Si dès l'abord on lui donne une grande énergie potentielle, si par une éducation intelligente on le place dans des conditions de bonne assimilation, on affaiblit l'action d'une hérédité défectueuse et on éloigne les chances de scrofule.

Si, au contraire, on commet l'erreur de le nourrir de bonne heure et mal, avec des aliments grossiers et indigestes dépassant sa capacité digestive, on crée de toutes pièces chez lui la misère physiologique et, sur ce terrain bien préparé, on voit se lever tout naturellement la graine scrofuleuse.

Les premiers aliments donnés à l'enfant en puissance de scrofule ont donc une réelle importance. Les mères doivent veiller à ne pas faire ingurgiter à leurs bébés ces farines grossières et avariées qui pullulent aujourd'hui dans le commerce.

La fécule Dutaut, la maizaline Bousquin, la farine alimentaire Charlard, la farine Morton, sont des produits fidèles dans leur action, qu'on peut donner en confiance.

Ce n'est que graduellement, et par des transactions lentes, en observant le drapeau, ce critérium des digestions, qu'on arrivera à mettre l'enfant au régime commun.

Sorti de la première enfance, ayant atteint 3, 4, 5, 6 ans, c'est-à-dire l'âge où la croissance est la source et l'occasion de bien des maux, il faudra veiller de très près à la régularité de ses repas, à l'exacte mastication et à la meilleure utilisation de ses aliments.

Cette meilleure utilisation sera obtenue par

un exercice intelligent et proportionné aux forces de l'enfant. Ce sont ces petits scrofuleux en herbe qui se trouveront bien de ces exercices gymnastiques rythmés et gradués sur lesquels je reviendrai peut-être un jour.

Les natures ainsi faites doivent vivre dans le plein air, perpétuellement exposées à ces bains de soleil qui animent et font vivre leur peau indolente et molle. A elles convient l'air pur des montagnes, imprégné des senteurs aromatiques du pin maritime, avec son corrélatif obligé d'une saison à cette admirable station des *Eaux-Bonnes* qui a renvoyé guéris tant de scrofuleux avancés. A elles convient aussi l'atmosphère empoignante des bords de l'Océan.

Ce n'est, du reste, pas seulement par l'air mais aussi par l'eau elle-même qu'on arrivera à les modifier. Bien entendu, c'est en été seulement qu'on usera de cette ressource si précieuse du bain de mer. Le choix de la station importe beaucoup en pareil cas. L'une de celles qui conviennent le mieux dans l'espèce est *Morgat*, située à l'extrémité de la pointe du Finistère, sur le bord de cette admirable baie de Douarnenez qui a été découverte par des Parisiens.

C'est ici que je devrais traiter la question capitale des *sanatoria* maritimes pour les scrofuleux ; mais c'est là un sujet trop important pour que nous en parlions ainsi en quelques lignes, et nous nous proposons de l'exposer bientôt, dans *la Mère et l'Enfant*.

L'un des points les plus importants de l'hygiène des scrofuleux réside dans les soins à donner à la peau. Nous avons déjà dit que chez ces enfants la peau était languissante et vivait mal : aussi faut-il la frictionner tous les matins avec une éponge trempée dans une eau aiguisée par le Phénol Bobœuf, le phénothymol Deslauriers ; après quoi on termine par un essuyage rapide et énergique à l'aide d'une serviette écrue ou par un coup de brosse anglaise.

Encore chez eux, faut-il donner tous ses soins à l'éducation et à la culture intellectuelle. Il faut bien savoir que ces enfants ont le cerveau lent, engourdi et paresseux comme le reste du corps. Chez eux, les idées s'éveillent une à une. Ce serait folie que de vouloir en brusquer et en précipiter l'éclosion, que de soumettre ces pauvres malheureux à un travail disproportionné à l'énergie potentielle de leur cerveau. Il faut procéder en pareil cas avec patience et ména-

gement ; aider son enseignement par des représentations objectives, par des images, qui, donnant une forme et une figuration à l'idée, la fixent bien dans l'esprit. Ainsi on détournera de ces enfants le spectre cruel et douloureux de la méningite, qui est pour eux une menace permanente !

II. *Traitement curatif.*

Si les conditions hygiéniques précédentes n'ont pas été remplies, quelquefois, hélas ! en dépit de ces conditions, les manifestations scrofuleuses éclatent les unes après les autres.

Faut-il alors se désespérer et se croiser les bras ?

Bien au contraire ; il faut lutter encore par toutes les ressources d'hygiène qu'on a entre les mains, en insistant principalement sur l'usage de l'air, et de l'eau maritime, ces deux grands modificateurs des enfants scrofuleux ; aussi interviendra-t-on par un traitement médical bien dirigé. Je n'insisterai pas sur ce traitement qui ne doit être entrepris que par le médecin, le seul homme compétent en pareille matière. Pourtant je ne puis m'empêcher de parler de deux médicaments fondamentaux : ces deux médicaments sont l'huile de foie de morue et l'iodure de potassium. L'huile de foie de morue est une préparation excellente pour les enfants scrofuleux ; je dirai presque que c'est un aliment ; elle les anime, elle les réchauffe, elle les engraisse et leur donne peu à peu ce ton et cette vigueur qui leur manquent.

Quant à l'iodure de potassium, c'est le pain des enfants scrofuleux : il active leur nutrition, fouette leur constitution, combat chez eux la tendance aux engorgements ganglionnaires et dissout ceux-ci quand ils se sont formés. L'un des meilleurs modes d'administration est le *Rob Lechaux*, qui, contenant du suc de cresson et de salseparille uni à l'iodure de potassium, se fait volontiers accepter des enfants.

Les lectrices de ce journal ont maintenant un aperçu complet du lymphatisme et de la scrofule. Nous nous sommes efforcé de leur faire comprendre la distinction qui existe entre ces deux états, de leur faire saisir l'hygiène et la médication qu'elles doivent adopter pour empêcher qu'un enfant *lymphatique* devienne un enfant *scrofuleux*.

Dr G. LEFEBVRE,

Médecin-inspecteur des écoles de la Ville de Paris.

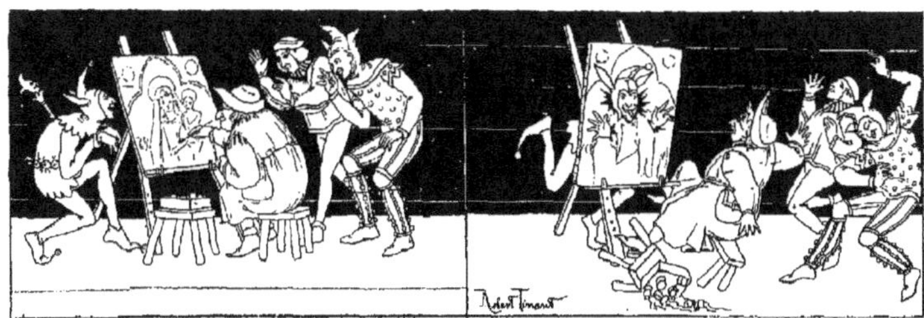

Gravure extraite des Nouvelles Fantaisies moyen âge (*Réduction en noir*).

Nous ne voulons pas laisser passer la période des Etrennes sans signaler aux mamans les superbes Album s coloriés que publie la Librairie Delagrave et dont les gravures de cette page offrent un spécimen en noir et réduit. **Les Albums humoristiques** par ROBERT TINANT (in-4o cart. 5 francs) : *Fantaisies moyen âge. — Nouvelles Fantaisies moyen âge. — L'affaire Arlequin. — Deux contre un. — Aux trousses du Diable.* — **Les Albums en**

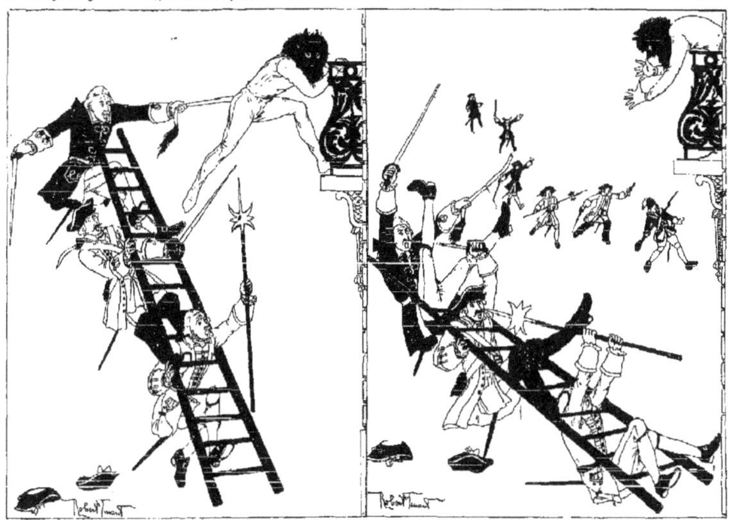

Gravure extraite de Aux trousses du Diable (*Réduction en noir*).

couleur par ANDRE ET LIZZIE LAWSON (in-4° cart. 5 francs) : — *En remontant. — Le tour du monde en coquille de noir. — Huit jours dans un aquarium. — Vieux proverbes sur de nouveaux airs.* — **Les Albums silhouettes**, à 2 francs : *Drôles de bêtes. — Drôles de gens. — Le chat de ta mère Michel.* — Puis les désopilantes *Péripéties cynégétiques de M. Mac Aron* (10 francs). — *Les nichées d'Enfants, d'Ernest d'Hervilly*, illustrées par KLEINMICHEL, etc., etc.

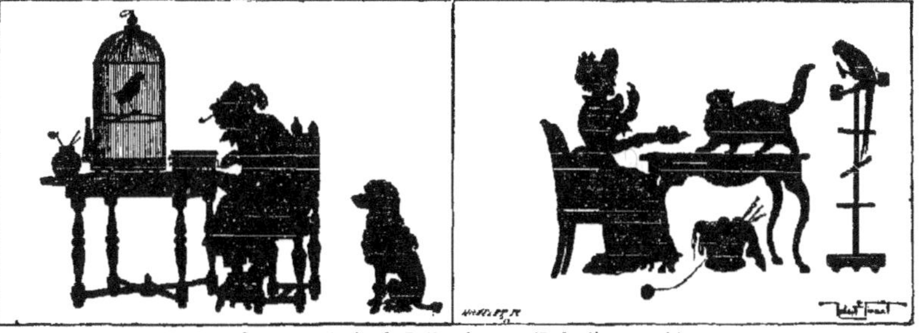

Gravure extraite de Drôles de gens (*Réduction en noir*).

HYGIÈNE INFANTILE

CE QU'EST UN BON SEIN DE NOURRICE

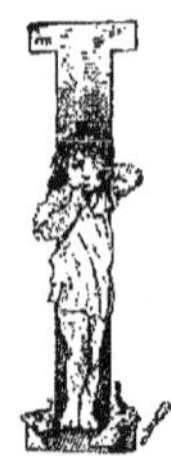

Il est indispensable que les jeunes femmes sachent à quoi s'en tenir sur les caractères (et par caractères j'entends qualités et défauts) que porte en lui-même le sein d'une nourrice, soit que la nourrice soit la mère elle-même, soit que ce soit une mercenaire.

Pour que ce que je vais dire se fixe mieux dans l'esprit, j'envisagerai successivement :

1° Le volume et la forme des mamelles et des mamelons ;

2° Leur consistance ;

3° Leur couleur ;

4° Les qualités du lait contenu dans la glande.

**
**

Volume et forme des mamelles.

De prime abord on pourrait croire que les meilleurs seins sont les plus gros. Eh bien, pas du tout. Les puissantes mamelles qui se voient chez les femmes très grosses, doivent souvent leur volume à une accumulation de graisse qui se substitue à la glande elle-même. Les lectrices de ce journal ne sauraient trop se mettre dans l'esprit que c'est le volume de la glande elle-même qu'il faut apprécier. Pour l'apprécier, le truc consiste à refouler, à écarter l'enveloppe graisseuse, de manière à mettre à nu la glande, dont on peut apprécier ainsi les caractères.

On est tout étonné parfois de rencontrer chez des femmes fortes et vigoureuses des glandes presque imperceptibles, tandis que chez des femmes sèches et maigres elles ont un volume accentué. On comprend tout de suite qu'il y a de grandes chances que les premières soient détestables nourrices et les secondes très bonnes.

La *forme* des mamelles pourrait donner lieu à des considérations esthétiques de plus d'une sorte. En prenant simplement pour type le chef-d'œuvre le plus incontesté de l'art antique, la *Vénus de Milo*, nous voyons que ses mamelles sont coniques, tendues en pointe, ressemblant à celles de la chèvre. C'est bien là en effet la forme *typique*.

A côté de ces mamelles coniques, il en est d'autres qui, étalées en surface, difficiles à limiter, sont hémisphériques. C'est là une conformation inférieure à la précédente. Si c'est la mère elle-même qui la présente, passe encore ; mais si c'est une nourrice mercenaire qui en est porteur, il faut se garder de la prendre.

Si la forme et le volume des mamelles ont de l'importance, la forme et le volume des mamelons en ont encore bien plus, car c'est par le mamelon lui-même que le bébé se met en rapport avec le sein.

De ces bouts de sein, les uns sont courts, enfoncés, résistants et difficiles à élonger. Evidemment s'ils appartiennent à la mère elle-même, il ne faut pas *a priori* en faire un obstacle insurmontable à l'allaitement ; on sera quitte pour les travailler et pour les façonner ; il est tellement important que ce soit la mère elle-même qui nourrisse qu'il faut épuiser à son égard tous les moyens de réussite ; mais appartiennent-ils à une nourrice, il faut les regarder comme un cas rédhibitoire.

De même en est-il des bouts de sein qui, gros et terminés en boule comme une cerise, s'adaptent mal aux lèvres de l'enfant ; encore de ceux qui divisés en deux par une sorte de gouttière sont difficilement saisissables.

En résumé le meilleur bout de sein est conique et allongé, bien détaché, souple et élastique, pas trop sensible surtout : car les éraillures et les fissures qui pourraient survenir sont une contre-indication de l'allaitement.

**
**

Consistance des mamelles.

Il faut se défier des seins flasques et mous dans lesquels le doigt enfonce comme dans du beurre ; ce sont en général des seins graisseux, pauvres en éléments glandulaires. La consistance de la mamelle doit être souple, élastique, résistante, rebondissante, et on doit sentir sous le doigt une foule de petites nodosités bien détachées.

* * *

Couleur.

Il ne peut s'agir ici de la couleur de la glande elle-même, qui n'est pas appréciable sous l'enveloppe qui la recouvre, mais bien de celle de la peau elle-même. C'est un fait aujourd'hui reconnu que les seins d'une bonne nourrice doivent être revêtus d'une peau fine et transparente, à travers laquelle on apercevra un réseau veineux, à mailles serrées.

* * *

Caractères du lait contenu dans la glande.

Il faut ici distinguer deux cas :

Ou c'est la mère qui nourrit elle-même, ou bien c'est une femme étrangère.

Si c'est la mère, on comprend tout de suite que les caractères du lait ne peuvent être les mêmes que si c'est une mercenaire.

Le lait qui monte au sein immédiatement après l'accouchement, clair, séreux, riche en corpuscules granuleux, relativement pauvre en globules butyreux, est exactement approprié aux besoins de l'enfant. S'il est doué de propriétés purgatives, c'est qu'il est nécessaire que, pendant les premiers jours, l'enfant se débarrasse de son méconium. S'il vient d'abord en petite quantité, c'est que les exigences du bébé sont faibles, et ses besoins courts. Que s'il ne vient pas du tout dans les premiers jours, il ne faut pas que les jeunes mères se découragent pour cela : car il peut se faire que la montée du lait ne se fasse que vers le 12e ou le 15e jour. Il y a des procédés pour remédier à cette situation. L'un d'eux consiste à mettre au sein de la mère soit un jeune chien, soit, ce qui est plus pratique, un bébé de 4 ou 5 mois qui ayant une certaine force de succion fera les bouts. La mère n'abandonne pas pour cela son enfant; tous les jours elle le met au sein. Il se fâchera bien un peu tout d'abord; mais aidé de son petit camarade, d'ailleurs esclave de son ventre et incapable de bouder contre lui, il ne tardera pas à exercer des mouvements de succion qui peu à peu amèneront le lait à fleur de mamelon et de là dans sa bouche. La sensation est trop agréable pour qu'il n'y revienne pas ensuite de lui-même, sans qu'on ait besoin d'avoir recours à un artifice quelconque.

Envisageons maintenant le second cas.

C'est une nourrice qui donne le sein à l'enfant.

Qu'est-ce que vaut son lait ?

Ici encore quantité et qualité diffèrent.

D'abord la *quantité.*

Je l'ai déjà dit. La nature, qui est la meilleure et la plus prévoyante des mères, proportionne exactement dans le sein la quantité de lait nécessaire à l'enfant. Depuis le jour où il naît jusqu'à celui où il est sevré, le bébé trouve dans le sein des quantités d'abord faibles parce que ses besoins sont faibles eux-mêmes, puis plus fortes parce que son appétit augmente, puis de plus en plus décroissantes parce que, se détachant de plus en plus de sa mère, il trouve dans les aliments de quoi réparer ses forces.

Cette gamme toute naturelle indique combien il est nécessaire que les mères nourrissent et quel tact, si elles ne le font pas, elles doivent apporter dans le choix de celles qui les remplacent. Voici, entre autres, une erreur qu'elles commettent tous les jours. Elles ont eu à leur service une nourrice pendant 12 ou 15 mois; une nourrice, notez bien, dont le lait lui-même a déjà plusieurs mois quand il entre en location. Un second bébé vient au monde. Pourquoi, se disent les mamans en question, nous mettre en quête d'une nourrice, alors que nous en avons une sous la main? Ayant élevé notre premier enfant, elle nourrira bien le second. Quelle folie, mon Dieu! En réalité dans cette mamelle flasque et atrophiée, surmenée pendant 20 à 25 mois, il n'y a plus que de l'eau claire pour le second bébé. Pauvre enfant sacrifié aux convenances sociales!

Pour avoir le dernier mot sur la quantité de lait d'une nourrice, même d'une nourrice dont le lait est jeune, il ne faut pas la retenir et l'accepter au pied levé, mais bien prendre son temps pour l'observer. Le véritable critérium en pareil cas, c'est l'enfant; tenez bien pour certain que s'il s'accroche au sein avec énergie, s'il y reste un certain temps sans le lâcher, s'il fait entendre ce joli bruit de *glou-glou* si caractéristique, c'est que la nourrice a un lait *abon-*

dout. Tenez en revanche pour non moins certain que si l'enfant se retire à chaque instant du sein pour regarder ce qui se passe autour de lui, s'il fait entendre un bruit sifflant en tetant.

contrôle. — Le truc consiste à peser l'enfant avant, puis après la tétée. La différence doit dans les premiers temps être de 60 à 80 grammes. Dans la suite, vers 4 ou 5 mois, elle sera

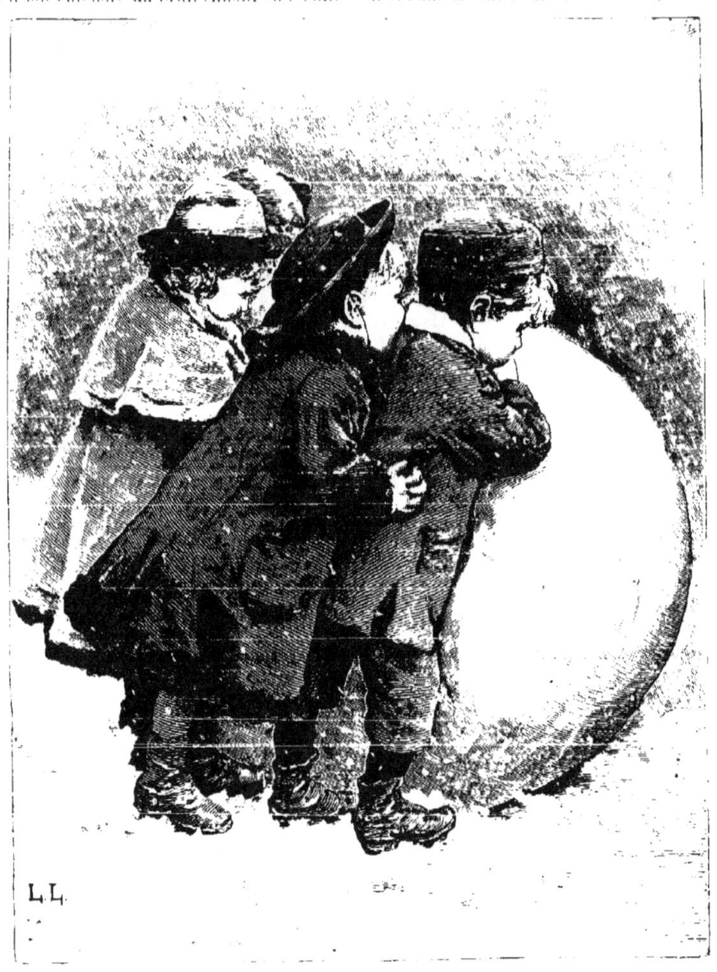

L'Union fait la force (dessin de LIZZIE LAWSON).

pousse des cris de souffrance en quittant le sein, c'est que le lait de la nourrice est en quantité insuffisante.

Si au surplus on veut se rendre un compte absolu du développement de l'enfant et des quantités corrélatives de lait qu'il absorbe, on a dans la balance un moyen très précieux de de 250 grammes par tétée, de telle sorte que l'enfant pourra absorber jusqu'à 1.500 grammes en 24 heures. La conclusion s'impose ; si le bébé dans les premiers mois ne tire pas à chaque tétée au minimum de *60 grammes* de lait, c'est que le sein de la mère ou de la nourrice fournit des quantités insuffisantes et qu'en consé-

quence il y a lieu de remplacer l'une ou l'autre.

trouver elles-mêmes la solution d'un petit
problème d'hygiène infantile.

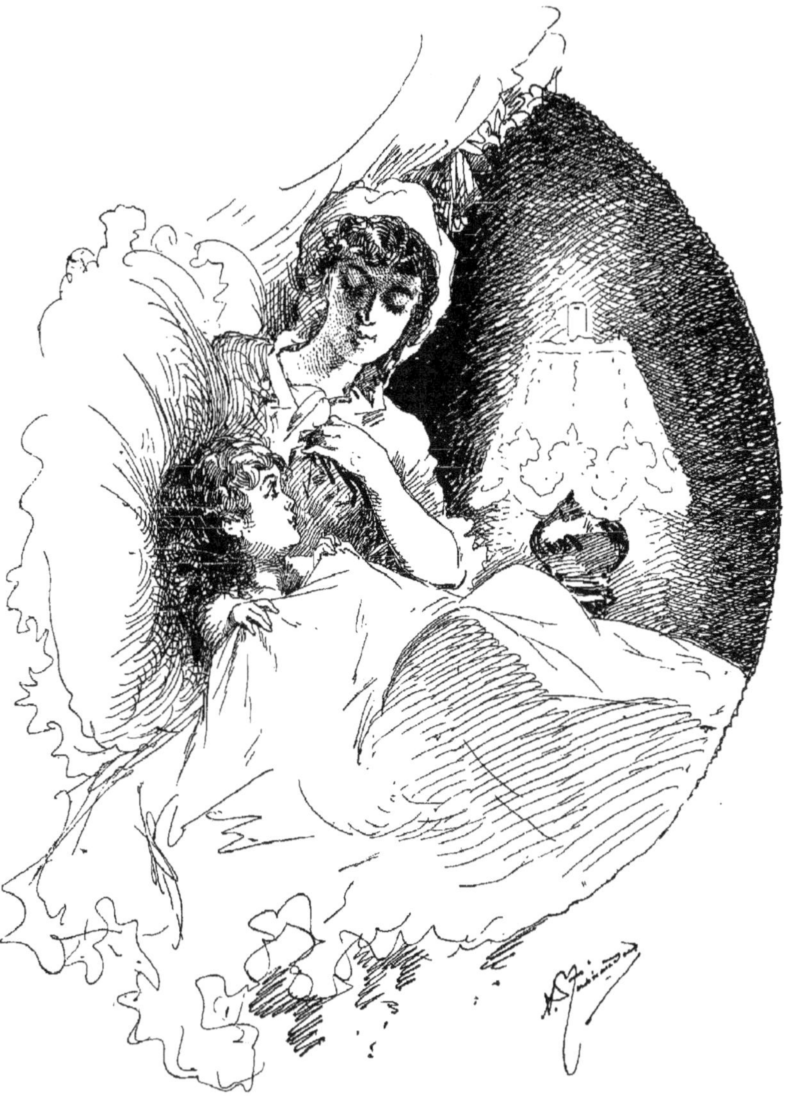

Dans le grand lit (dessin de A. FERDINANDUS).

Je n'insiste pas sur ces considérations qui
nous entraîneraient trop loin ; j'ai voulu seulement indiquer aux jeunes mères le moyen de

Je passe maintenant à la *qualité* du lait.
Existe-t-il des caractères extérieurs susceptibles d'éclairer le médecin ou les jeunes ma-

mans sur la qualité du lait? Pour ma part, la petite comédie qui se joue souvent en pareille occasion ne manque jamais de m'amuser. Cette comédie, tout le monde sait en quoi elle consiste. L'acteur est tantôt un médecin et tantôt une sage-femme. Il extrait du sein quelques gouttes de lait, il les met sur son doigt avec un saint respect, en appréciant la consistance et la couleur; il le goûte avec un air de fin gourmet, il va même parfois jusqu'à le mettre sous l'objectif d'un microscope pour mesurer le nombre et le volume des globules ou dans un butyromètre, un crémomètre pour déterminer la quantité de beurre et de crème qu'il renferme. Et après? oui après? est-on plus avancé? Pas le moins du monde. Il est des laits épais, crémeux, magnifiques en apparence qui donnent de la diarrhée aux bébés et sont par conséquent à éliminer. Il en est en revanche d'autres qui, clairs, transparents, peu colorés, médiocres à l'œil, donnent d'excellents résultats. En pareille matière, je ne saurais trop le répéter, le seul critérium c'est le *poupon*, c'est son poids *progressif*. Il est bien évident que si le bébé croît de 30 à 40 grammes par jour, de 300 grammes environ par semaine, si avec cela ses matières sont d'un beau jaune d'or, c'est que le lait qu'il prend lui est favorable. Si, au contraire, son poids, pris jour par jour, reste au-dessous de cette moyenne, c'est que la qualité du lait est inférieure, quantité mise à part. Dans ce dernier cas, il n'y a pas à hésiter; il faut changer de nourrice.

On voit en résumé combien ces problèmes d'hygiène infantile sont intéressants, combien ils sont simples et assimilables pour les mères, quand on les dégage de leurs éléments complexes.

Les lectrices de ce journal voient maintenant ce qu'il faut entendre par un bon soin de nourrice.

Dr MASSOLA,

médecin-inspecteur des enfants
du premier âge (Chambéry)

DANS LE GRAND LIT

Il fait très noir, il est minuit; et Bébé pleure,
Mais sa mère l'entend. — Les mères, à toute heure,
Qu'il soit nuit, qu'il soit jour, sont sans cesse en
                                        éveil! —
« Qu'as-tu, chéri? » Bébé, dans un demi-sommeil,
Bredouille qu'il a peur, qu'il voit la Grosse Bête!...
La maman rassurée a sur la blonde tête
Posé sa main : « Dormez... dormez vite... il est tard!
Ce n'est rien!... je suis là .. c'était un cauchemar!... »
Mais Bébé, qui n'est pas, certe! un foudre de guerre,
Refuse de dormir et se plaint. Bref, sa mère,
Lasse de sermonner sans résultat, lui dit :
» Ne pleurez plus, vilain, et venez dans mon lit, »

Puis, tout pelotonné, prend le jeune rebelle,
L'emporte dans ses bras et le couche auprès d'elle.

Oh! dans ce grand dodo Bébé ne craint plus rien!...
D'un petit air fripon, il dit : « Comme on est bien!...
Je suis brave, tu vois!... encore une caresse!... »
Et s'endort au milieu d'un accès de tendresse.

Le lendemain matin, notre joli sournois
Rêve de déserter une seconde fois
Son berceau. Tout le jour, sur sa mine ingénue,
On lit de grands projets. Enfin, la nuit venue,
Bébé, qui du grand lit voudrait avoir sa part,
Crie, à peine au dessert: « Moi, j'ai le cauchemar !.. »

CH. SÉGARD.

L'ÉDUCATION HOMICIDE

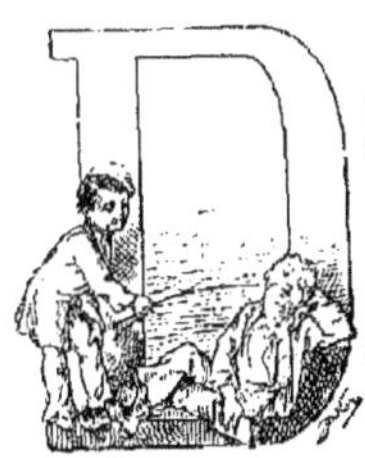

Epuis quelques semaines, un grand bruit se fait autour de l'internat des lycées. La joute a lieu entre hommes nourris dans le sérail et devant, semble-t-il, en admirer les vertus.

Eh bien, pas du tout. Rarement on vit pareil désaccord entre gens également éminents par l'intelligence, le savoir, l'expérience et les services rendus au pays. Ici encore Hippocrate dit oui et Galien dit non.

Ce n'est pas le lieu d'examiner les arguments d'ordre purement pédagogique qui peuvent militer en faveur de l'internat. Mais *la Mère et l'Enfant*, qui défend tous les intérêts de l'enfance, se doit à elle-même de dire son mot dans la question, en se plaçant au point de vue de l'hygiène et de la morale.

C'est aux mères que je m'adresse. Eh quoi ! voilà un enfant que vous avez couvé pendant des années sous votre aile bienfaisante, vous avez affiné ses sentiments, vous l'avez élevé dans le grand air du dehors; et tout d'un coup, sans transition, sans ménagements, vous l'enfermez dans le silence d'une grande caserne, pour ne pas dire d'une prison. Ici plus d'espace, plus de lumière, plus de soleil, plus d'horizon, plus d'ombrages verdoyants.

Les proviseurs et les chefs d'institution (car établissements de l'État et institutions libres se ressemblent sous ce rapport) s'étonnent que les enfants jouent de moins en moins dans les cours *dites* de récréation. Je ne veux pas examiner ici s'il n'y a pas une part à faire à l'état mental de notre jeunesse française qui perd de plus en plus sa gaieté et se laisse envahir par un pessimisme germanique ; mais aussi comment lui demander de jouer au fond de ces cours sombres, étroites, humides, où les coudes pressent les coudes, où nos pauvres écoliers ne peuvent faire un pas, sans se heurter les uns aux autres?

Ce n'est pas vous, j'en suis sûr, chères lectrices de *la Mère et l'Enfant*, qui consentirez jamais à soumettre vos chérubins à ce régime claustral. Mais comment est-il donc des mères qui ont le cœur de se séparer d'un pauvre petit être qui, souvent n'ayant pas sept ans, a tant besoin encore de leurs chaudes caresses ! Comment veulent-elles donc que, sous cette discipline commune du lycée, leur enfant puisse être entouré de cette sollicitude, de ces soins de tous les instants que nous recommandons dans ce journal avec tant d'insistance? Là on s'occupe de tout le monde : mais on ne peut s'occuper de chacun en particulier. Que les joues de votre petit deviennent pâles et souffreteuses, que son corps encore frêle plie et se courbe comme un roseau sous le souffle du vent, qui donc s'en apercevra si vous n'êtes pas là ?

Mes chères lectrices, gardez vos enfants auprès de vous : envoyez-les au lycée ou à l'institution de votre choix pour les initier au culte des belles choses; mais réservez-vous la meilleure part de l'éducation, celle qui par les conseils et l'exemple forme leur jeune âme au bien.

Je sais ce que quelques-unes de vous vont me dire : « Nous en convenons avec vous, l'internat est un mal, mais c'est un mal nécessaire. Comment garderions-nous nos enfants chez nous, nous qui habitons la campagne ? Comme le dit aussi M. Bouillier, il est beaucoup de familles qui ne peuvent conserver leurs enfants chez elles, même quand elles le voudraient. Ici le père et la mère sont absorbés tout entiers par leur commerce, par la vente, par les acheteurs, par la tenue des livres ; là, c'est une industrie, café, restaurant, marchand de vin, qui n'est pas un milieu convenable pour le recueillement et les bons exemples. Un père, même éclairé et instruit, un avocat, un médecin, accablé par les plaideurs ou les malades, un député, un ministre absorbés par la politique, un employé, un bureaucrate, un fonctionnaire tout le jour hors de la maison ont-ils le loisir de surveiller les études et l'éducation de leurs enfants? D'autres le pourraient auxquels manquent les qualités morales et les fermes résolutions pour mener cette grande tâche à bonne fin, et qui aiment mieux l'abandonner à des mains étrangères que de renoncer à leurs habitudes mondaines, à leurs plaisirs et à la liberté de leurs propos. »

Mais, mon Dieu, vous répondrai-je, comment fait-on en Allemagne, un pays qui se connaît en fait d'éducation? Il me semble que, là aussi, il y a des familles éloignées des centres d'instruction, là aussi il y a des députés, des ministres, des médecins, des fonctionnaires de tout ordre appelés au dehors par leurs affaires. Je vous demande pardon du mot, Mesdames, mais il me semble que là aussi existent des madame Benoîton qui donnent à leurs enfants le spectacle de toutes les inconséquences et de toutes les légèretés..... Et cependant là il n'est pas question d'internat.

Dans les pays d'outre-Rhin, il existe un certain nombre de familles honorables et sûres qui reçoivent dans leur intérieur les élèves pendant les années scolaires : là les enfants, séparés des leurs par la nécessité, sentent du moins autour d'eux une atmosphère d'affection qui leur forme le cœur. Même avec des abus, cette vie dans une famille étrangère vaut mieux que le vide glacial du lycée.

Vous allez me dire encore que ce qui est possible en Allemagne peut être parfaitement impraticable en France. Et pourquoi donc, je vous prie? Grâce aux difficultés de l'existence qui pèsent aujourd'hui un peu sur tout le monde, il ne manque pas de familles qui, pour un prix déterminé, recevraient très volontiers les enfants dans leur intimité.

Pour ma part, je suis convaincu qu'il y a de ce côté un moyen d'échapper à l'internat, et en demandant que cette réforme soit mise à l'ordre du jour, je suis bien certain d'être suivi par la majorité des mères.

Et maintenant, si malgré des voix si éloquentes, sorties même des entrailles de l'Université, l'internat est maintenu, qu'au moins on en améliore les conditions. Que les lycées ou pensionnats soient placés hors des grandes villes. La véritable éducation, la saine et joyeuse et vivifiante culture de l'enfant ne peut se faire qu'à la campagne.

On a déjà répondu à cela que si cette réforme est relativement réalisable en province, elle ne l'est pas à Paris à cause de l'éloignement énorme qui en résulterait pour les externes. Ici je donne la parole à M. Bouillier, si compétent en pareille matière : « Cette objection des distances pour les familles et pour les professeurs perd chaque jour de sa force à Paris, grâce aux tramways, aux mouches et aux chemins de fer. »

Hélas! quand verrons-nous se réaliser toutes ces réformes si urgentes? De tous les côtés, dans les villes, s'élèvent de sombres casernes pour enfermer notre folle jeunesse. A Paris même, on va rebâtir Louis-le-Grand sur place, en lui annexant, il est vrai, un petit lycée dans un coin du Luxembourg.

Enfin, consolons-nous, le Luxembourg c'est presque la campagne. Si c'était un acheminement vers ce que nous demandons!

Dr G. Lefebvre,

médecin-inspecteur des écoles.

NOTES ET IMPRESSIONS

BÉBÉ DORT

Connaissez-vous rien de plus charmant dans la nature vivante qu'un bébé qui dort? Nous autres, dans notre sommeil, nous conservons toujours quelque chose des agitations de la veille. Même au moment où notre être semble le plus détendu et le plus immatériel, dans les circonvolutions de notre cerveau circulent une foule d'idées, débris et épaves de l'existence de chaque jour. La plupart restant à l'état d'ébauches embryonnaires s'étalent et se diffusent sur le cerveau sans laisser de traces, ressemblant aux grands cercles qui, s'étalant concentriquement dans une pièce d'eau, vont se perdant et s'effaçant à mesure qu'ils grandissent. Tout au moins n'en conservons-nous aucun souvenir. Il en est d'autres, en revanche,

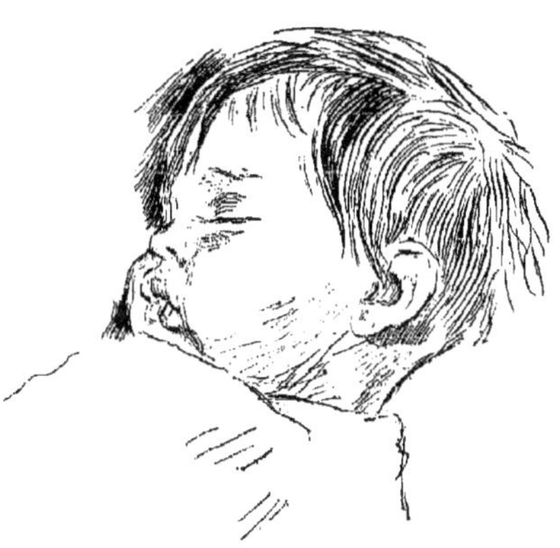
Quel repos sur ce visage! (Dessin de E. DE LIPHART.)

qui s'organisent, prennent corps, se lient et s'enchaînent les unes aux autres, se réfléchissant en images et en concepts qui survivent au sommeil. D'ordinaire, étant une représentation subjective de notre vie de tous les jours, ces impressions de la nuit sont plus tristes que gaies!

Nous restons bien des hommes en dormant, tandis qu'eux, les bébés, deviennent ou redeviennent des anges, d'innocentes créatures dont la place est marquée dans l'éther pur et limpide, dans la clarté et l'harmonie des grands espaces étoilés. Ils rêvent bien aussi, eux; mais comme leurs rêves sont différents des nôtres! Leur vie se passant à jouer, à rire, à folâtrer, à s'enivrer de mouvement, ce sont les sensations fugitives,

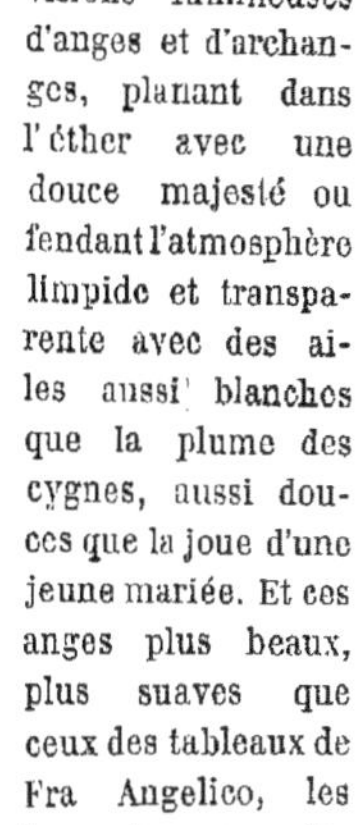

gaies, légères comme bulles de savon, qui, la nuit, leur remontent au cerveau par petites ondées... Ce qui leur revient, ce sont douces images de fées, faisant d'un coup de baguette magique ruisseler autour d'elles dragées, bonbons, fleurs, rubans, jouets, tout ce qui, à cet âge, charme et embellit la vie ; ce sont encore évocations paradisiaques dans un ciel bleu, visions lumineuses d'anges et d'archanges, planant dans l'éther avec une douce majesté ou fendant l'atmosphère limpide et transparente avec des ailes aussi blanches que la plume des cygnes, aussi douces que la joue d'une jeune mariée. Et ces anges plus beaux, plus suaves que ceux des tableaux de Fra Angelico, les bercent avec des chants d'une harmonie divine. Et ces archanges, d'une voix enchanteresse, leur disent :« Tu es notre frère, viens avec nous, quitte ton petit lit blanc... Tiens, voici tes ailes. » Et de fait, Bébé voit une jolie petite paire d'ailes à la fois blanches et roses qui, avec des précautions exquises, s'approchent de ses épaules et s'y attachent. Il lui semble aussitôt être devenu léger comme l'hirondelle qui, à peine posée sur le sol, remonte dans l'espace pour y décrire ses coups d'aile joyeux. Lui aussi est tout étonné de se sentir enlevé de terre et transporté dans l'infini, libre pour jamais.

C'est la fin du beau rêve. Bébé se retourne avec bruit sur son lit. Sa mère, toujours attentive au moindre mouvement de cet enfant adoré, entr'ouvre les rideaux de mousseline de la couchette et regarde ce qui se passe. Mais les réveils de Bébé ne sont jamais de longue durée. Le cher petit a repris ses rêves dorés. La jeune maman reste quelque temps à le contempler, tant il est charmant ainsi ! Son corps souple et flexible a pris des attitudes de sultane alanguie et fatiguée, des reploiements plus souples et plus moelleux que ceux des petits chats. Sa tête fléchie est retombée avec abandon sur l'épaule droite et ses bras se sont redressés, les mains jointes derrière la tête, avec tant de grâce qu'on dirait les anses d'une amphore grecque. Dans un mouvement brusque il a rejeté en arrière le léger bonnet de mousseline, de sorte que les boucles soyeuses de sa chevelure l'entourent d'une auréole dorée et retombent sur ses épaules en nappe rebondissante.

Quel repos sur ce visage ! On n'y voit pas un pli, pas un froncement ! c'est le calme plat et tranquille de l'Océan par la sérénité d'un jour d'été. On le dirait mort, ce cher enfant, si comme un soufflet toujours en éveil on ne voyait la petite poitrine se soulever en bonds égaux et mesurés, pendant que les lèvres légèrement entr'ouvertes laissent échapper un léger souffle, rappelant le zéphyr des mers alizées.

Est-il rien de plus apaisant, de plus délassant pour nous autres hallucinés et affolés des grandes villes que cet aspect de l'enfant endormi ! rien qui, au même degré, fasse tomber nos colères, nos agitations et nos haines ! A le voir si pur et si détaché des choses d'ici-bas, on se reprend à être bon, à pardonner à ceux qui nous ont offensés. Divin enfant, que ne te devons-nous pas !   Dr CARADEC.

HYGIÈNE MATERNELLE

LE CORSET

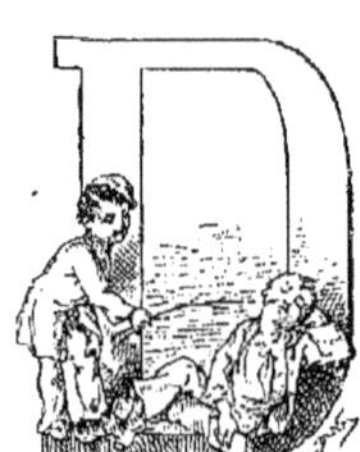

De combien de maux n'a-t-on pas accusé le pauvre corset ! D'après une vieille tradition, il aurait été inventé par un boucher du treizième siècle, qui voulait punir sa femme de sa loquacité immodérée ; une fois comprimée dans cet appareil, elle se tint tranquille ; mais la mode revendiqua bientôt comme un accessoire de beauté ce qui n'avait été d'abord qu'un engin de torture.

Le corset moderne et surtout le corset contemporain n'ont (hâtons-nous de le dire) qu'une analogie très éloignée avec l'ancien corset, ce *carcere duro* de la femme, contre lequel l'empereur Joseph II s'était vu obligé de promulguer un édit sévère de proscription. Dans l'antiquité reculée, les femmes se contentaient de bandelettes mamirmaes. Aussi, voyons-nous par les images que nous ont transmises les artistes, combien les femmes des Hébreux, des Hindous et des Grecs étaient plus fortes et moins cambrées comme taille. Il suffit de comparer la *Vénus de Milo* et la *Venere di Medici* pour être édifié à cet égard.

L'ancien corsage baleiné, cette cuirasse rigide comme un étau, où l'on cadenassait autrefois les poitrines féminines, gênait extrêmement la respiration, comprimait le diaphragme, refoulait le foie et les intestins, amenait des palpitations, des suffocations, des anxiétés, des syncopes, des hernies, des déplacements de l'estomac et de l'utérus, et bien d'autres accidents morbides plus ou moins graves. Les médecins de l'ancien temps (le célèbre Riolan et l'illustre Winslow entre autres) perdirent leur temps à protester, au nom de l'hygiène, contre la mode. C'est, du reste, ce que nous, contemporains, faisons également pour d'autres questions : par exemple, les injures quotidiennes des hygiénistes ont-elles déboulonné le chapeau *haut de forme ?*

Le corset contemporain est rationnellement conçu. Il suit les contours du buste, il obéit aux formes naturelles qu'il protège, tout en reproduisant leurs saillies et dépressions. Perfec-

tionné, petit, léger, souple, mince, le corset actuel, lorsqu'il est bien adapté, est *plutôt* bon
que mauvais. Mais il faut qu'il n'exerce ni compression, ni constriction. Les seins volumineux,
comme le dit excellemment le professeur Ar-
nould (de Lille), les seins volumineux ont le
droit d'être soutenus ; mais il ne faut pas croire
que ce soit une beauté que de les avoir sous le
menton, rassemblés de vive force sur la ligne
médiane, puisque naturellement ils tendent
plutôt à diverger sous les aisselles.... Tirer les
mamelles en dedans et les repousser en haut,
est aussi propre à constituer les mamelles pen-
dantes que de les abandonner à leur propre
poids ; mais c'est bien plus dangereux, parce
que le tiraillement joint à la compression dis-
pose à l'atrophie. Voilà une des raisons pour
lesquelles les femmes des classes aisées, quand
elles veulent allaiter leurs enfants, n'en ont pas
les moyens.

Aujourd'hui donc, aux buscs inextensibles et
dangereux de nos grands'mères, la toute-puis-
sante mode, enfin d'accord avec l'hygiène, a
substitué un corset rationnel. Mais celui-ci est
rarement à l'abri de tout reproche. Souvent
trop petit et mal ajusté, il gêne la digestion et
la respiration. Contemplez dans un dîner cette
puissante dame qui cherche à supprimer par
un corset le ventre disgracieux de la quaran-
taine. Elle suffoque, elle fait des inspirations
précipitées et bruyantes : son visage, où viennent se peindre alternativement la pâleur et la
rougeur, suit avec anxiété le moment où l'on

se lèvera de table et où elle pourra chercher

Un endroit écarté
Où de se délacer elle ait la liberté !

Un auteur anglais, Duckworth, dit qu'il connaît des femmes qui n'ont que la nuit pour respirer à l'aise, et que « le corset met la femme
toujours hors d'état de prendre un exercice salutaire. »

Hygiéniquement, le corset ne doit être qu'une
ceinture de soutien, lâche et ne refoulant rien,
ne montant pas jusqu'aux aisselles, et ne descendant pas jusqu'aux hanches, mais prenant
seulement point d'appui sur l'agrafe des jupes.

Le corset-cuirasse est absolument inutile pour
former la taille ; et ce n'est que par une étrange
aberration du goût que les hommes lui prêtent
une action gracieuse sur les formes féminines.
Le corset n'est utile que pour soutenir les seins.
Il ne doit pas emmailloter la poitrine ; il doit
être *lacé de haut en bas*, lâchement d'abord,
puis d'une manière médiocrement serrée.

Avant la puberté, le corset est inutile ; il ne
peut que troubler la croissance. Pendant la
grossesse, à la suite des couches et pendant la
lactation, le corsage doit être sinon supprimé,
du moins modifié dans sa forme. Chez toutes
les femmes un peu fortes, nous conseillons volontiers des corsets courts et larges avec une
ceinture abdominale élastique séparée du corset. Cette ceinture est fort utile à la marche,
cet indispensable moyen curatif de l'obésité.

Dʳ E. MONIN

BIBLIOGRAPHIE

Mᵐᵉ la comtesse Rostoptchine, dont nous insé-
rions dans le dernier numéro une très gracieuse
lettre, vient de publier chez l'éditeur Tolra une
œuvre très distinguée, *Yvonne Trois Étoiles*.

Ce qui me frappe le plus dans les ouvrages
de Mᵐᵉ Rostoptchine, c'est la facilité et l'aisance
avec laquelle elle manie notre langue *ondoyante
et diverse*. A la voir enfiler les uns aux autres
comme des perles les mots les plus rares et les
plus heureux, à la voir se jouer avec les tours
de phrase les plus élégants, jongler avec les
nuances et les raffinements les plus délicats du
style, on la croirait née sur notre « doulce » terre

de France, dans le centre du Paris parisiani-
sant ; et cependant, comme l'indique son nom,
Mᵐᵉ Rostoptchine est une Russe, une de ces
Russes du high life qui nous étonnent profondément, nous autres Français, par leur cosmo-
politisme aimable, par leur extraordinaire adap-
tation aux mœurs, aux usages, à la langue des
autres peuples, particulièrement à ceux de la
France, que tout Russe lettré aime comme une
seconde patrie.

Dans le roman que j'annonce aujourd'hui,
sans prétendre le déflorer par une analyse
sèche, aride et forcément incomplète, Mᵐᵉ Ros-

toptchine fait preuve des qualités les plus solides. Si elle s'étudie à écrire dans un style toujours correct et souple, elle ne néglige pas pour cela l'intrigue, ce nerf de tout roman. Nul plus qu'elle certainement, d'instinct, ne déteste tant les crudités du langage à la mode et ce faux réalisme qui souligne avec complaisance les mauvais côtés de notre humanité ; et cependant oncques ne serra jamais de plus près le côté positif du caractère, de la manière d'être physique et morale de ses personnages. Il y a même des passages où notre écrivain fait preuve d'une observation psychologique vraiment remarquable. On rencontre dans cette *Yvonne* des figures de paysans et de châtelains bretons si énergiquement dessinées qu'ils me font l'effet de camées antiques, défiant par leur puissant relief l'action destructive du temps.

Cette petite *Yvonne*, dont nous suivons avec une douce émotion l'existence tourmentée, est vivante, aussi vivante que les paysages bretons si bien dessinés, si bien mis en vedette par la plume de Mᵐᵉ Rostoptchine.

C'est merveille de voir une étrangère s'assimiler si bien tout ce qui s'agite autour d'elle, hommes et choses, dans ce pays de Bretagne réputé pour ne pas se livrer facilement. Que dis-je, une étrangère? Mᵐᵉ Rostoptchine est une Française, une vraie Française, par l'intelligence, par le style et par le cœur. Si elle aime la France, notre pays le lui rend bien. Celui qui signe ces lignes s'en porte garant.

**

Nous sommes un peu en retard pour annoncer les *Propos du Docteur* de mon confrère le docteur E. Monin, le distingué rédacteur médical du *Gil Blas*. Si ce sont là les propos d'un docteur, ce sont en tout cas ceux d'un médecin aimable, épicurien à la manière d'Horace, moralisant son prochain à ses heures mais le faisant avec tant d'*humour* et de bonne grâce qu'il faudrait vraiment avoir bien mauvais caractère pour se fâcher. Cet ouvrage est le bréviaire de l'homme du xixᵉ siècle à qui, suivant le mot de Térence, rien de ce qui est humain n'est étranger : il touche à tout comme Figaro, glissant sans appuyer, jamais ennuyeux et cependant toujours instructif. L'analyse d'un ouvrage semblable, pétillant d'esprit comme le cerveau d'un Athénien du siècle de Périclès, serait une œuvre de traître, non de traducteur. — Nous ne l'essayerons pas. Pour donner à nos lecteurs une idée du genre de l'auteur nous avons préféré reproduire plus haut un chapitre très réussi sur le corset.   T. C.

CORRESPONDANCE

Mᵐᵉ R... *La Rochelle*. — L'inconvénient du biberon dont vous me parlez, comme celui de tous les biberons à longs tuyaux de caoutchouc, est qu'il est difficile à laver. De plus l'enfant à qui on le laisse est exposé à prendre du lait froid à son réveil.

Mᵐᵉ Louise de Vib. *Paris*. — Le prix du litre de lait d'ânesse est d'environ 8 francs à Paris: c'est ce prix élevé qui en rend l'usage difficile, bien que ce lait soit celui qui se rapproche le plus de celui de la femme.

Mᵐᵉ Leroy H... *Lyon*. — Vous avez justement à Lyon le vin *Auguet* qui, dans ce cas, peut vous rendre les plus grands services.

Mᵐᵉ Lib... *Nice*. — Usez de l'élixir fortifiant *Lemaire*.

Mᵐᵉ R... *Marseille*. — L'hôtel des Anglais, Menton, est celui qui, par son excellent confortable, est approprié à l'état de votre malade.

M. L... *Alger*. — Ce que vous me décrivez là est l'entérite pseudo-membraneuse. Les matières glaireuses, les fausses membranes et même le sang dont vous me parlez, sont les symptômes ordinaires de cette affection, et il n'y a pas lieu de s'en étonner. — Le traitement suivi va à l'encontre des nécessités de la situation, car, que doit-on éviter avant tout? la constipation qui ramène les tranchées : or, ce serait là l'effet direct de l'administration du bismuth, du laudanum, des lavements d'amidon, etc... Je conseille de laisser l'enfant sortir au soleil, de le mettre au régime des viandes réduites en purée, des œufs, du poisson. — Interdire les substances grasses, les légumes et même les fruits. — Usage du grog froid, de la bière de Strasbourg légèrement chauffée. Lotions de tout le corps avec le phénol *Bobœuf* ou le phénothymol *Deslauriers*. — Éviter avant tout la constipation, et pour cela mettre l'enfant à l'usage de la poudre laxative *Rocher*.

Mᵐᵉ Jenn. *Valence*. — La pulpe de viande doit toujours être légèrement cuite pour éviter la production du ver solitaire.

Mᵐᵉ Charl... *Béziers*. — Nous vous répondrons ce que nous avons déjà répondu à un certain nombre de nos lectrices. Nous publierons dans le prochain numéro une revue des livres d'étrennes qui vous guidera dans votre choix.

Gérant : Dʳ G. LEFEBVRE.   Paris, Imp. de la Soc. de Typ. — NOIZETTE, 8, r. Campagne-Première

1re ANNÉE — N° 8 — 1er DÉCEMBRE 1885.

LA MÈRE
ET
L'ENFANT

JOURNAL ILLUSTRÉ D'HYGIÈNE
DE LA PREMIÈRE ET DE LA SECONDE ENFANCE

RÉDIGÉ SOUS LA DIRECTION
du
D' CARADEC
LAURÉAT DE L'ACADÉMIE
ET DE LA FACULTÉ DE MÉDECINE
DE PARIS
MÉDECIN DE L'HÔPITAL CIVIL
DE BREST

PUBLICATION MENSUELLE
DESSINS DE
nos meilleurs artistes

PRIX DU NUMÉRO
60 CENTIMES

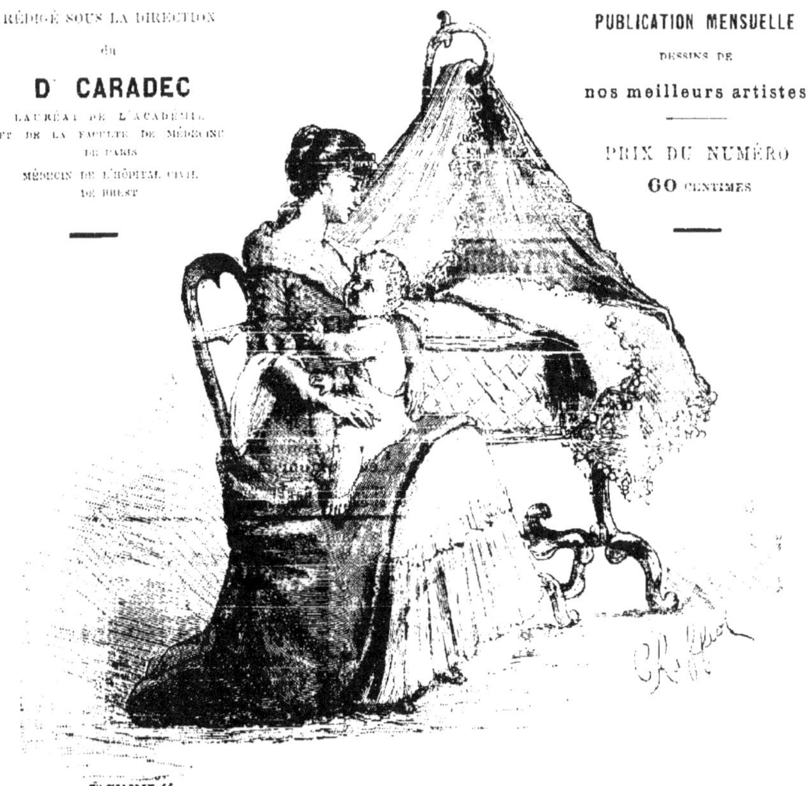

ABONNEMENTS :

PARIS, DÉPARTEMENTS ET UNION POSTALE, UN AN : 6 FRANCS.

Librairie Ch. DELAGRAVE, 15, rue Soufflot, Paris

SOMMAIRE DU NUMÉRO 8.